QUIZ로
배우는

약국약사를 위한
암 환자
약물요법

감수　　야마구치 마사카즈

편집　　카와카미 카즈노리 ,
시미즈 히사노리

닛케이 드럭인포메이션

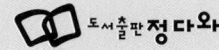
도서출판 정다와

감수의 말

암 치료 약물요법에는 화학요법, 내분비요법(호르몬요법), 분자표적요법 등의 종류가 있는데, 화학요법이라는 말은 주로 '세포장애성 항암제(細胞障害性 抗癌劑)'라는 종류의 약을 사용해 치료할 때에 사용됩니다.

최근 항암제 개발의 눈부신 진보에 따라 더 효과 높은 약제를 사용할 수 있게 되었습니다. 부작용에 대해 사용되는 약제도 마찬가지로 더 효과 높은 것이 개발되고 있어 약물 치료 관리가 쉬워지고 있습니다. 따라서 지금까지 부작용 제어를 목적으로 입원하여 실시해 왔던 화학요법이 현재는 외래에서 이루어지는 경우가 많아지고 있습니다. 통원치료에서 약물요법을 실시할 때는 병원약사가 외래조제실에서 환자에게 처방약을 설명하고 복약 상황이나 부작용 발현 상황 등을 확인하는 경우가 많은데, 실제로 환자가 많은 시간을 집이나 직장에서 보낸다는 것을 생각한다면, 병원 안에서 서포트하는 것만으로는 충분하다고 할 수 없습니다. 특히 항암제에 의한 부작용의 제어는 치료의 연속성과 QOL에 큰 영향을 미칩니다. 이러한 배경도 있어, 항암제에 의한 약물 치료에서는 외래에서 재택까지 중단없이 이어지는 환자 지원이 요구되고 있습니다.

2019년에 '의약품, 의료기기 등의 품질, 유효성 및 안전성 확보 등에 관한 법률(약기법)'이 개정되어 인정 약국 제도가 창설되었습니다. 암 약물요법에 있어서는 '전문 의료기관 연계 약국'이 의료기관과 연계하면서 전문성이 요구되는 조제 및 고도의 약학 관리에 대응할 수 있는 약국으로서 암 치료를 받는 환자를 서포트하는 것이 요구되고 있습니다. 저희 병원에서는 병원약사와 보험약국약사 사이에서 이루어지는 약약(藥藥)연계에 힘을 쏟고 있으며, 트레이싱 리포트 등을 활용하여 약물 치료에 있어서 안전하고 최대 효과를 얻을 수 있도록 노력하고 있습니다.

이 책은 암 약물 치료를 받는 환자에게 최상의 의료를 제공하기 위한 도구로 사용할 수 있도록 Part1에서는 암 약물 치료의 기초지식과 부작용 관리에 대하여 많은 외래 증례와 함께 소개하고 있습니다. 또한 Part2는 실천편으로, 실제로 약국에서 환자로부터 많이 받는 질문을 상정한 '닛케이 DI 퀴즈'로 지식을 확인할 수 있어 더 실무에 가까운 내용의 구성으로 만들었습니다.

암 전문 병원의 의사 및 약사들이 매일 진료를 통해 쌓은 경험과 노하우를 알기 쉽게 해설하고 있으며, 앞으로 암 약물요법을 배우는 약사에게도 환자에게 복약지도와 후속 조치 등의 업무에 크게 도움이 되는 내용이 되어 있습니다. 이 책을 통해 많은 약사가 암 영역의 약물요법에 익숙해지고 의약품 적정 사용이 추진되기를 바랍니다.

공익재단법인 암연구회 아리아케병원 원장보좌 · 약제부장

야마구치 마사카즈

CONTENTS

003 감수의 말

008 집필진

Part.1 기초지식편

위암

010 암 약물요법의 기초지식 / 증례에서 배우는 약물요법
다카하리 다이스케 (암연구회 아리아케병원 소화기화학요법과)

023 암 약물요법의 부작용 관리
가와카미 카즈요시 (암연구회 아리아케병원 약물부)

대장암

030 암 약물요법의 기초지식 / 증례에서 배우는 약물요법
나카야마 이즈마 (암연구회 아리아케병원 소화기화학요법과)

043 암 약물요법의 부작용 관리
나카무라 마사시 (암연구회 아이아케병원 약물부)

폐암

050 암 약물요법의 기초지식 / 증례에서 배우는 약물요법
아리야스 료 (암연구회 아리아케병원 호흡기내과)

058 암 약물요법의 부작용 관리
요코카와 타카시 (암연구회 아리아케병원 약물부)

유방암

064 암 약물요법의 기초지식 / 증례에서 배우는 약물요법
오자키 유키노리 (암연구회 아리아케병원 유선내과 / 첨단의료개발과)

076 암 약물요법의 부작용 관리
토모마츠 타쿠야 (암연구회 아리아케병원 약물부)

췌장암

084 암 약물요법의 기초지식 / 증례에서 배우는 약물요법
사사키 타카시 (암연구회 아리아케병원 간담췌내과)

094 암 약물요법의 부작용 관리
스즈키 와타루 (암연구회 아리아케병원 약물부)

난소암

100 암 약물요법의 기초지식 / 증례에서 배우는 약물요법
유노카와 마유 (암연구회 아리아케병원 부인과 / 종합종양과 / 첨단의료과)

110 암 약물요법의 부작용 관리
소에지마 아즈사 (암연구회 아리아케병원 약물부)

간세포암

114 암 약물요법의 기초지식 / 증례에서 배우는 약물요법
카스가 아키요시 (암연구회 아리아케병원 간담췌내과)

127 암 약물요법의 부작용 관리
고바야시 카즈오 (암연구회 아리아케병원 약물부)

악성 림프종

132 암 약물요법의 기초지식 / 증례에서 배우는 약물요법
아사이 히로마사 (암연구회 아리아케병원 혈액종양과)

142 암 약물요법의 부작용 관리
시바타 나오키 (암연구회 아리아케병원 약물부)

전립선암

146 암 약물요법의 기초지식 / 증례에서 배우는 약물요법
유아사 타케시 (암연구회 아리아케병원 비뇨기과)

157 암 약물요법의 부작용 관리
하시모토 코키 (암연구회 아리아케병원 약물부)

CONTENTS

Part.2 실천편 닛케이 DI 퀴즈

165   Q-01   위암 환자에게 처방된 S-1 투여량

167   Q-02   S-1 복용 중에 생긴 눈의 위화감

169   Q-03   위암 환자에 대한 와파린이 변경된 이유

171   Q-04   론서프 복용 방법의 주의점

173   Q-05   위암 환자에게 추가된 딸꾹질 억제제

175   Q-06   항암제에 따라 다른 말초신경장애

177   Q-07   프레가발린 투여 후 발생한 졸음

179   Q-08   젤로다에 의한 수족증후군 악화

181   Q-09   항암제에 의한 수족증후군 예방 방법

183   Q-10   스티바가 복용 환자에게 추가된 강압제

185   Q-11   론서프 복용 중에 중단된 강압제

187   Q-12   이리노테칸 점적 전에 처방된 하제와 지사제

189   Q-13   지오트립에서 타그리소로 변경된 폐암 환자

191   Q-14   타그리소에 의한 여드름 피진의 대처법

193   Q-15   폐암 환자에게 처방된 비타민제

195   Q-16   폐암 환자에게 처방된 식욕촉진제

197   Q-17   항암제에 동반된 구역질에 효과적인 약물

199   Q-18   호르몬 치료 중 처방된 가미소요산

201   Q-19   식도암 환자에게 프레드니솔론이 처방된 이유

203   Q-20   체중이 감소한 환자에게 처방된 렌비마

205   Q-21   소변의 거품을 호소하는 렌바티닙 복용 환자

207   Q-22   보트리엔트 복용 중에 주의해야 할 병용약물

209   Q-23   항암치료 중 처방된 항균제

211   Q-24   전립선암 치료에서 약이 줄어든 이유

213   Q-25   자이티가 복용 시 주의점

215   Q-26   옵디보에서 젤보라프로 변경 후 전신성 피진

217   Q-27   오피오이드 구제약물과 NSAIDs의 사용법 차이

219   Q-28   암 동통에 처방된 NSAIDs 첩부제

221   Q-29   오피오이드 복용자에게 처방된 심프로익

223   Q-30   옥시코돈 복용 중 발생한 졸음

225   Q-31   오피오이드가 경구약에서 첩부제로 변경되면

227   Q-32   오피오이드 전환에 따른 처방 제안

229   Q-33   항암치료 중 처방된 릭시아나

부록 1   약사 외래 현장에서

232   CASE 1   항암제에 의한 설사, 중증도를 어떻게 평가할까?

236   CASE 2   아프레피탄트로 치유되지 않는 강한 구역질이라고 생각했는데 …

240   CASE 3   지지요법 약물에서 발생하는 무시할 수 없는 변비

244   CASE 4   치료 후에도 계속되는 말초신경장애에 대한 대처법

250   부록 2

이 책에서 다루고 있는 주요 부작용의 이상사례
공통용어표준(CTCAE)

253   색인(일반명, 약물명)

주의

◆ 이 책의 내용은 원칙적으로 2023년 2월 말 당시의 정보를 기반으로 합니다. 최신 정보는 각 약물의 첨부문서나 인터뷰품, 진료 가이드라인 등에서 반드시 확인해 주십시오.

◆ 이 책에 게재된 '증례'는 저자가 실제로 경험한 실례를 바탕으로 편집하고, 전형적인 예를 제시한 것입니다.

집필진

| 감수 | 야마구치 마사카즈 | 암연구회 아리아케병원 원장보좌 약물부장 |

| 편집 | 가와카미 카즈요시 | 암연구회 아리아케병원 약물부 임상약물실장 |
| | 시미즈 히사노리 | 암연구회 아리아케병원 약물부 부부장 |

Part 1 집필자

아사이 히로마사　암연구회 아리아케병원 혈액종양과
아리야스 료　암연구회 아리아케병원 호흡기내과
오자키 유키노리　암연구회 아리아케병원 유선내과/첨단의료개발과
카스가 아키요시　암연구회 아리아케병원 간담췌내과
사사키 타카시　암연구회 아리아케병원 간담췌내과
다카하리 다이스케　암연구회 아리아케병원 소화기화학요법과
나카야마 이즈마　암연구회 아리아케병원 소화기화학요법과
유아사 타케시　암연구회 아리아케병원 비뇨기과
유노카와 마유　암연구회 아리아케병원 부인과/종합종양과/첨단의료과
카와카미 카즈요시　암연구회 아리아케병원 약물부
고바야시 카즈오　암연구회 아리아케병원 약물부
시바타 나오키　암연구회 아리아케병원 약물부
스즈키 와타루　암연구회 아리아케병원 약물부
소에지마 아즈사　암연구회 아리아케병원 약물부
토모마츠 타쿠야　암연구회 아리아케병원 약물부
나카무라 마사시　암연구회 아리아케병원 약물부
하시모토 코키　암연구회 아리아케병원 약물부
요코가와 타카시　암연구회 아리아케병원 약물부

Part 2 닛케이 DI 퀴즈 집필자

이마이즈미 마치코　유한회사 조부야(가와사키시 다카쓰구)
오타니 미치테루　사사키연구소(도쿄도 치요다구)
오노 토모카즈　마츠모토약국(홋카이도 오비히로시)
가사와라 에이죠　니혼의과대학 무사시고스기병원 약물부
카와카미 카즈요시　암연구회 아리아케병원 약물부
가와구치 모에미　암연구회 아리아케병원 약물부
코치다이라 히데히로　타나베약국주식회사(도쿄도 주오구)
소가 키미타카　I & H(한신조제그룹) 유한회사 애플약국(구마모토시 기타구)
타키구치 토모미　암연구회 아리아케병원 약물부
노구치 슈사쿠　니혼의과대학 무사시코스기병원 약물부
하시구치 나오타카　I & H(한신조제그룹) 유한회사 애플약국(구마모토시 기타구)
하시모토 코키　암연구회 아리아케병원 약물부
히라오카 토모코　암연구회 아리아케병원 약물부
히라이데 마코토　호시약과대학 실무교육연구부문
후나미 마사노리　주식회사 파워파머시(우츠노미야시)
마에 유타로　암연구회 아리아케병원 약물부
미노와 유이치　암연구회 아리아케병원 약물부
모리 유카　암연구회 아리아케병원 약물부
야마구치 슌지　주식회사 아인홀딩스(도쿄도 시부야구) 지역연계부
요코카와 타카시　암연구회 아리아케병원 약물부

(※ 50음 순)

Part.1

기초지식편

- ▶ 암 약물요법의 기초지식
- ▶ 증례에서 배우는 약물요법
- ▶ 암 약물요법의 부작용 관리

위암 / 대장암 / 폐암 / 유방암 / 췌장암 /
난소암 / 간세포암 / 악성 림프종 / 전립선암

위암 약물요법의 기초지식

다카하리 다이스케 (암연구회 아리아케병원 소화기화학요법과)

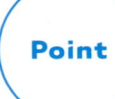

Point

▶ 수술 후 보조 항암화학요법의 표준치료는 2단계에서는 S-1 단독, 3단계에서는 도세탁셀+S-1 병용요법이다.

▶ 절제 불능 진행 · 재발 증례에서 HER2 음성의 경우에는 화학요법+니볼루맙, HER2 양성이라면 화학요법+트라스투주맙이 권장된다.

▶ 환자의 나이뿐만 아니라 전신상태, 경구 섭취 상황, 신장 기능 등을 고려하여 치료법을 선택한다.

1. 스테이지 분류와 표준 치료

위암의 스테이지 분류는 일본에서는 「위암 취급 규약 제15판」, 국제적으로는 국제암역제연합(UICC)의 TNM 분류(제8판, 2017)에 의한 진행도 분류를 이용한다. 두 가지 모두 암 침윤 정도(T인자), 림프절 전이 수(N인자), 원격 전이 유무(M인자)에 따라 단계가 결정된다. 「위암 취급 규약」에 있어서 스테이지 분류는 주로 영상 진단이나 생검을 기반으로 치료 방침을 결정할 때에 이용하는 '임상 병기 분류'와, 수술로 절제한 병변을 병리 진단하여 실제 암의 확산을 평가하는 '병리 병기 분류'로 나뉘어 있다(**표 1**).

스테이지별 치료 방침을 12페이지 **그림1**에 나타냈다. 대략, ①T인자가 점막층까지(T1a) 그리고 림프절 전이가 없는(N0) 경우는 내시경 치료, ②원격 장기에 대한 전이가 없고(M0), 내시경 절제의 적응외인 경우는 수술(위 절제+D1/D2 림프절 곽청) + 수술 후 보조화학요법, ③ 원격 전이 있음(M1) 또는 수술 후 재발인 경우에는 화학요법이나 면역요법 등의 약물요법이나 완화의료 등이 선택된다.

임상시험 보고에 따르면, 절제 불능 진행 · 재발 위암의 생존기간 중간값은 현재 14~17개월이라고 한다. 우리 병원의 보고에서도, 1차 화학요법으로서 불화피리미딘계 약제(플루오로우라실[5-FU]계 약제)+백금(플래티넘) 제제 등 2제로 치료를 개시한 증례의 생존기간 중간값은 15.5개월(2007~2010년), 16.5개월 (20 11~2014년), 16.8개월(2015~2018)년이었다[1].

2. 약물요법의 적용과 치료방침

위암에 있어서 약물요법의 대상은 ①주술기 화학요법, ②절제 불능 진행 · 재발에 대한 화학요법으로 크게 나뉜다.

① 주술기 화학요법

절제 가능 진행암(병리학적[p] 스테이지Ⅱ~Ⅲ)이 대상이 된다. 주술기 화학요법에는 '수술 전 화학요법'과 '수술 후 화학요법'이 있는데, 일본에서는 위 절제술 후 보조 화학요법 개발이 주로 진행되었다.

수술 후 보조화학요법의 경우, 현재 p스테이지Ⅱ의 표준 치료는 테가푸르·기메라실·오테라실칼륨(S-1)(상품명 티에스원 등) 단독의 12개월 투여, p스테이지Ⅲ의 표준 치료는 도세탁셀(탁소텔 등) + S-1 병용요법(**DS요법**)이다.

2007년, ACTS-GC 시험에 의해 D2곽청을 동반한 근치적 위 절제를 실시한 후 병리학적으로 스테이지Ⅱ 또는 Ⅲ이라고 진단된 환자에 있어서 수술 단독에 대한 수술 후 S-1 단독요법(1년 투여)의 우월성이 보고되어 이러한 것들의 대상에서 표준 치료가 되었다[2].

그 후 한국에서 마찬가지로 수술 후 카페시타빈(젤로다 등) + 옥살리플라틴(엘플랫 등) 병용요법(**CapeOX요법**)을 반년간 실시하는 수술 후 화학요법의 유용성을 검증한 CLASSIC 시험 결과가 공표되어, ACTS-GC 시험과 마찬가지로 수술 단독에 대한 우월성이 인정되었다[3]. 이러한 결과들로부터, 수술 후 화학요법은 S-1 단제 또는 CapeOX 요법이 표준적으로 되었다.

하지만 2017년, p스테이지Ⅲ를 대상으로 수술 후 S-1을 대조군으로 하여 DS요법의 우월성을 검증한 START-2 시험이 보고되었다[4]. DS요법의 S-1 단독에 대한 무재발생존기간(RFS : Relapse-Free Survival)의 우월성이 증명되어 이를 바탕으로 p스테이지Ⅲ의 표준 치료는 DS 요법으로 대체되었다. p스테이지Ⅱ의 표준 치료는 원래대로 S-1 단독으로 12 개월 투여가 권장되고 있다.

표 1. 위암의 진행도 분류 (스테이지)

◎임상 병기 분류 (cTNM, cStage: 영상 진단 , 진단적 복강경 또는 개복 소견에 의한 종합 진단)

	M0		M1
	N0	N (+)	AnyN
T1 (M′ SM) / T2 (MP)	I	IIA	IVB
T3 (SS) / T4a (SE)	IIB	III	IVB
T4b (SI)	IVA		

◎병리 병기 분류 (pTNM, pStage: 위 절제 후 병리 소견에 따른 진단)

	M0					M1
	N0	N1	N2	N3a	N3b	AnyN
T1a (M) / T1b (SM)	IA	IB	IIA	IIB	IIIB	IV
T2 (MP)	IB	IIA	IIB	IIIA	IIIB	IV
T3 (SS)	IIA	IIB	IIIA	IIIB	IIIC	IV
T4a (SE)	IIB	IIIA	IIIA	IIIB	IIIC	IV
T4b (SI)	IIIA	IIIB	IIIB	IIIC	IIIC	IV

T : 암의 침윤 정도 , N : 림프절 전이 수, M : 원격 장기 전이 유무 (M0: 원격 전이 없음, M1: 원격 전이 있음)
N1 : 영역 림프절 전이 수가 1~2개, N2: 3~6개, N3a: 7~15개, N3b: 16개 이상
M1 : 영역 림프절 이외의 전이 있음 (CY1 포함)
(일본위암학회편 「위암 취급 규약 제15판 2017년」 [카네하라출판]에서 전재)

그림 1. 위암 진행도 분류와 스테이지별 치료 방침

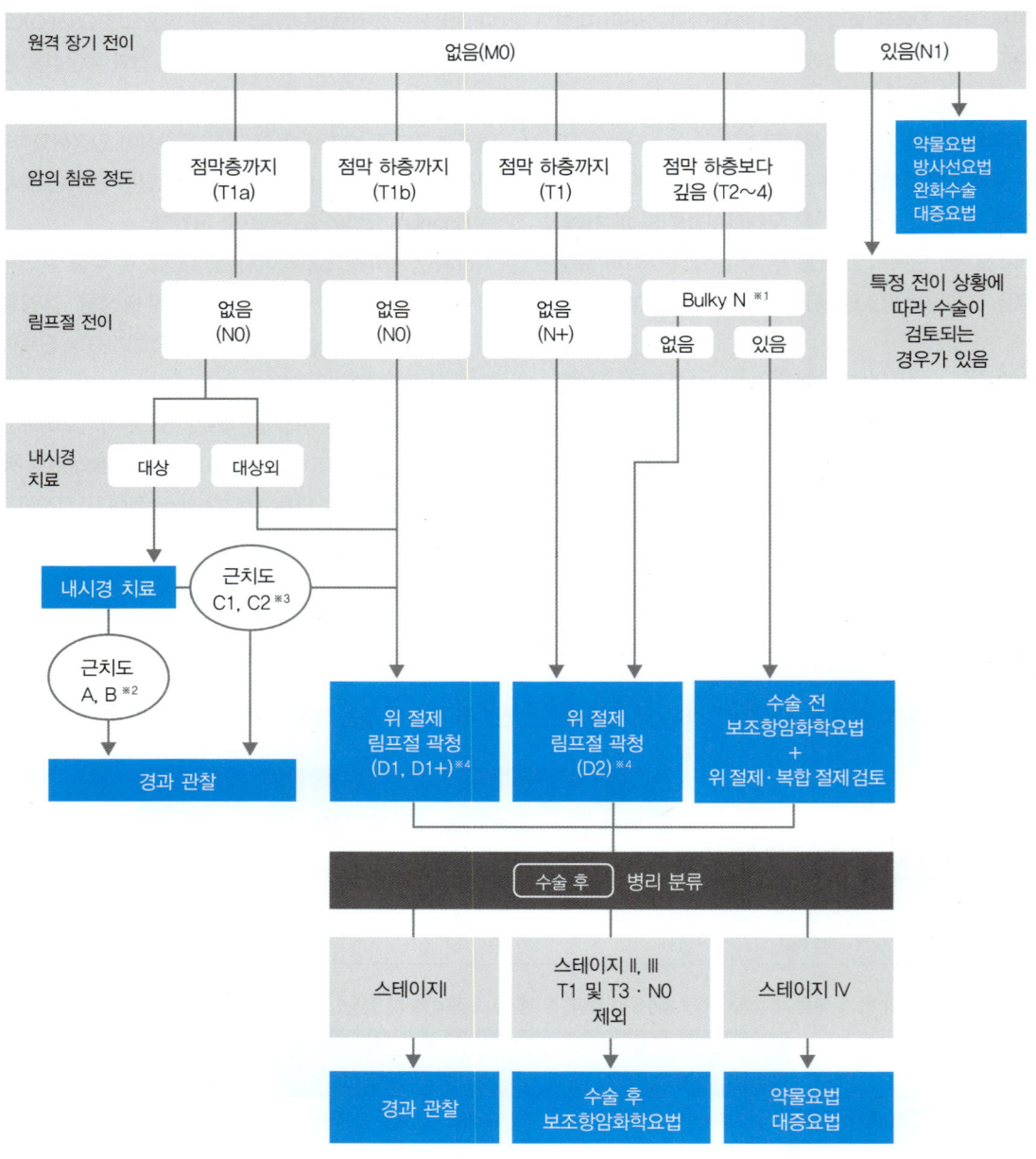

* 1 Bulky N : 큰 덩어리를 만든 림프절 전이
* 2 근치도 A , B : 암을 확실히 절제해서 림프절 전이 가능성이 매우 낮은 경우
* 3 근치 C1, C2 : 'C1(암을 확실하게 절제하지 못했지만, 전이 가능성이 매우 낮음)'의 경우는 신
  중하게 경과 관찰하는 경우가 많고, 'C2(암을 절제하지 못했음 또는 절제했지만 림프절 전이의
  가능성이 있음)'의 경우는 수술을 한다.
* 4 절제할 림프절을 나타나는데, 'D1',D1+'는 위(胃) 바로 옆의 림프절을 절제, 'D2'는 위(胃)
  에서 조금 떨어진 림프절도 함께 절제한다.

(「국립암연구센터 암정보서비스」가 일본위암학회편 「위암 치료 가이드라인 의사용 2021년 7월 개정
【제6판】」(카네하라출판)에서 작성한 것을 전재)

수술 전 화학요법의 경우, 일본에서는 고도 림프절 전이나 복부 대동맥 림프절 전이 양성의 사례만을 대상으로 하고, S-1+시스플라틴(란다 등) 병용요법(**SP요법**)을 2~3코스 시행하는 것을 권장하고 있다. 그 외의 대상의 경우에는 임상시험으로서는 시행되고 있지만, 표준 치료로 사용되지는 않는다.

② 절제 불능 진행·재발에 대한 화학요법

화학요법을 시행하는 경우, 세포 증식과 관련된 단백질 중 하나에서 세포 표면에 존재하는 HER2의 발현 여부를 측정하고, 그 상태(음성/양성)에 따라 치료 정책을 결정한다. 「위암 치료 가이드라인 6판」(속보판 포함)에서 권장되는 화학요법의 레지멘을 **그림2**에 제시한다.

ⅰ) 1차 치료

● HER2음성

일본에서 HER2 음성의 절제 불능·재발 위암의 표준 치료는 여러 가지 있다.

2007년 미국임상종양학회(ASCO)에서 보고된 JCOG9912 시험[5] 및 SPIRITS 시험[6]의 결과로부터, 2010년대 초반에는 SP요법이 주류였다. 그 후 G-SOX 시험의 결과로부터, 시스플라틴을 옥살리플라틴으로 치환한 S-1 + 옥살리플라틴 병용 요법(**SOX 요법**)의 동등성이 확인되었다. 시스플라틴에서 문제가 되기 쉬운 신장 장애가 경감되고, 기본적으로 입원이 불필요한 레지멘이기 때문에 실제 임상에서 SP요법은 SOX요법으로 대체되었다.

S-1은 같은 불화피리미딘계 약물인 카페시타빈으로도 대체가능하며, SOX 요법 또는 CapeOX 요법이 표준 요법으로서 범용되고 있었다. 하지만 2021년, ATTRACRION-4 시험[7] 및 Checkmate-649 시험[8]의 결과로부터, 면역 체크포인트 억제제인 니볼루맙(유전자 재조합)(옵디보)의 상승효과가 인정되어, SOX/CapeOX/**FOLFOX**요법에 니볼루맙을 플러스하는 치료가 새로운 표준 치료가 되었다.

화학요법 + 니볼루맙의 치료 효과는 CPS(Combined Positive Score: PD-L1 발현률) P.16에 따라 다르다고 하는데, 그 사용에 있어서는 CPS 측정이 권장되고 있다.

※ FOLFOX 요법 : 플루오로우라실(상품명 5-FU 등) + 레보폴리네이트 칼슘수화물(아이소보린 등) + 옥살리플라틴 (엘플랫 등)의 병용요법

그림 2. 권장되는 화학요법 레지멘

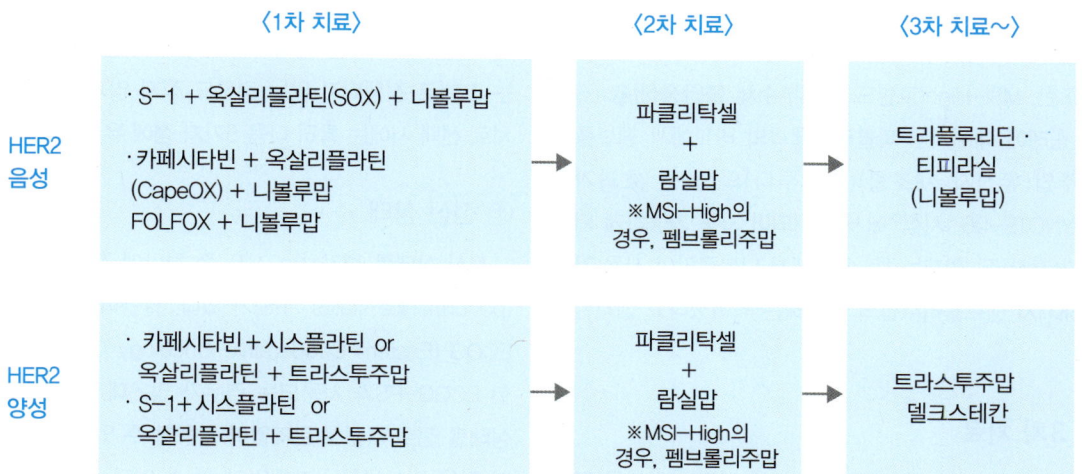

	〈1차 치료〉	〈2차 치료〉	〈3차 치료~〉
HER2 음성	· S-1 + 옥살리플라틴(SOX) + 니볼루맙 · 카페시타빈 + 옥살리플라틴 (CapeOX) + 니볼루맙 FOLFOX + 니볼루맙	파클리탁셀 + 람실맙 ※MSI-High의 경우, 펨브롤리주맙	트리플루리딘 · 티피라실 (니볼루맙)
HER2 양성	· 카페시타빈+시스플라틴 or 옥살리플라틴 + 트라스투주맙 · S-1+시스플라틴 or 옥살리플라틴 + 트라스투주맙	파클리탁셀 + 람실맙 ※MSI-High의 경우, 펨브롤리주맙	트라스투주맙 델크스테칸

※ 일본위암학회 「위암 치료 가이드라인 의사용 2021년 7월 개정[제6판]」을 바탕으로 저자 작성. 최신 웹사이트 정보도 포함하여 수정.

● P.16

● HER2 양성

2014년, HER2 양성 위암에 대한 ToGA 시험의 결과가 보고되었는데, HER2 과잉 발현(IHC3+ 또는 IHC2+ 및 FISH 양성) 증례에서는 카페시타빈/5-FU + 시스플라틴 병용요법에 항HER2 항체인 트라스투주맙(유전자 재조합)(허셉틴 등)의 상승효과가 인정되어 이 요법이 새로운 표준치료가 되었다[9]. 화학요법 레지멘은 그 후 HER2 음성과 마찬가지로, 시스플라틴 베이스에서 SOX 요법, CapeOX 요법 등의 옥살리플라틴 베이스 레지멘으로 대체되었다.

iii) 2차 치료

1차 치료에 불응인 경우, 2차 치료로서 이리노테칸 염산염 수화물(캠푸토, 토포테신 등) 또는 탁산계 약제(파클리탁셀[탁솔 등], 도세탁셀[탁소텔 등])가 이용되었는데, WJOG4007 시험에서 이리노테칸과 파클리탁셀은 동등하지만 독성이 비교적 경도인 파클리탁셀이 다소 유리하다는 결과가 제시되어 파클리탁셀 선행(先行)이 권장되었다[10].

또한 파클리탁셀에 혈관신생 억제제인 람시맙(유전자 재조합)(사이람자)의 상승효과를 검증한 RAINBOW 시험에서 파클리탁셀+람시맙 병용요법으로 생존기간의 유의한 연장이 확인되었기 때문에 HER2 상태에 관계없이 2차 치료의 표준 치료는 파클리탁셀 + 람시맙 병용요법이 되었다[11].

또한, MSI-High(고빈도 미세부수체 불안정성) ● P.16 의 증례에 대해서는 파클리탁셀과의 비교에서 펨브롤리주맙(유전자 재조합)(키트루다)의 높은 효과가 KEYNOTE-06 1시험[12]에서 제시되어 사용 가능하게 되었다(저자 주: 현재는 1차 치료에서 니볼루맙이 사용 가능해져서 펨브롤리주맙의 적용례는 적어졌다고 생각된다).

iii) 3차 치료

HER2 음성의 경우, 1차 치료, 2차 치료에서 다른 약제에 표준 치료를 빼앗긴 이리노테칸과, TAGS 시험[13] 에서 베스트 서포티브 케어(BSC)와 비교해 유용성을 확인한 트리플루리딘·티피라실 염산염(론서프) 중 하나가 선택된다.

HER2 양성인 경우는 트라스투주맙 델크스테칸(유전자 재조합)(엔허투)의 유효성이 이리노테칸이나 탁산계 약제와의 비교에서 확인되어[14], 일본에서는 2021년에 3차 치료 이후에서 승인되었다.

iv) 4차 치료 후

「위암 치료 가이드라인 제6판」에 있어서 "4차 치료"라는 단어가 처음 등장하고 "3차 치료까지 선택하지 않은 약제를 적절한 타이밍에 사용할 것"이라고 되어 있다. 즉, HER2 음성의 경우, 이리노테칸 또는 트리플루리딘 티피라실 중 사용하지 않은 것, HER2 양성인 경우에는 거기에 더하여 니볼루맙 단제가 선택될 수 있다. 이러한 것들에 있어 현재 명확한 사용 순서는 없지만, 어찌 되었든, 한번 불응이었던 약제를 다시 사용하는 것은 권장되지 않는다.

3. 약물요법을 실시할 때의 포인트 (병존증이나 합병증, 부작용 등)

위암 약물요법을 실시하는 경우, 기본적으로는 전술한 방침으로 치료를 선택하지만, 환자의 상황에 따라서는 그대로 진행되지 않는 경우도 적지 않게 경험한다. 치료 선택 시에는 특히 다음 6가지 점에 유의한다.

① 전신 상태

전신 상태를 평가하는 지표 중 하나에 전신수행상태(performance status : PS)가 있다. 일반적으로 미국의 ECOG (Eastern Cooperative Oncology Group)이 정한 ECOG-PS가 사용되는 경우가 많은데, 일상생활의 상태를 점수 0(전혀 문제없이 활동할 수 있다, 발병 전과 같은 일상생활을 제한없이 할 수 있다) ~4(전혀 움직일 수 없다, 자신의 신변잡사를 전혀 할 수 없다, 완전히 침대나 의자에서 생활한다)의 5단계로 평가한다(**표2**).

임상시험의 대부분은 PS가 0 또는 1을 대상으로 실시되고 있다는 것에 유의할 필요가 있다. 실제 임상에서는 PS 2인 케이스에서는 약제를 감량하거나, 다제 병용을 단제로 변경하는 등의 궁리가 필요하다. 또한 PS 3, 4의 경우는 보통 약물요법 적응 외이며 완화 케어를 중심으로 치료를 한다.

② 경구 섭취 상황

위암 환자는 경구 섭취에 어떤 제한이 있는 경우가 많다. 일본의 위암 화학요법 개발은 경구약이 핵심 약제(key drug)로 되어 있어 경구 섭취가 제대로 되지 않는 케이스에서는 항암약 치료에 어려움을 수반하는 경우가 적지 않다.

2017년, 대장암에서 표준적으로 이용되고 있는 FOLFOX요법이 위암에서도 사용 가능하게 되어 경구 섭취 저하 사례에서도 표준적인 화학요법 도입이 가능해졌다. 실제로, 우선은 주사약 레지멘인 FOLFOX 요법을 도입함으로써 경구 섭취가 개선되어 그 후, 경구약 레지멘으로 변경할 수 있는 경우가 있다. 개인적 경험 사례에서는 13사례 중 11사례에서 경구 섭취 개선을 확인했다[15].

③ 연령

고령자의 내술능(耐術能, 수술을 견딜 수 있을지 여부)에는 사람마다 큰 차이가 있어 달력으로 계산한 연령만으로 치료 가부를 일괄적으로 결정해서는 안 된다. 그렇다고 해도, 예를 들어, 85세 이상의 고령자가 비(非)고령자와 같은 강도의 치료를 계속 받는 것은 어려울 것이다. 우리 병원에서는 고령자에 대한 위암 1차 화학요법으로 CapeOX 요법을 이용하는 경우에는 부작용 우려 때문에 2제 모두 1단계 감량하여 시작하는 것을 권장하고 있다[16].

표 2. ECOG의 PS(Performance Status)

전신수행상태 점수

점수	정의
0	전혀 문제없이 활동할 수 있다. 발병 전과 같은 일상생활을 제한없이 할 수 있다.
1	육체적으로 격렬한 활동은 제한되지만, 보행 가능하며 가벼운 작업이나 앉아서 하는 작업은 할 수 있다. (예 : 가벼운 집안일 , 사무 작업)
2	보행 가능하고 신변잡사는 처리 가능하지만, 작업은 할 수 없다. 낮 동안의 50% 이상은 침대를 벗어나 생활한다.
3	한정된 신변잡사만 할 수 있다. 낮에는 50% 이상을 침대 또는 의자에서 생활한다.
4	전혀 움직일 수 없다. 신변잡사를 전혀 할 수 없다. 완전히 침대 또는 의자에서 생활한다.

출처 : Common Toxicity Criteria, Version 2.0 Publish Date April 30, 1999(http://ctep. cancer.gov/protocolDevelopment/electronic_applications/docs/ctcv20_4-30-992.pdf) JCOG 홈페이지 http://www.jcog.jp/

④ 신기능을 비롯한 장기 기능

화학요법을 도입할 때는 반드시 사전에 채혈 등으로 신기능이나 간기능 등의 장기 기능을 확인한다. 장기 기능 저하는 때로는 자각 증상으로 나타나기 어려워 본인이 알지 못하는 경우가 많기 때문에 주의가 필요하다. 특히 신기능 저하 사례에서는 항암제 감량이 필요한 경우가 많다. 예를 들어 S-1에서는 크레아티닌 클리어런스(CCr) 60mL/분 미만인 경우는 1단계, 40mL/분 미만인 겨우는 2단계 감량을 필요로 한다.

⑤ 돌봄 제공자의 존재

특히 고령자의 경우에는 돌봄 제공자의 존재가 약물요법을 계속하는 열쇠가 된다.

고령 독거의 경우에는 방문진료, 방문간호 도입 등을 빨리 검토할 필요가 있다. 또한 가족이 있어도 통원에는 일 때문에 동반할 수 없는 경우도 적지 않다. 복약 순응도를 평가할 때, 유사시 대응에서 가족의 서포트를 얻을 수 있는지 미리 확인해 두는 것이 중요하다.

⑥ 예후 인자

절제 불능 진행·재발 위암의 생존기간 중간값은 각종 임상시험 결과, 현재 14~17개월로 간주되는데, 종양의 상황이나 악성도에 따른 개인차가 큰 것도 사실이다.

필자들은 JCOG(일본임상종양 연구그룹)의 예후 예측 인덱스로서 위암의 표준 치료를 결정하는 비교시험이었던 JCOG9912 시험[5]에 참가한 증례의 해석을 실시하여 (1)PS 1 이상, (2)전이 장기 수 2곳 이상, (3)위 절제 없음, (4)혈청 알칼리포스파타제 값(ALP) 기준치 이상 등 4인자를 예후 불량 인자라고 밝혀내고, 그 수에 따라 good risk군, moderate risk군, poor risk군의 3군으로 나누어 예후를 추정할 수 있다고 보고했다[17].

후속 분석에서 "조직형: 확산형", "호중구 림프구 비율(neutrophil-lymphocyte ratio: NLR)" 등도 예후 불량 인자로 보고되었다[18]. 예후 불량 인자의 수를 파악해 두는 것은 환자의 예후를 미리 더 정확하게 추정하는 데 유용하다.

인용문헌

1) Oncologist.2022;27:e506-17.

2) N Engl J Med.2007;357:1810-20.

3) Lancet.2012;379:315-21.

4) J Clin Oncol.2019;37:1296-304.

5) Lancet Oncol.2009;10:1063.

6) Lancet Oncol.2008;9:215.

7) Lancet Oncol.2022;23:234-47.

8) Lancet.2021;398:27-40.

9) Lancet.2010;376:687-97.

10) J Clin Oncol.2013;31:4438-44.

11) Lancet Oncol.2014;15:1224-35.

12) Lancet.2018;392:123-33.

13) Lancet Oncol.2018;19:1437-48.

14) N Engl J Med.2020;382:2419-30.

15) Onco Targets Ther.2018;11:8301-7.

16) Anticancer Res.2022;42:2683-7.

17) Oncologist.2014;19:358-66.

18) ESMO Open.2021;6:100234.

📖 **용어해설**

【CPS combined positive score】 총 종양 세포 수 중의 PD-L1 양성 종양 세포와 PD-L1 양성 면역 세포의 비율(PD-L1 발현율). 면역 체크포인트 억제제의 효과 예측 지표.

【MSI-High】 MSI는 microsatellite instability(미세부수체 불안정성)의 약자. 위암에서는 MSI 검사를 통해 암 조직에서 추출한 게놈 DNA 속 고빈도 미세부수체 불안정성 (MSI-High)이 검출되면 분자표적약인 펨브롤리주맙(상품명 키트루다)의 적응이 된다. MSS는 미세부수체 불안정이 없는 경우를 가리킨다.

증례에서 배우는
위암 약물요법

다카하리 다이스케 (암연구회 아리아케병원 소화기화학요법과)

여기에서는 위암의 대표적인 약물요법을 다루는데, 전형적인 증례의 경과와 외래에서의
관리에 대해 소개한다.

증례 1

76세, 여성. 4형 위암, 복막 파종
치료 오시멜티닙

위의 더부룩함 때문에 이전 병원에서 진료. 위암으로 진단받고 1개월 후에 우리 병원 소화기외과를 소개받고 진료했다.

정밀검사에 의해 4형 위암(확산 침윤형), 림프절 전이로 진단되었다. 수술 가능성을 검토하기 위해 실시한 진단적 복강경에서 복막 전이를 확인하였는데(P1CY1), 스테이지Ⅳ이고, 약물요법 목적으로 우리 과에 소개되었다.

환자의 전신 상태는 전신수행상태(PS) 1로 양호. HER2 음성, CPS(Combined Positive (Score)=3, MSS(미세부수체 안정성)📖P.16 말초형 심부정맥혈전증을 합병하고 있으며, 릭시아나(일반명 에독사반 토실산염 수화물) 내복 중이었다.

CPS는 5 이하였지만, 반응률 향상을 기대하여 테가푸르 · 기메라실 · 오테라실칼륨(S-1)(상품명 티에스원 등) + 옥살리플라틴(엘플랫 등)(SOX) + 니볼루맙(유전자 재조합)(옵디보) 요법을 선택했다. SOX + 니볼루맙 요법은 day1에 니볼루맙 및 옥살리플라틴 점적을 하고,

당일 저녁부터 S-1 내복을 2주간(day 15 아침까지), 이것을 3주마다 실시한다. 초기 치료 도입은 입원에서 실시되었다.

본 증례는 옥살리플라틴을 포함한 레지멘으로, 「진토제 적정 사용 가이드라인 2015년 10월【제2판】(일부 개정판 ver.2.2)」에서 "중등도 구토 유발 위험"의 화학요법이 된다(자세한 내용은 24 페이지). 단, 위암에서는 구역질 · 구토 컨트롤이 중요하다는 것, 또한 이번 케이스에서는 고령 여성이었기 때문에 구역질 리스크가 높다고 생각하여 진토제는 가이드라인의 "고도 구토 유발 위험"에 준하여 아프레피탄트(에멘드 등)와 덱사메타손(데카드론)의 2제 병용으로 하고, 또한 동통 컨트롤로서 진통제를 계속 처방했다. 18페이지의 **처방전1**은 퇴원 시의 처방이다.

경과 중, 치료 개시 당일부터 7일(day1~7)에 식욕 부진(Grade 2), 구토(Grade 2), 변비(Grade 2)의 이상사례를 확인하여 진토제 및 완하제를 추가했다(18페이지 **처방전2**).
(Grade 평가의 자세한 내용은 250페이지).

2코스째에는 종양 표지자가 저하되고, 원병에 의한 식욕 부진도 경감하여, 경구 섭취는 50~70%까지 회복되었다. 3코스째 투여 시 호중구 감소 때문에 화학요법을 1주일 연기. 플루오로우라실(5-FU) 급속 정주는 없이 실시하였다. 3코스째 종료 후의 영상검사에서는 위(胃)

증례 1 [처방전 1] 퇴원 시

① 【일반】 테가푸르 25mg 기메라실 ·
　　　　오테라실 배합 구강내 붕괴정 1회 2정 (1일 4정)
　　　　구연산 제일철 Na정 50mg 1회 1정 (1일 2정)
　　　　1일 2회 아침 · 저녁식사 후　14일분
② 【일반】 아프레피탄트 캡슐 125mg 1회 1캡슐 (1일 1캡슐)
　　　　1일 1회 아침식사 후　1일분(투여 실일수)
③ 【일반】 아프레피탄트 캡슐 80mg 1회 1캡슐 (1일 1캡슐)
　　　　데카드론정 4mg 1회 2정 (1일 2정)
　　　　1일 1회 아침식사 후　2일분 (투여 실일수)
④ 【일반】 록소프로펜 Na정 60mg 1회 1정 (1일 3정)
　　【일반】 아세트아미노펜정 300mg 1회 1정(1일 3정)
　　　　1일 3회 아침 · 점심 · 저녁식사 후　14일분

증례 1 [처방전 2] 외래 진료 시(1코스 째 day 8)

① 【일반】 메토클로프라미드정 5mg 1회 1정 (1일 3정)
　　　　1일 3회 아침 · 점심 · 저녁식사 후　14일분
② 【일반】 올란자핀정 5mg 1회 1정 (1일 1정)
　　【일반】 센노사이드 12mg 1회 2정 (1일 2정)
　　　　1일 1회 저녁식사 후　7일분

원발 및 림프절의 종양 축소, 복수 소실을 확인했다.

5코스째 투여 시, 말초신경장애가 지속적으로 확인되었기 때문에 옥살리플라틴을 80%로 감량하여 치료를 하고 프레가발린(리리카 등) 내복을 추가하였다.

7코스째 투여 시, 호중구 감소는 Grade 3, 혈소판 감소가 Grade 2가 되어 옥살리플라틴은 70%로 감량. 8코스째는 말초신경장애가 악화하여 물건을 떨어뜨리고, 단추를 채우지 못하는 등의 증상(Grade 3)이 출현하여 옥살리플라틴은 중지. 이후, 치료 계속 중이다.

증례1의 포인트

본 증례는 위의 더부룩함을 계기로 진단된 HER2 음성 절제 불능 위암 케이스였다.

HER2 음성 절제 불능 위암의 첫회 화학요법은 종래에는 불화피리미딘계 약제+백금(플래티나) 제제였지만, 2021년 11월에 면역 체크포인트 억제제(immune checkpoint inhibitor: ICI)의 항PD-1 항체인 니볼루맙의 병용이 승인되었다.

면역 체크포인트 억제제 병용요법에 있어서는 CPS가 치료 효과와 상관되기 때문에 치료 전에 가능한 한 면역 체크포인트 억제제의 효과 예측을 위한 PD-L1 검사를 실시하는 것이 바람직하다고 여겨진다.

본 증례의 CPS는 5 미만이었지만, 치료의 유효성과 니볼루맙 병용에 의한 부작용, 특히 면역 관련 이상사례(immune-related adverse events: irAE, 상세한 내용은 61페이지)의 증가에 대해 환자와 가족에게 충분히 설명을 한 후, SOX + 니볼루맙 치료를 선택했다. 원래 원병(原病)에 의한 식욕 부진이 있었는데, 충분한 진토제 병용 하에서 항암제 치료를 계속한 결과, 효과가 있어 식욕 개선을 확인했다.

외래에서는 환자 개인에 의한 부작용 평가 시트 및 우리 병원의 약사 외래를 통해 irAE의 조기 발견에 노력했지만, 다행히 심각한 irAE의 출현을 확인하지 못했다.

한편, 치료 횟수를 거듭할수록 특히 말초신경장애 악화를 확인하여, 옥살리플라틴의 감량·휴약을 하면서 치료를 계속했다. 옥살리플라틴의 신경 장애는 축적성이며, Grade가 진행됨에 따라 회복도 늦어지기 때문에 적절한 타이밍에 감량·휴약하면서 치료를 계속하는 것이 중요하다. 특히 우리 병원의 외래조제실에서는 말초신경장애 증상을 세밀하게 청취하여 중증도를 평가하고 있다. 의사와 약사가 협동하여 치료 관리를 하는 것은 유용하다.

증례2

59세, 여성.
위암, 다발 림프절 전이, 복막 전이

치료 람실맙 + 파클리탁셀 요법

증례 2는 좌경부 림프절 종창 때문에 가까운 의원을 수진하고, 정밀 검사 목적으로 이전 병원을 소개 수진했다. 내시경 검사 결과, 2형 위암(국한 궤양형)을 확인

하였다. 생검에서 선암 (tub2), HER2(3+)가 되어 우리과에 소개 수진되었다.

영상 검사 결과, 절제 불능 위암 동시 다발 림프절 전이로 진단. 1차 치료로서, SOX + 트라스투주맙(유전자 재조합)(허셉틴 등)의 병용요법*을 시행하여 최량(最良) 효과는 부분 반응(Partial Response: PR)이었는데, 그 후 9개월 정도 지나 복수(腹水)·난소 전이가 진행되었다. 외래 진료 시 우흉부~복부의 동통 호소가 있어 아세트아미노펜(카로날 등), 트라말(일반명 트라마돌 염산염), 프로클로르페라진 메실산염(상품명 노바민)을 처방했다(처방전1).

※투여 스케줄: S-180mg/m² 2주 투여 1주 휴약 (day1~14), 옥살리플라틴 130mg/m² (day1), 트라스투주맙 첫회 8mg/kg, 2회째 이후 6mg/kg (day1).

말초신경장애는 grade 0이 되어 있어 2차 치료로 라무시루맙(유전자 재조합)(사이람자) + 파클리탁셀의 병용요법을 개시했다. 1코스 4주에, weekly 파클리탁셀(3투 1휴)의 day 1, 15에 라무시루맙을 추가하는 레지멘이며, 외래에서 도입했다.

1코스째 day 8에 내원했을 때, 우흉부~복부의 동통은 현저하게 개선되었고, day 15에는 진통제도 불필요하게 되었다. day 15의 채혈에서 호중구 감소가 Grade 3 (호중구 수 830/mm3)이 되었기 때문에 파클리탁셀은 투여하지 않고, 라무시루맙만 투여. 다음 코스부터 파클리탁셀은 80%로 감량하여 실시했다.

2코스째 day 8, 촉진(觸診) 결과, 복수는 현저히 감소했다.

증례 2 [처방전 1]
① 【일반】 아세트아미노펜정 500mg 1회 1정(1일 4정)
    트라말 OD정 25mg 1회 2정 (1일 8정)
    1일 4회 아침·점심·저녁식사 후, 취침 전 14일분
② 【일반】 노바민정 5mg 1회 1정(1일 3정)
    1일 3회 아침·점심·저녁식사 후 14일분

그림 1. 증례 2의 치료 전후 CT영상 변화 (필자가 작성)

라무시루맙 + 파클리탁셀 투여 전

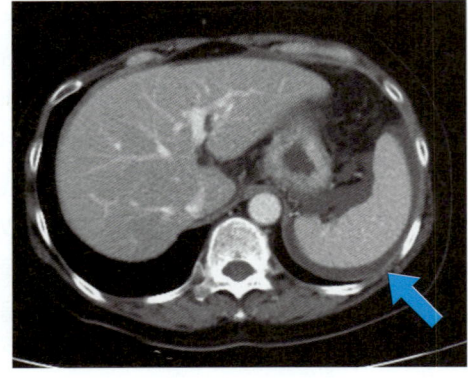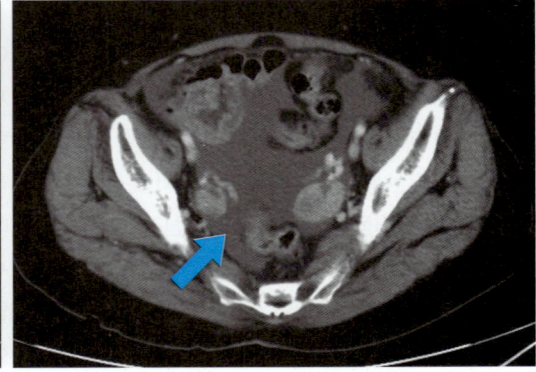

라무시루맙 + 파클리탁셀 투여 3코스 후

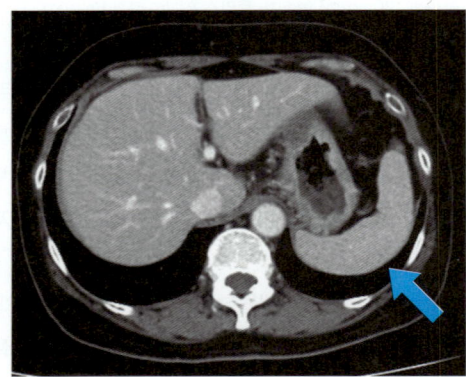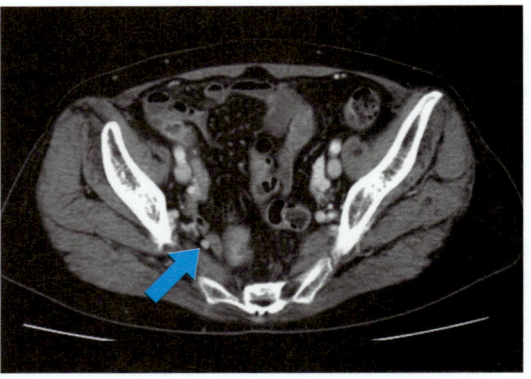

3코스째 종료 후 CT검사에서 복수의 감소를 확인하였다. (➡)

3코스째 종료 후 CT검사에서 복수의 감소를 확인했다(**그림1**). 4코스째의 day 15, 다시 호중구 수가 감소해 Grade3이 되어 카플리탁셀 투여를 스킵. 다음 코스부터 70%로 다시 감량한 후에도 복수의 감소를 유지하면서 11코스까지 치료를 계속할 수 있었다.

증례2의 포인트

라무시루맙 + 파클리탁셀 병용 요법은 호중구 감소가 발생하는 경우가 많아 주의가 필요하다.

이 레지멘은 파클리탁셀 단독보다, 또한 라무시루맙 단제는 최적 지지 요법(BSC)보다 항종양 효과, 생존 면에서 장점이 있다. 이러한 결과로부터, 라무시루맙+파클리탁셀 병용 요법의 치료중에 부작용이 발현되었을 때에는 2제를 한 번에 휴약하는 것이 아니라, 부작용의 주원인이 되고 있는 약제(호중구 감소나 말초신경장애 등의 경우는 파클리탁셀, 고혈압이나 단백질뇨의 경우는 라무시루맙) 하나를 휴약하는 것부터 시작하는 것이 중요하다.

증례3

73세, 남성. 위암, 복막 파종

치료 트리플루리딘 · 티피라실 요법

진행 위암, 림프절 전이 때문에 수술을 했다. 수술 후 스테이지 분류에서는 pT4a, pN3 (12/40), M0, p스테이지Ⅲ이었다. 수술 후 보조 화학 요법으로서 카페시타빈 (젤로다 등) + 옥살리플라틴 병용요법(CapeOX 요법)을 8코스 하고 경과 관찰하였다.

수술 1년 후 복막 파종 결절이 출현하여 파종성 장폐색 때문에 회장루 조성술을 하였다. 2차 치료로서 라무시루맙+파클리탁셀 병용요법을 11코스 실시. 복수가 증가하고 상태가 악화된 「병세 진행(Progressive Disease: PD)」이라고 판정했다.

3차 치료로서 니볼루맙 단독 요법을 23코스 실시했지만, 그 후, 복수가 다시 증가하여, 4차 치료로서 트리플루리딘 · 티피라실 염산염(론서프)에 의한 치료를 외래에서 시작하였다(**처방전1**). 이 약은 내복약으로, 1일

2회, 5일간 내복, 2일간 휴약을 2주에 걸쳐 실시하고, 그 후 2주간 휴약한다. 이 4주를 1코스로 한다.

1코스째 투여 시작 며칠 후(day 3, 4), Grade 3의 식욕 부진이 출현하여 마지막 3일은 복용할 수 없었다. day 22에 실시한 혈액 검사에서 호중구 감소 Grade 4(460/mm3)를 확인했기 때문에 치료는 1주일 연기하고, 과립구 집락자극인자(G−CSF) 제제를 투여. 그 후, 1단계 감량하고, 트리플루리딘 · 티피라실은 100mg/일로 감량하였다. 2코스째 개시 시의 외래 수진 시에는 약사 외래에서 구역질 대책 강화를 검토하여 진토제를 추가하고 2코스째를 실시했다(**처방전2**).

그럼에도 여전히 Grade 4의 호중구 감소를 확인하여 트리플루리딘 · 티피라실은 2단계 감량하여 90mg/일로 했다. 복수는 감소에서 거의 소실을 유지하여 총 13코스 실시할 수 있었다 (22 페이지 **그림2**).

증례3의 포인트

본 증례는 HER2 음성 위암의 4차 치료법으로서 트리플루리딘 · 티피라실 요법을 실시하였다. HER2 음성

증례 3 [처방전1] 치료 개시 시

① 론서프 배합정 T20 1회 2정 (1일 4정)

　　　　론서프 배합정 T15 1회 1정 (1일 2정)
　　　　1일 2회 아침 · 저녁식사 후 10일분 (투여 실일수)
　　　　※ 5일간 내복, 2일간 휴약을 반복한다.

② 【일반】 메토클로프라미드정 5mg 1회 1정 (1일 3정)

　　　　1일 3회 아침 · 점심 · 저녁식사 후 14일분

증례3 [처방전2] 2코스째 개시 시

① 【일반】 올란자핀정 5mg 1회 1정 (1일 1정)

　　　　1일 1회 저녁식사 후 10일분
　　　　※ 론서프 내복 중에 복용

② 【일반】 카이트릴정 1mg 1회 2정 (1일 2정))

　　　　11일 1회 조식 후 10일분

그림 2. 증례 3의 트리플루리딘 · 티피라실 요법에 의한 CT 변화 (필자가 작성함)

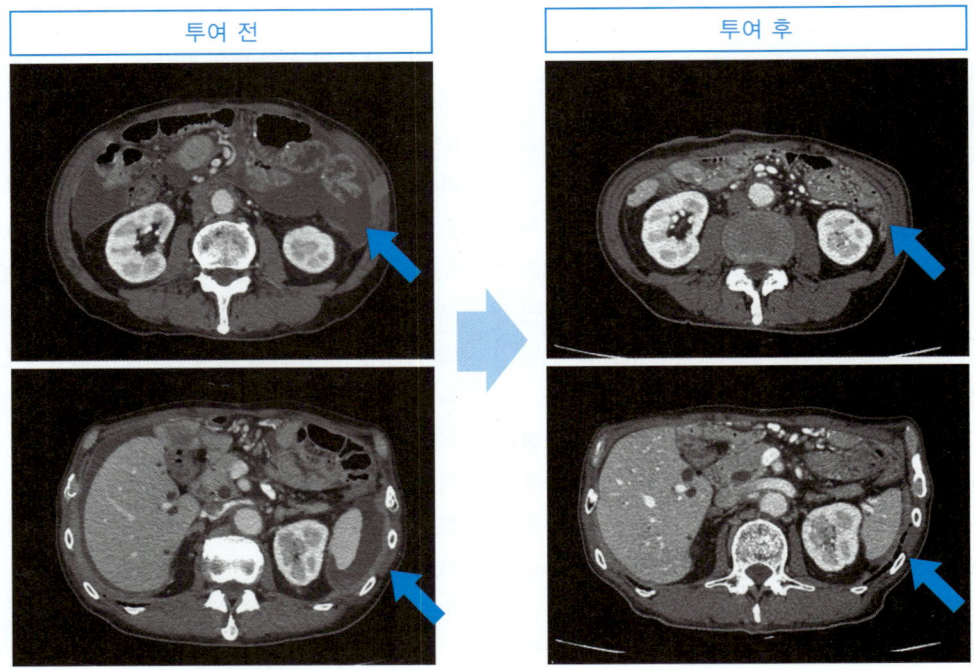

투여 전	투여 후

치료 전은 복수와 복막 비후가 보였지만, 2코스의 트리플루리딘 · 티피라실 투여 후, 복수는 감소하고 복막 비후는 개선을 보였다.

위암의 3차 치료에서는 니볼루맙(현재는 1차 치료에서의 병용으로 이행), 트리플루리딘 · 티피라실, 이리노테칸 염산염 수화물(캠푸토, 토포테신 등)을 선택할 수 있다. 이리노테칸은 대량 복수 증례에는 금기이기 때문에 본 증례에서는 니볼루맙 단제 요법 후 트리플루리딘 · 티피라실을 선택하였다.

트리플루리신 · 티피라실은 경구약으로, 이리노테칸에 비해 소화기 독성은 경미하다고 여겨지지만, 이번 케이스와 같이 식욕 부진이나 구역질을 호소하는 증례는 적지 않다. 그 때문에 진토제를 확실히 병용해 대책을 강구하는 것이 중요하다.

우리 병원에서는 약사 외래에서 진토요법을 제안하고 있으며 의사와 약사가 협동하여 적절한 진토요법을 검토하고 있다. 또한 혈구 감소는 본 요법의 주요 부작용 중 하나이다. 특히 호중구 감소의 발현은 효과와의 상관이 시사되고 있어, 항암제를 감량하거나 지속성 G-CSF 제제인 페그필그라스팀(유전자 재조합)(지-라스타) 등을 병용하여 치료를 계속할 수 있도록 한다.

암 전문 약사의 시점

위암 약물요법의 부작용 관리

카와카미 카즈요시 (암연구회 아리아케병원 약물부)

위암 치료는 진행 재발암에 대한 치료와, 수술 후 재발 예방으로서 하는 보조화학 요법이 있어 그 목적이 다르다. 전자의 목적은 '연명'이나 'QOL 향상'으로, QOL이 저하된다면 항암약의 감량이나 휴약을 검토한다. 한편, 수술 후 보조 요법의 목적은 '근치'로, 치료 강도를 어느 정도 유지하면서 치료를 계속한다. 양자의 차이에 입각하여 약학적 케어를 하는 것이 중요하다. 여기에서는 진행 재발 위암의 대표적인 치료법의 하나인 S-1 + 옥살리플라틴 + 니볼루맙요법, 트리플루리딘 · 티피라실의 부작용 관리에 대해 소개한다.

다루는 치료

◎ 테가푸르, 기메라실, 오테라실칼륨(S-1)(상품명 티에스원 등) + 옥살리플라틴(엘플랫 등) 병용요법 (SOX 요법), 니볼루맙(유전자 재조합)(옵디보) 병용

◎ 트리플루리딘 · 티피라실 염산염(론서프)

주로 다루는 부작용

구역질 · 구토, 설사, 구내염

약학 관리 포인트

▶ 위암 환자의 경우는 다른 암과 비교하여 구역질 · 구토 발현 빈도, 중증도가 높아지는 경향이 있다.

▶ 위암 약물 요법의 경우에 경구 항암제(S-1, 트리플루리진 · 티피라실)는 핵심 약제이며, 복약 순응도 평가가 필수적이다.

▶ SOX 요법에서 S-1의 순응도 저하 요인은 구역질 · 구토, 설사였다고 보고되고 있다[1]. S-1을 계속하기 위해 이러한 증상에 대한 지지요법약을 적극적으로 사용한다.

▶ 3차 치료 이후에는 전신 상태가 악화된 환자가 많아 부작용의 중증도가 높아질 가능성이 있다. 위암의 병태가 악화되어 내복 곤란한 경우도 있기 때문에 내복이 가능한지도 확인한다.

S-1 (티에스원 등) + 옥살리플라틴 (엘플랫 등) + 니볼루맙 병용요법 (옵디보)

◎ **투여 스케줄(1코스 3주간)**
· S-1 day1 저녁 ~ day15 아침
· 옥살리플라틴 130mg/m² day1

◎ **어떤 환자에게 사용하는가?**
진행 재발 위암

◎ **주의해야 할 부작용은?**
설사, 구역질 · 구토 등 소화기 독성, 구내염, 골수억제 등

여기에서는 **구역질 · 구토와 설사, 구내염, 골수억제**에 대해 상세하게 서술한다.

[처방예 1]

① 데카드론정 4mg 1회 2정(1일 2정)
　　　　　1일 1회 아침식사 후 2일분(투여 실일수)
②【일반】산화마그네슘정 250mg
　　　　　　　　　1회 2정(1일 6정)
　　　1일 3회 아침 · 점심 · 저녁식사 후 7일분
　　　※ 자기 조절 가능

구역질 · 구토

발현 빈도 · 특징

● SOX요법에서 구역질 · 구토의 발현율은 61.5%, 34.9%라고 보고되고 있으며[2], 특히 Grade 3 이상의 구역질 · 구토의 발현율은 3.6%, 0.6%였다. 또한 21사례의 SOX + 니볼루맙 요법의 구역질 · 구토 발현율은 52.4%, 23.8%였다.

● 「진토제 적정 사용 가이드라인 2015년 10월 [제2판] 일부 개정판 ver.2.2」에서는 항암제의 구토 유발 위험을 고도 위험(구토 빈도〉90%), 중등도 위험(구토 빈도 30~90%), 경도 위험(구토 빈도 10~30%), 최소 위험(구토 빈도〈10%)의 4단계로 분류하여 각각의 위험에 대응한 구토 유발 요법을 제시하고 있다. SOX 요법은 중등도 구토 위험으로 분류되고 있다.

● 급성기는 예방적 진토 요법에 의해 컨트롤할 수 있는 경우가 많다. 지발기(遲発期)에 발현한다면 올란자핀(자이프렉사 등) 등의 지지요법약을 검토한다.

예방 · 치료

● 암 약물요법의 기본적 진토제에는 세로토닌 3 수용체 길항제(5-HT3 수용체 길항제), 아프레피탄트(에멘드 등) 등의 뉴로키닌 1(NK1) 수용체 길항제, 덱사메타손 등 3종류가 있으며, 이들을 구토 유발 리스크에 따라 구분하여 사용한다(**표1**).

● 중등도 위험 치료에 대한 표준적 진토 요법으로는 5-HT3 수용체 길항제와 덱사메타손의 2제를 병용한다(일부 치료에서는 아프레피탄트 등의 병용을 권장). 치료 1일째에 5-HT3 수용체 길항제와 덱사메타손주 9.9mg을 투여하고, 투여 2일째부터 덱사메타손정(상품명 데카드론) 8mg/일을 2일간 투여한다 (**처방예 1**).

관리의 핵심

● 투여 2일째부터 내복하는 덱사메타손은 예방투약으로, 구역질 유무에 관계없이 반드시 복용하도록 환자에게 설명한다.

● SOX + 니볼루맙 요법에 의한 치료 중에 구역질 · 구토 증상이 강한 경우에는 진토 요법을 강화하고 아프

표 1. 암 약물요법에 이용되는 주요 진토제

분류	약물명	제형
부신피질 스테로이드	덱사메타손	주사약, 정제
5-HT₃ 수용체 길항제	온단세트론 염산염 수화물	주사약, 필름제
	그라니세트론 염산염(카이트릴 등)	주사약, 정제
	팔로노세트론 염산염(알록시 등)	주사약
	라모세트론 염산염(나제아 등)	주사약, 정제
NK₁ 수용체 길항제	아프레피탄트(에멘드 등)	캡슐제
	포사프레피탄트 메글루민(프로이멘드)	주사약
	포스네투피탄트 염화물 염산염(아로카리스)	주사약
다수용체 작용 항정신병제 (MARTA)	올란자핀(자이프렉사 등)	정제

※ 2023년 2월 현재

표 2. S-1 복용에 의해 일어날 수 있는 주요 부작용의 Grade 평가

Grade	설사	구강 점막염	구역질	식욕 부진	체중 감소
1	베이스라인과 비교하여 1일 4회 미만의 배변 횟수 증가; 인공 항문으로부터의 배설량 경도 증가	증상 없음 또는 경도 증상; 치료 필요 없음	취식 습관에 영향이 없는 식욕 저하	섭식 습관 변화를 동반하지 않는 식욕 저하	베이스라인 보다 5~10% 미만 감소; 치료 필요 없음
2	베이스라인과 비교하여 1일 4~6회의 배변 횟수 증가; 인공 항문으로부터의 배설량 증등도 증가; 신변잡사 이외의 일상생활 동작 제한	경구 섭취에 지장이 없는 중등도 동통 또는 궤양; 식사 변경 필요	현저한 체중 감소, 탈수 또는 영양실조를 동반하지 않는 경구 섭취량 감소	현저한 체중 감소와 영양실조를 동반하지 않는 섭식량 변화; 경구 영양제에 의한 보충 필요	베이스라인 보다 10~20%미만 감소; 영양 보급 필요
3	베이스라인과 비교하여 1일 7회 이상의 배변 횟수 증가; 인공 항문으로부터의 배설량 고도 증가; 신변잡사 등 일상생활 동작 제한; 입원 필요	고도의 동통; 경구 섭취에 지장 있음	칼로리와 수분 경구 섭취가 불충분; 경관 영양/TPN/입원 필요	현저한 체중 감소 또는 영양실조를 동반(예: 칼로리와 수분의 경구 섭취가 불충분); 정맥내수액/경관 영양/TPN 필요	베이스라인 보다 20% 이상 감소; 경관 영양또는 TPN 필요

※ Grade 4, 5는 생략 또는 정의 없음   (「이상사례 공통용어 표준 v5.0 일본어 번역 JCOG판」에서 인용, 일부 수정)

레피탄트를 3일간 병용한다. 추가로 컨트롤할 수 없는 경우에는 올란자핀 추가를 검토한다. 그러나 이 약은 당뇨병 합병 사례에는 금기라는 점에 주의가 필요하다.

- 약사는 환자에게 식욕 부진이나 식사 섭취량, 체중 감소 유무 등에 대해 자세하게 청취하고, 이상사례 공통용어 표준(Common Terminology Criteria for Adverse Events: CTCAE)의 Grade 평가를 이용하여 구역질·구토 중증도 평가를 한다(표2). 환자에게 체중이나 식사량 등의 객관적 데이터를 치료일지(자세한 내용은 233페이지)에 기재하도록 하면 평가하기 쉽다.
- 그중에는 구역질이 아니라 미각 장애가 원인으로 식사량이 저하하는 경우도 있다. 환자와의 면담 시에는 객관적인 데이터와 함께 그 원인을 청취하는 것이 중요하다.
- 위암 환자의 경우에는 위의 기능이 저하되기 때문에 식욕이 감퇴하는 경우가 많다. 치료에 의한 구역질의 영향으로 식사량이 더욱 저하되어 급격하게 체중이 감소하는 경우가 있다. 2~3주에 5kg 정도 감소하는 경우에는 항암제의 감량을 검토한다.
- 투여 1일째에 점적으로 투여하는 5-HT3 수용체 길항제는 변비 부작용이 있다. 변비는 투여 초기에 발현되기 쉽기 때문에 그런 경우에는 변비 치료제를 적극적으로 사용하도록 설명한다. 점적 2~3일 후에는 5-HT3 수용체 길항제의 영향이 적어져 자연히 변비가 개선되므로 그런 경우에는 변비 치료제를 조정한다.

설사

발현 빈도 · 특징

- SOX±니볼루맙 요법에서 설사의 발현률은 56.4%라고 보고되고 있다[3]. 명확한 호발 시기는 없고, S-1을 복용하고 있는 기간은 설사가 발현하기 쉽다.
- 설사의 중증도는 CTCAE를 사용하여 평가하고, 베이스라인의 배변 횟수와 비교한 배변 횟수로 평가한다. 예를 들어 Grade 3은 베이스라인에 비해 하루 7회 이상 배변 횟수가 증가한 것이다.

예방 · 치료

- 설사 대책으로, S-1의 내복 중에는 사전에 부티르산균 배합제(비오스리) 등의 정장약을 병용하는 경우가 있다.
- 설사의 증상이 Grade 1, 2라면 로페라미드 염산염(로페민 등) 등의 지지요법약을 돈용(頓用)으로 사용함으로써 대응할 수 있는 경우가 많다.
- Grade 3 이상에서는 항암제의 휴약이나 감량을 검토한다.

관리의 핵심

자세한 것은 77 페이지 「유방암」

구내염

발현 빈도 · 특징

- 항암제에 의한 구내염의 발생 기전으로서는 항암제가 직접 구강 점막에 작용하여 세포 장애를 발현하는 경우[4]와 골수 억제에 수반하는 면역 저하에 의해 구강 내 감염이 일어남으로써 발증하는 것이 있다.
- S-1에 의한 구내염은 투여 초기에 발현하기 쉽다. 한

편, 면역 저하로 인한 구내염은 S-1 휴약 기간 중에 발현한다. 면역 저하에 의한 구내염이 중증화되기 더 쉽다.

예방 · 치료

- 예방약으로는 아줄렌 설폰산 나트륨 수화물 구강세정제(하치아즐레 등)가 있다. 하루 2회 이상 사용하도록 지도한다.
- 구강 내에 미란이나 궤양을 수반하는 경우는 덱사메타손 구강 내 연고 등의 스테로이드 구강용 연고를 사용한다.
- 중증도 평가에서 경구 섭취에 지장이 있는 경우에는 Grade 3이 된다. 구내염의 통증으로 식사를 할 수 없는 경우에는 항암제의 감량이나 휴약을 검토한다.

관리의 핵심

- 경도의 구내염이라면, 아줄렌 설폰산 구강세정제나 스테로이드 구강 내 연고로 대응할 수 있는 경우가 많다.
- 난치성인 경우, 치과 수진을 권장하고, 하이드로겔 상처 피복 · 보호재인 에피실액 사용을 검토한다.
- 호중구 수가 감소하여 구내염이 중증화되는 경우가 있다. 그 경우에는 과립구 집락 자극인자(G-CSF) 제제 투여 등을 검토한다.

골수 억제

발현 빈도 · 특징

- SOX+니볼루맙 병용 요법의 호중구 감소 발현률은 61.9%(Grade 3 이상: 14.3%), 혈소판 감소 발현률은 66.7% (Grade 3 이상: 0%)라고 보고되고 있다[3].
- SOX+니볼루맙 요법 투여 시에 호중구 감소/혈소판 감소(Grade 3)가 발현한 경우에는 옥살리플라틴, S-1 모두 1단계 감량을 고려한다. 일반적으로 니볼루맙의 감량은 하지 않는다.

관리의 핵심

- 약사는 특히 호중구 감소 시에 37.5℃ 이상의 발열 유무를 확인한다. 37.5℃ 이상의 발열을 동반하는 경우에는 발열성 호중구 감소증을 의심한다. 발열 시에 대비하여 사전에 해열진통제나 항균제가 처방되어 있는 경우가 많기 때문에 미리 용법 등에 대해 설명해 둔다.

(자세한 내용은 81페이지 "유방암")

치료2	트리플루리딘 · 티피라실 (론서프)

◎ **투여 스케줄**(1코스 3주간)

1일 2회, 5일간 연속 투여, 2일 휴약을 2주일 하고, 그 후 2주일 휴약. 치료 효과가 있는 한 사용

◎ **어떤 환자에게 사용하는가?**

진행 재발 위암(3차 치료 이후)

◎ **주의해야 할 부작용은?**

소화기 독성, 골수 억제 등

여기에서는 **소화기 독성(구역질 · 구토, 설사), 골수 억제**에 대해 자세히 설명한다.

소화기 독성 (구역질 · 구토, 설사)

발현 빈도 · 특징

- 트리플루리딘 · 티피라실의 구역질 · 구토 발현율은 61.9%(Grade 3 이상: 2.7%), 구토 29.2%(Grade 3 이상: 2.7%)라고 보고되어 있어[6] 다른 경구 항암제와 비교하면 높다. 「진토제 적정 사용 가이드라인 2015년 10월[제2판] 일부 개정판 ver.2.2」에서는, 이 약은 중등도 구토 유발 위험으로 분류되어 있다.
- 구역질 · 구토는 트리플루리딘 · 티피라실 내복 시에 발현하고, 휴약 중에는 개선되는 경우가 많다.
- 이 약의 순응도를 평가한 임상 연구에서는 순응도 저하 요인으로 가장 빈도가 높은 것은 구역질 · 구토이며, 저하 요인의 27.1%를 차지하는 것으로 보고되고 있다[7]. 구역질이 심해서 경구약인 트리플루리딘 · 티피라실을 먹을 수 없는 경우 등도 있기 때문에 복약 순응도 평가가 필수적이다.

예방 · 치료

- 트리플루리딘 · 티피라실의 진토 요법은 치료 1일째부터 메토클로프라미드정(프림페란 등) 5mg을 1회 1정, 1일 3회 병용한다. 그래도 컨트롤할 수 없는 경우에는 그라니세트론 염산염(카이트릴)정 2mg/일의 병용을 검토한다(21페이지 **증례 3**). 또한 당뇨병 기왕력이나 혈당치 상승이 없으면 올란자핀정 5mg/일을 하루 1회 취침 전에 추가하는 것도 선택지의 하나이다.

관리의 핵심

- 상기의 지지요법약 복용을 계속하는 한편, 구역질이 심한 경우에는 다른 약제보다 트리플루리딘 · 티피라실을 우선하여 내복하도록 설명한다. 그래도 복용할 수 없는 경우에는 이유를 확인한 후 주치의에게 보고하는 등의 대응이 필수적이다.

- 구역질 · 구토에 대한 지지요법약은 가능한 한 트리플루리딘 · 티피라실 투여 기간만 복용하는 것으로 하고, 1회 복용 약제수를 줄이는 것도 검토한다. 이는 위암 환자의 경우에는 위약, 진통제, 빈혈 개선약 등 병용 약제가 많아지는 경향이 있어 약제가 많으면 복용에 대해 거부감을 나타내는 환자가 있기 때문이다.

골수 억제

발현 빈도 · 특징

- 트리플루리딘 · 티피라실의 호중구 감소 발현률은 53.8%(Grade 3 이상: 34.5%), 혈소판 감소 발현률은 19.9%(Grade 3 이상: 4.1%)라고 보고되고 있다. 특히 빈혈(헤모글로빈 저하) 발현률은 32.1%(Grade 3 이상: 12.6%)라고 보고되고 있다[8, 9]. 이 약은 2차 치료 이후에 사용되는 경우가 많은데, 이전 치료의 영향도 받아 골수 억제가 높은 빈도로 일어난다.

예방 · 치료

- 일반적으로, 트리플루리딘 · 티피라실 투여 중에 Grade 3의 호중구 감소가 발현한 경우에는 이 약의 1단계 감량을 검토한다. 이 약 투여 중인 환자의 치료 목적은 연명 혹은 QOL 향상이지, 근치가 아니다.
- 위암의 경우에는 위의 기능이 저하하여 적혈구와 헤모글로빈을 만들기 위해 필요한 비타민B12와 철 등의 영양소 흡수가 저하되는 경향이 있어 빈혈을 일으키기 쉽다. 트리플루리딘 · 티피라실 투여에 의한 골수 억제도 있어 헤모글로빈은 더욱 저하되기 쉽다고 생각된다.
- 약사는 특히 호중구 감소 시에 37.5℃ 이상의 발열 유무를 확인한다. 발열이 있으면 발열성 호중구 감소증으로 판단되어 다음 회 이후에는 항암제 감량을 검토하게 된다.
- 발열 시에 대비하여 사전에 해열진통제나 항균제가

처방되어 있는 경우가 많기 때문에 사전에 용법 등에
대해 설명해 둔다.

인용문헌

1) Biol Pharm Bull.2021;44:1075-80.
2) Ann Oncol.2015;26:141-8.
3) Ann Oncol.2019;30:250-8.
4) Neoplasia.2004;6:423-31.
5) Oral Oncol.2001;47:998-1003.
6) N. Engl. J. Med.2015;372:1909-19.
7) Oncology.2016;91:224-30.
8) N Engl J Med.2015;372:1909-19.
9) Lancet Oncol.2018;11:1437-48.

약국에서의 팔로우업 포인트는?

위암 환자의 경우에는 그 병태에 따라 구역질과 식욕 부진 등 소화기 증상이 발생하기 쉬운 특징이 있습니다. 특히, 약물요법 개시 직후에는 핵심 약물인 경구항암제 S-1이나 트리플루리딘 · 티피라실을 내복할 수 있는지 순응도를 평가하는 것이 중요합니다. 경구 항암제를 내복할 수 없는 경우에는 그 정보를 의사와 공유하고 진토제 강화를 의사에게 제안합시다. 또한 복용할 수 없었던 경구항암제를 자기 판단으로 복용하지 않도록 설명하는 것도 의료 안전상 중요합니다.

대장암 약물요법의 기초지식

나카야마 이즈마 (암연구회 아리아케병원 소화기화학요법과)

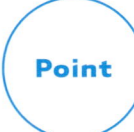

Point

▶ 최근의 대장암 약물 요법은 외래에서의 치료가 주체가 되고 있어 약사에 의한 복약 순응도 확인과 부작용 관리가 필수적이다.

▶ 절제 불능 진행 · 재발 대장암 약물 요법에서는 세포독성 항암제와 분자표적치료제 투여가 기본이 된다.

들어가며

최신 암 통계[1]에 따르면, 대장암 이환 환자수(2019년)는 남녀 모두 2위, 남녀 합치면 1위로, 이환율이 높은 암이다. 사망자수(2020년)는 남성의 경우 3위, 여성의 경우는 1위, 남녀 합치면 2위이다.

대장암은 맹장~직장에 발생하는 악성 종양이며, '대장암'이라고 하는 호칭은 세계적으로는 일반적이지 않다. 유럽과 미국에서는 결장암(맹장~직장 S상부)과 직장암은 다르게 분류되며, 그 총칭으로 'Colorectal Cancer(결장직장암)'가 사용되고 있다.

대장암의 조직을 현미경으로 관찰하면 형태가 고르지 않거나 세포핵이 찌그러져(이형) 있지만, 정상적인 대장 점막에서 선관구조의 흔적이 보이는 경우가 많고, 병리학적으로는 분화도가 높은 유형의 암이 많다. 대장암이 진행된 경우에는 간, 폐, 림프절로 전이하는 빈도가 높다.

1. 대장암 치료의 기본

소화관은 그림과 같이 조직학적으로 다른 5개의 층으로 구성되어 있다(**그림1**). 가장 안쪽이 점막, 이어서 점막하층, 고유근층, 장막하층 그리고 가장 바깥쪽이 장막이다. 대장암도 다른 소화관암과 마찬가지로 점막 세포에 어떤 유전자 이상이 일어나고, 그것이 축적되어 발암(發癌)한다고 생각된다. 암 진단은 내시경 검사로 종양에서 암조직의 작은 조각을 채취(생검)하고, 현미경으로 관찰하여 진단한다. 병리학적 진단이 표준이며, CT 검사로 암의 확산을 평가하여 스테이지 분류를 실시한다.

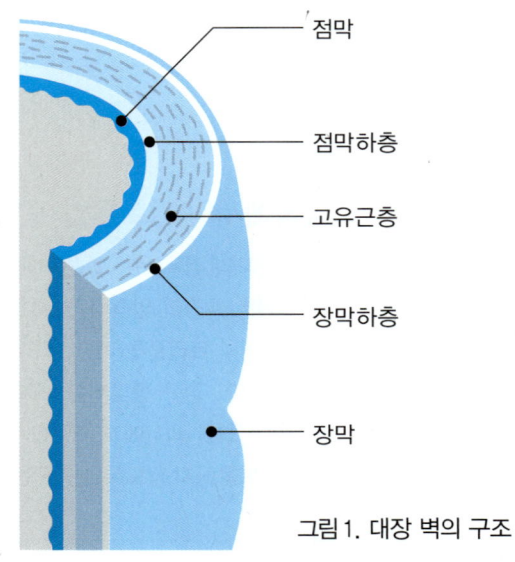

점막

점막하층

고유근층

장막하층

장막

그림 1. 대장 벽의 구조

그림 2. 스테이지 0~Ⅲ의 대장암 치료 방침

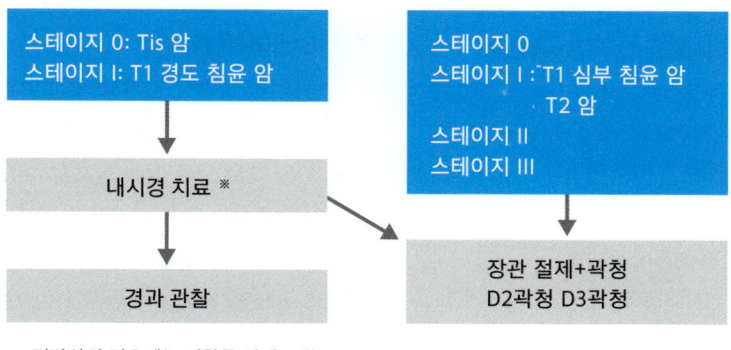

※직장암의 경우에는 경항문 절제 포함

> Tis 암: 점막에 머무르는 암
> T1암 : 점막하층까지 침윤하는 암
> T2암 : 고유근층까지 침윤하는 암

(대장암연구회 편 「환자를 위한 대장암 치료 가이드라인 2022년판」 [카네하라출판]에서 인용)

그림 3. 스테이지Ⅳ의 대장암 치료 방침

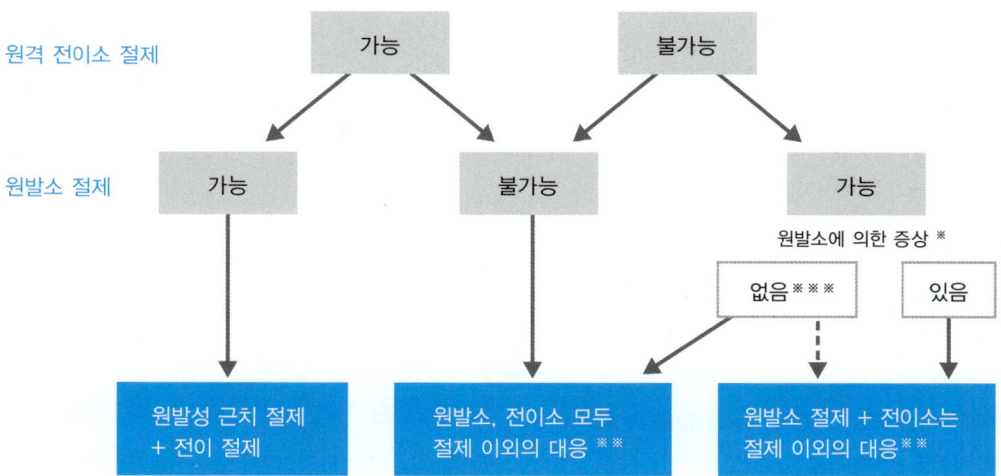

※   원발소에 의한 증상 : 장폐색, 천공 천통, 고도 빈혈, 통증 등에 의한 증상
※ ※   절제 이외의 대응: 약물요법, 원발소 완화 수술, 방사선 치료법 및
       혈행성 전이에 대한 치료 방침 등을 참조
※ ※ ※   원발소에 의한 증상이 없는 경우의 대응: 약물요법을 우선하지만,
       협착 등에 의해 조기에 증상 출현이 예상되는 경우 등은 절제도 고려한다

(대장암연구회 편 「환자를 위한 대장암 치료 가이드라인 2022년판」 「카네하라출판]에서 인용)

표 1. 수술 후 보조항암화학요법에 사용되는 주요 약물

옥살리플라틴 (OX) 병용요법	• CapeOX 요법 (카페시타빈＋옥살리플라틴) • FOLFOX 요법 (플루오로우라실＋레보폴리네이트 칼슘＋옥살리플라틴)
불화피리미딘 (FP) 단독요법	• 카페시타빈 • 5-FU＋-LV 요법 (플루오로우라실＋레보폴리네이트) • UFT＋LV 요법 (테가푸르 · 우라실＋폴리네이트) • S-1 (테가푸르 · 기메라실 · 오테라실 칼륨)

스테이지Ⅲ 결장암에 대한 수술 후 보조화학요법으로 OX 병용요법(권장도 1) 또는 FP 단독요법(권장도 2)을 실시하는 것을 권장한다. 단, MSI-High에는 FP 단독 요법은 권장되지 않는다.

(대장암연구회 편 「대장암 치료 가이드라인 2022년판」 [카네하라출판] 에서 인용)

치료는 단계에 따라 다르다(31페이지 **그림 2, 3**).

● 스테이지 0～I

암이 점막 내에 머무르거나 점막 하층에 경도 침윤한 경우에는 점막을 깎아내는 내시경적 절제술로 암을 완전히 절제할 수 있다.

● 스테이지 I ～ III

점막 하층 심부보다 깊게 도달한 암에는 수술이 필요해진다. 점막 하층에는 혈관과 림프관이 풍부하게 존재한다. 이것들은 점막 내의 세포에 산소 · 영양을 공급하거나 노폐물을 배설하는 루트가 되어있는데, 암은 이 루트를 따라 다른 장기로 전이한다.

그렇기 때문에 점막 하층보다 깊게 침윤한 암은 전이를 초래하는 리스크가 있는데 , 우선 영역 림프절이라고 불리는 원발소 근방의 림프절로 전이하기 쉽다.

그렇기 때문에 수술에서는 원발소뿐만 아니라 전이 리스크가 있는 림프절을 포함하여 계통적으로 절제하는 림프절 곽청이 필요해진다.

● 스테이지 III

수술 후 병리 진단에서 곽청한 림프절에 1개라도 암 전이가 확인된 경우에는 스테이지 III가 되는데, 육안으로 봤을 때는 모든 암을 절제할 수 있다고 해도 미세 전이가 잔존하고 있을 리스크가 있다. 따라서 미세 전이를 근절하고 재발 위험을 줄이기 위해 **표1**에 제시된 약물로 3~6개월간 수술 후 보조화학요법이 실시된다. 수술 후 보조화학요법은 재발 위험을 줄일 뿐만 아니라 생존율 향상도 기대할 수 있다.

● 스테이지 IV

수술 가능한 범위를 넘어 암이 전이된 경우(원격 전이), 스테이지 IV가 된다. 스테이지 IV의 암은 일반적으로 전신병으로 생각되어 전신 치료인 약물요법이 주된 치료가 된다. 단, 대장암에서는 때때로 간에만 전이가 확인되는 증례가 있어 간 전이를 절제함으로써 장기 생존을 할 수 있는 경우가 있다. 그렇기 때문에 스테이지 IV이더라도 절제가 효과적인 치료 수단이 될 수 있다. 간 전이의 수와 크기, 부위에 따라서는 수술 전(또는 수술 후) 화학요법이 실시된다. 절제 불가능한 전이를 동반하는 경우, 약물요법만으로는 일반적으로 암을 치료하는 것은 곤란하여 연명을 목적으로 한 완화적 화학요법이 된다.

2. 절제 불능 진행 · 재발 대장암 약물요법의 치료 방침

「대장암 치료 가이드라인 2022년판(대장암연구회)」에 게재된 약물요법 결정 과정 그림을 통해 기본적인 대장암 약물요법의 사고방식을 간단하게 이해할 수 있다(**그림 4**).

그림 4. 절제 불능 진행 · 재발 대장암의 1차 치료 방침을 결정하는 과정

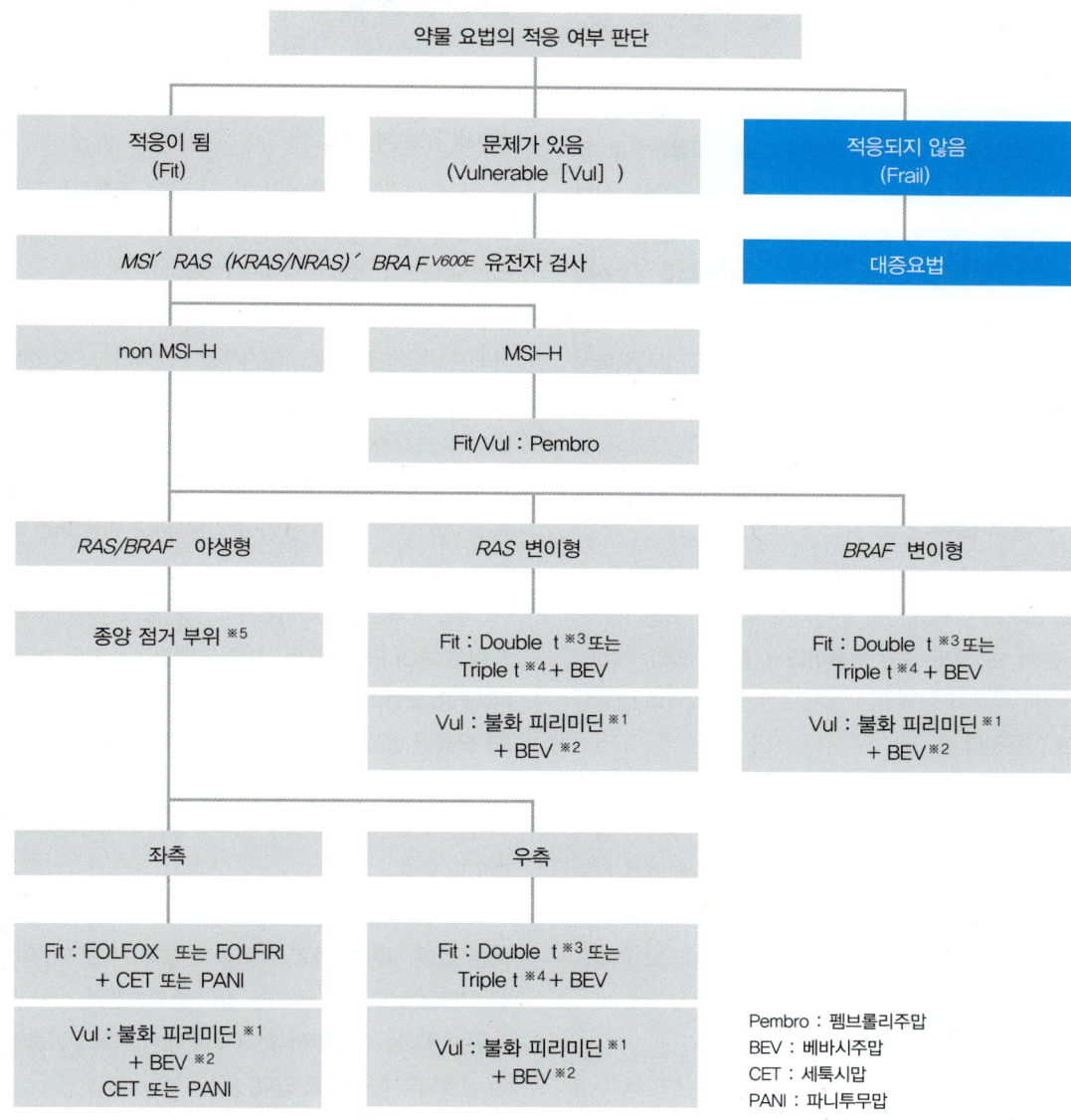

* 권장되는 레지멘 이외의 치료를 선택하는 것도 가능하다. 권장된 레지멘을 포함한 선택 가능한 레지멘은 가이드라인의
  「임상 시험에서 유용성이 제시되었으며 또한 보험 진료로 일본에서 사용 가능한 레지멘」 항 참조.

*1 불화피리미딘: 5-FU+/−LV , UFT+LV, S-1, 카페시타빈

*2 베바시주맙 병용이 권장되지만, 적응되지 않는 경우에는 불화피리미딘 단독 요법을 실시

*3 Doublet: FOLFOX, CapeOX , SOX, FOLFIRI, S-1+이리노테칸(IRI)

*4 Triplet: FOLFOXIRI

*5 종양 점거 부위의 좌측이란 하행 결장, S상 결장, 직장을, 우측이란 맹장, 상행 결장, 횡행 결장을 가리킨다.

(대장암연구회 편 「대장암 치료 가이드라인 2022년판」 [카네하라출판]에서 인용)

① 적응의 원칙

우선 중요한 것은 약물요법의 적응을 결정하는 것이다. 화학요법의 적응이 있는지(Fit), 문제가 있는지(Vulnerable), 또는 적응이 되지 않는지(Frail) 여부를 전신 상태로부터 판단한다. 연령만으로는 일률적으로 판단할 수 없지만, 중요한 정보 중 하나가 된다. 전신 상태를 판단하는 객관적 지표가 확립되어 있지 않은 것은 향후의 과제이지만, 일반적으로는 혼자 힘으로 외래 통원 가능한지, 근처에 물건을 사기 위해 외출할 수 있는지, 신변잡사를 혼자서 처리할 수 있는지 등의 자택에서 낮에 생활하는 모습에 관한 정보가 적응을 결정하는 데 참고가 된다.

② 약물요법의 기본

기본 골격은 세포독성 항암제+분자표적치료제로 건물에 비유하면 살세포성 항암제가 토대가 되는 1층 부분, 분자 표적약은 2층 부분이라고 할 수 있다. 특히 1차·2차 치료의 항체약은 살세포성 항암제와의 병용요법에 이용된다.

1차·2차 치료에서는 종양 축소를 기대할 수 있는 병용 화학요법이 일반적이지만, 3차 치료 이후의 약물에서는 종양 축소는 얻기 어렵고, 진행을 완만하게 하는 것이 약물 치료의 목표가 된다. 항암제 단제 치료나 내복약도 있는데 살베지 라인(salvage line)이라고 불리는 경우도 있다.

3. 절제 불능 진행·재발 대장암 약물요법의 치료 전략

① 세포독성 항암제

살세포성 항암제 중에서 핵심 약물은 불화피리미딘계 약, 옥살리플라틴(상품명 엘플랫 등), 이리노테칸염산염수화물(캠푸토, 토포테신 등)의 3제이다.

불화피리미딘계 약에는 플루오로우라실(5-FU 등), 카페시타빈(젤로다 등), 테가푸르·기메라실·오테라실칼륨(S-1, 상품명 티에스원 등)이 있다. 대장암의 경우, 경정맥 레지멘에서는 5-FU, 경구에서는 카페시타빈이 사용되는 경우가 많고 레보폴리네이트칼슘(아이소보린 등,/-LV)은 5-FU의 효과 증강을 위해 병용하여 이용된다.

5-FU + 레보폴리네이트 + 옥살리플라틴(OX)의 병용요법을 **FOLFOX 요법**, 이리노테칸(IRI)과의 병용을 **FOLFIR 요법**이라고 부르며, 3제 병용요법은 **FOLFOX IRI 요법**이 된다. 카페시타빈 병용 레지멘에서는 각각 **CapeOX 요법**, **CAPIRI 요법**이 된다. 2제 병용 레지멘이 범용되고 있지만, 특수한 경우에는 3제가 선택되는 경우도 있다.

옥살리플라틴 병용과 이리노테칸 병용의 투여 순서에 따른 효과 차이는 없고, 치료를 진행해 가는 가운데 핵심 약물을 전부 다 사용하는 것이 중요해진다.

일본에서는 이전부터 첫회 치료에서는 옥살리플라틴이 선호되어 이용되고 있다.

② 분자표적치료제

1차 치료에서 병용하는 분자표적치료제 선택에 있어서는 바이오마커에 의한 개별화 의료가 진행되고 있다[3].

🔵 **용어해설**

【RAS 유전자 변이】 대장암 등에서 발암을 촉진하는 중요한 유전자(드라이버 유전자)로, 대장암에서는 이 유전자가 관련되는 신호 경로에 의존하고 있는 암세포도 많다. 췌장암, 폐암 등 많은 고형암에서도 이 유전자 변이가 알려져 있다.

【BRAF 유전자 변이】 대장암 등에서 암의 증식에 관여하는 중요한 유전자로 이 변이를 가진 암은, 가지지 않는 암보다 예후가 나쁘다. 피부 종양이기도 한 악성흑색종으로 잘 알려져 있다.

1차 · 2차 치료에서 살세포성 항암제와 병용하는 분자 표적치료제는 혈관내피 성장인자(VEGF)를 표적으로 하는 혈관신생 억제제와 상피세포 성장인자 수용체(EGFR)에 대한 항체 약물인 항EGFR 항체가 있다.

KRAS, NRAS(합쳐서 RAS) 유전자🅜에 변이가 있는 대장암(40~50%)은 세툭시맙(유전자 재조합)(얼비툭스)과 파니투무맙(유전자 재조합)(벡티빅스) 등 항EGFR 항체의 효과를 기대할 수 없기 때문에 항VEGF 항체인 베바시주맙(유전자 재조합)(아바스틴)을 사용하는 경우가 많다. 또한 BRAF 유전자 변이🅜 대장암은 약 7~12%에서 확인되는데, 진행이 빠르고 치료 저항성이 높은 하위 그룹이다[3,4]. 1차 치료부터 핵심 약물 3제를 병용하는 FOLFOXIRI 요법이 선택되는 경우가 있다 .

RAS 야생형(음성) 및 BRAF 야생형(음성)의 경우에는 원발소가 우측 결장(맹장~상행 결장 또는 횡행 결장) 유래인지 좌측(하행 결장~직장) 유래인지를 고려하여 항VEGF 항체와 항EGFR 항체를 구분하여 사용한다. 우측이라면 항VEGF 항체인 베바시주맙이 권장되고, 좌측이라면 항EGFR 항체 병용요법이 항VEGF 항체를 병용하는 것보다 생존기간이 연장되는 것으로 나타났다[5].

2차 치료에서는 분자학적 특성에 관계없이 혈관신생 억제제+FOLFIRI 요법이 시행된다. 혈관신생 억제제는 베바시주맙, 애플리버셉트 베타(유전자 재조합)(잘트랩), 라무시루맙(유전자 재조합)(사이람자)의 3제가 보험 적용이 되는데 3제의 우열은 없다. BRAF 변이 대장암에서는 BRAF 억제제(엔코라페닙)에 세툭시맙±MEK 억제제(비니메티닙)를 병용한 치료가 이용된다 .

③ 면역 체크포인트 억제제

고빈도 미세부수체 불안정성(Microsatellite instability-high: MSI-High) 종양🅜의 경우에는 1차 치료부터 면역 체크포인트 억제제에 의한 면역요법을 수행하는 것이 표준치료가 된다. MSI-High 는 스테이지Ⅳ에서는 3~5% 밖에 확인되지 않는 특수형 대장암이다[6]. 일반적인 대장암(미세부수체 안정성: MSS)은 전이를 동반하고 있으면 면역요법은 거의 효과를 기대할 수 없지만, MSI-High 암의 경우에는 면역요법의 효과를 기대할 수 있다고 되어 있다[7].

첫회 치료에서 항PD-1 항체인 펨브롤리주맙(유전자 재조합)(키트루다)가 승인되었고, 이미 치료 중인 사례에서는 항PD-1 항체인 니볼루맙(유전자 재조합)(옵디보), 니볼루맙과 항CTLA-4 항체인 이필리무맙(유전자 재조합)(여보이)의 병용요법이 사용 가능하게 되었다 .

④ 3차 치료 이후

3차 치료 이후에는 트리플루리딘 · 티피라실염산염(론서프)±베바시주맙 또는 레고라페닙 수화물(스티바가)이 표준치료가 된다. 두 약물의 효과에 우열은 없지만, 레고라페닙이 환자가 자각하는 부작용은 강하다. 또한 최근, 베바시주맙을 병용함으로써 트리플루리신 · 티피라실의 효과가 증강되는 것으로 보고되어[8], 일상 진료에서도 트리플루리진 · 티피라실±베바시주맙의 레지멘이 더 우선되어 사용되고 있다[9].

RAS/BRAF 야생형의 경우에는 항EGFR 항체에 한번 저항성이 된 종양에서도 일정 기간 간격을 두면 다시 감수성을 획득한다는 것이 보고되었다[10]. 그 때문에 3차 치료 이후 항EGFR 항체±이리노테칸에 의한 치료(재투여)를 실시하는 경우가 있다. 투여 전에 혈액 중의 유리 DNA를 해석하여 저항성 인자인 RAS 유전자 변이의 발생 유무를 보는 액체생검(Oncobeam)도 보험 적용이 되고 있다.

또한 대장암의 경우에도 3% 정도에 HER2 양성이 보

🅜 **용어해설**

【MSI-High 종양】 유전자 수복 기구에 관여하는 유전자군에 이상이 생김으로써 발생하는 특수한 암이 알려져 있다. 고주파 미세부수체 불안정성 종양은 대장암을 비롯한 소화기암과 자궁체암에서 잘 알려져 있다

여 유방암이나 위암과 마찬가지로 항 HER2 요법이 유효하다는 것이 여러 임상시험에서 보고되고 있다[11]. 일본에서는 최근 트라스투주맙(유전자 재조합)(허셉틴)+퍼투주맙(유전자 재조합)(퍼제타)의 병용요법이 승인되었다.

마치며

최근의 대장암 약물요법은 외래가 주체가 되었기 때문에 안전하고 지속성이 높은 치료를 실현하기 위해서는 환자 지도가 필수적이다. 우리 병원에서는 외래에서 약사가 이상사례 발생 상황을 상세하게 전자진료기록카드에 기록하고 필요한 지지요법에 대해 주치의에게 제안하는 등 적극적으로 진료에 관여하고 있다.

환자 지도에서는 약물 지식 외에도 환자가 항암제를 제대로 복용할 수 있는지, 이상사례에 관하여 이해하고 적절한 대응을 취할 수 있는지 등의 치료 순응도를 평가하여 그 사람에게 맞는 조언을 하는 것이 중요하다. 이를 위해서는 병태 파악뿐만 아니라 가족 관계와 사회 배경을 포함한 전인적인 관점이 필수적 이다 .

경구 항암제를 복용 중인 환자 중에는 정해진 투여 스케줄을 강하게 의식한 나머지 몸 상태가 나빠져도 복약을 계속해서 입원을 필요로 하는 위중한 상태가 되는 케이스도 있다. 또한 휴약이라는 선택지가 머리에 떠오르지 않거나, 1회 휴약으로 효과가 현저하게 손상되는 것이 아닐까 불안해 하는 경우도 있다.

복약지도 시에는 내복 기간 중이더라도 몸 상태에 이변을 느꼈을 때에는 한 번 휴약한다는 선택지가 있다는 것을 전달해 두는 것만으로도 효과적이다.

구체적으로는, (1) 항암제의 이상사례에는 중증화되면 생명에 관계되는 케이스가 있다, (2) 위중한 이상사례에 의한 치료 중단은 단점이 더 크다, (3) 1회 내복 유무가 아니라 더 장기적인 연속성이 중요하다는 점을 전달하면 좋다.

제약회사가 작성한 팸플릿을 비롯해 웹사이트에서 다양한 정보를 얻을 수 있기 때문에 실제 환자 지도 장면에서는 지식 그 자체보다 항암제에 잘 적응해 가기 위한 포인트를 전달하는 것이 더 중요할 것이다.

인용문헌 ─────────────────────

1) 암정보서비스최신암통계(https://ganjoho.jp/reg_stat/statistics/stat/summary.html)
2) J Clin Oncol.2004;22:229-37.
3) J Clin Oncol.2023;41:678-700.
4) Cancers (Basel).2020;12:3236.
5) Ann Oncol.2017;28:1713-29.
6) Cancer Sci.2021;112:1105-13.
7) N Engl J Med.2015;372:2509-20.
8) J Clin Oncol.2023;41(suppl 4;abstr4)
9) PLoS One.2021;16:e0246160.
10) JAMA Oncol.2019;5:343-50.
11) Cancers (Basel).2022;15:183.

증례에서 배우는
대장암 약물요법

나카야마 이즈마(암연구회 아리아케병원 소화기화학요법과)

여기에서는 대장암의 대표적인 약물요법을 다루고, 전형적인 증례의 경과와 외래에서의 관리에 대해 소개한다.

---

1 카페시타빈을 포함한 레지멘

【투약 장면】
치유 절제 후의 보조 요법, 절제 불능 진행·재발에서의 1차 치료

【적응】
아래의 4가지 변형이 있어 적응도 다르다.
① 카페시타빈: 수술 후 보조요법/스테이지 IV
   (vulnerable) / 방사선 요법과의 병용
② CapeOX: 수술 후 보조요법 / 스테이지 IV
③ 카페시타빈 + 베바시주맙: 절제 불능(vulnerable)
④ CapeOX + 베바시주맙: 스테이지 IV
주) 베바시주맙은 수술 후 보조요법으로서의 유효성은 제시되어 있지 않아 적응되지 않았다.

【용량용법: 적응】
적응과 병용약에 따라, 다른 용량이 설정되어 있다.
복용 기간은 모두 하루 2회 아침·저녁식사 후
B법 : 1회 1,250mg/m² 2주 복용 1주 휴약
C법 : 1회 1,000mg/m² 2주 복용 1주 휴약
D법 : 1회 825mg/m² 방사선 치료일에만(방사선과의 병용, 증감제로 사용)

주의해야 할 이상사례와 환자 지도 포인트

카페시타빈
➡ 수족 증후군(손발 붓기, 균열, 동통)

지지요법의 예
헤파린 유사 물질(상품명 히루도이드 등)에 의한 피부 보습 및 청결

원포인트 조언
연고나 크림 외에 로션이나 스프레이식도 있다. 가지고 다니기에 편리한 튜브 타입이나 집에서 보관하기 적합한 병 등 용도에 맞는 레퍼토리가 있으므로 환자의 니즈에 맞게 선택한다.

옥살리플라틴
➡ 말초신경장애(팔다리, 혀끝과 목의 위화감, 저림, 동통 등)

지지요법의 예
둘록세틴 염산염 (심발타 등) 20mg
　　　　1일 1회 최대 60mg/일까지
프레가발린(리리카 등) 25mg / 75mg
　　　　1일 1~2회 최대 300mg/일까지
미로가발린 베실산염(탈리제) 5mg
　　　　1일 2회 최대 30mg/일까지

이러한 것들을 지지요법으로 사용하는 경우가 있지만, 모두 당뇨병성 신경병증의 동통 등을 주요 대상으로 한 임상시험에서 효과가 제시된 약물이다. 또한 초기에는 저용량에서 시작하여 1주일 이상 걸쳐 점증하기 때문에 복용을 시작하고 곧바로 효과를 실감하지 못하여 복용을 그만두는 사람도 있다. 증량할 때에 주의해야 할 이상사례로 졸음이나 휘청거림이 있다.

원포인트 조언

예방이야말로 최대의 치료이며, 악화되면 효과적인 치료법이 없다. 경미한 증상인 동안에는 환자는 의료인에게 호소하지 않는 경우도 많은 한편, 말초신경장애는 자각 증상으로만 파악할 수 있기 때문에 간과되기 쉽다. 장기간에 걸친 이상사례가 되기 쉽다는 것을 이해시키고, 일정 기간 치료하고 있는 환자에게는 면담 시에 반드시 의료자가 증상을 묻는 것을 습관화해야 한다.

베바시주맙

➡️ 고혈압

지지요법의 예

아질사르탄(아질바) 20mg
　　　　1일 1회, 최대 40mg

원포인트 조언

매일 집에서 혈압 측정을 하도록 지도한다. 병원에서의 혈압 측정은 긴장해서 높게 나오는 경우도 종종 있다.

2 세툭시맙/파니투무맙을 포함한 레지멘

【투약 장면】

스테이지 IV의 1차, 2차, 3차 치료 이후

【적응】

다음 4가지 변형이 있으며, 모두 스테이지IV 가 대상

① 세툭시맙/파니투무맙 + FOLFOX 1차 치료(또는 2차 치료)

② 세툭시맙/파니투무맙 + FOLFIRⅠ: 1차 치료 또는 2차 치료

③ 세툭시맙/파니투무맙 + 이리노테칸: 3차 치료 이후

④ 세툭시맙/파니투무맙: 3차 치료 이후

주) 피부 독성이 높기 때문에 카페시타빈과의 병용요법은 인정되지 않는다.

【용량용법: 적응】

세툭시맙 $400mg/m^2$(첫회만), $250mg/m^2$
(2회째 이후) 매주 투여
파니투무맙 6mg/kg 2주마다 투여
주) 세툭시맙 $500mg/m^2$의 2주일 간격이 인정되는 경우도 있다.

주의해야 할 이상사례와 환자 지도 포인트

세툭시맙 / 파니투무맙

➡️ 피부 장애(여드름 유사 피진·손발톱 주위염·건조)

지지요법의 예

여드름 유사 피진에는 미노사이클린염산염(미노마이신 등) 100mg을 1일 1회 복용
피진에 대해서는 디플루프레드네이트 연고(마이저 등, 체간부/사지), 히드로코르티손낙산에스테르 연고(로코이드, 안면), 베타메타손낙산에스테르프로피온산에스테르 연고(안테베이트 등, 두피·손발톱)

원포인트 조언

자외선을 피한다. 보습과 청결 등은 직접적인 효과는 없지만 피부 본래의 보호 기능을 손상시키지 않게 함으로써 진행 완화를 기대할 수 있다.

이리노테칸

➡ 설사

지지요법의 예

로페라미드 염산염 (로페민 등) 5mg 1캡슐

   필요 시(頓用)

4~6시간이 지나도 효과가 없는 경우에는 1회 2캡슐, 나아가 비슷한 상황이 계속된다면 4캡슐 복용을 지시한다. 지속적이라면 그 동안은 매 식사 전후에 정기 복용하는 것도 유효하다.

원포인트 조언

세툭시맙/파니투무맙에도 설사라는 이상사례가 있기 때문에 병용 시에는 특히 주의한다. 투여를 개시하고 1주일부터 10일 무렵이 자주 발증하는 시기이기 때문에 평소부터 산화마그네슘(마그미트 등) 등의 완하제를 복용하고 있는 사람에게는 설사 증상 발현 시에는 휴약하도록 지도한다.

아래에 모델 케이스를 소개한다.

> **증례**
>
> ## 69세, 남성. S상 결장암 스테이지 II
>
> 치료 CapeOX 요법, FOLFIRI+세툭시맙 요법 등

69세 남자. 배변 이상, 식욕부진, 체중 감소가 있어 근처 의원에서 하부 소화관 내시경 검사를 시행한 결과, S상 결장암으로 진단되었다. 기저질환에 당뇨병이 있었고, 치료 전 체중은 65kg이었다(진단 시의 HbA1c 6.9%, 체중은 원래 82kg).

20XX년 Y월, S상 결장암 절제술을 시행하고, 수술 후 병리 결과에서 pT3N2MO 스테이지 III 이었다.

MSS, RAS 야생형, BRAF 야생형, HER2 음성. 외래에서 수술 후 보조화학요법으로 카페시타빈+옥살리플라틴(CapeOX) 병용요법을 시행(1코스 3주간, day1~15에 카페시타빈, day1에 옥살리플라틴 투여). 전처리 약물(premedication, 前投藥)로서 진토 목적으로 팔로노세트론염산염(알록시 등)과 덱사메타손을 사용. day2, 3은 데카드론 8mg을 1일 1회 복용, 메토클로프라미드(프림페란 등) 5mg 1정을 구역질이 나올 때에 추가로 사용했다. 수술 후, 식사 섭취는 양호하고 체중은 수술 전 수준까지 회복, 산화 마그네슘 330mg 3정을 3회 분할로 정시 복용하고 변비는 없었다(**처방전 1**).

CapeOX 요법을 6코스 시행한 시점에서 말초신경장애가 발생하여 HbA1c가 8.2%까지 상승해 7, 8코스 째는 카페시타빈만 복용하게 하고, 진토제도 추가로 메토클로프라미드만 복용하게 하고 보조요법은 종료하였다.

수술 후 1년. 수술 후 유착성 장폐색을 일으켜 입원하게 되었다. 이레우스관으로 감압하고 나아져서 퇴원, S상 결장암 재발 소견은 확인되지 않았다. 산화마그네슘의 복용을 그만두고 나서 잠시 변비가 계속되고 있었지만 방치하고 있었다고 한다. 이 입원 이후에는 산화마

> **[처방전1] 첫회 치료 시**
>
> ① 데카드론정 4mg 1회 2정 (1일 2정)
>   1일 1회 아침 식사 후 2일분(투여 실일수)
>
> ② 【일반】메토클로프라미드정 5mg 1회 1정
>   구역질이 날 때 10일분
>
> ③ 【일반】산화마그네슘정 330mg 1회 1정(1일 3정)
>   1일 3회 아침·점심·저녁식사 후 28일분

그네슘과 대건중탕 3포를 3회 분할로 복용을 계속하였는데 장폐색 재연(再燃)은 없었다(**처방전2**).

수술 후 2년이 지나, 간 전이 재발(간 전이 3곳, 간 외(外) 전이 없음)이라고 진단되어 간 부분 절제술 시행(육안적으로 완전 절제). 2년 전에 실시한 CapeOX요법 후 말초 신경 장애가 Grade1로 지속되었기 때문에 수술 후 보조요법은 시행하지 않았다. 말초신경장애에 대해 프레가발린 75mg 1회 복용부터 시작하여 150mg까지 증량했지만, 그 후 낮 동안 졸음이 와서 증량할 수 없었다.

수술 후 2년 6개월 (1차 치료)
FOLFIRI+세툭시맙 요법

수술 후 2년 6개월. CT로 남아있는 간에 다발성 전이와 양쪽 폐에 다발성 전이를 확인하고, 절제 불능 진행·재발 대장암으로서 치료 개시. 말초신경장애가 남아 있었기 때문에 옥살리플라틴은 재도입할 수 없어 1차 치료로서 외래에서 FOLFIRI+세툭시맙(유전자 재조합)(얼비툭스)의 병용요법을 실시했다(1코스 2주간).

진토제는 전처리 약물(premedication, 前投藥)로 팔로노세트론만 사용. 환자는 당뇨병이 있고 HbA1c는 7.5%였기 때문에 진토 목적의 스테로이드는 사용하지 않고, 아프레피탄트 125mg(day1), 80mg(day2, 3)을 복용했다(**처방전3**). day10부터 수양성 설사가 8~10회/일 보이게 되어, 로페라미드를 돈용으로 사용하여 자택에서 대처했다.

FOLFIRI+세툭시맙 요법의 2코스째 목적으로 내원했을 때 호중구 수 450/μL, 설사는 10회/일, 크레아티닌 2.5mg/dL이었기 때문에 긴급 입원이 되었다. 입원 후 38℃의 발열이 있었고, 발열성 호중구 감소증, 고도 탈수에 의한 급성 신전성 신부전, 일시적으로는 혈압 저하가 있었다. 항균제와 과립구 집락자극인자(G-CSF) 제제 투여, 대량 보액, 산도스타틴(일반명 옥트레오티드 아세트산염)의 지속 피하주사를 시행한 결과, 점차 나아져서 4주간의 입원 기간을 거쳐 퇴원했다.

환자에게 물었더니, 설사가 시작된 이후에도 장폐색

[처방전4] 전이 진행 · 재발로부터 1년 6개월, 2차 치료

① 아질바정 5mg 1회 2정 (1일 2정)

　【일반】암로디핀정 2.5mg 1회 1정 (1일 1정)

　　1일 1회 아침식사 후　14일분

② 【일반】메토클로프라미드정 5mg 1회 1정(1일 3정

　1일 3회 아침 · 점심 · 저녁식사 후　14일분

　※구역질이 없을 때는 스킵

이 되는 것을 우려하여 산화 마그네슘과 대건중탕 복용을 계속하고 있었다고 한다. 또한 로페라미드는 1회 1정으로 하고 있는데, 많이 복용하더라도 1일 3정 복용에 그쳤다. 2코스째 이후, 이리노테칸과 5-FU 지속 투여는 각각 20% 감량하고, 5-FU의 급속 정주를 중지하여 약물요법을 시행하였다. 이후에는 입원 등은 없이 양호한 궤양 축소를 얻어 순조롭게 경과하고 있었다.

전이 · 진행 재발 치료 개시로부터 1년 반(2차 치료)
트리플루리딘 · 티피라실+베바시주맙

　경과 추적 중, CT검사에서 간 전이의 일부와 폐 전이 증대가 지속되고 있기 때문에 병세 진행(Progressive Disease : PD)이라고 판단하고 트리플루리딘 · 티피라실과 베바시주맙의 병용 요법으로 치료 변경이 되었다. 구역질은 메토클로프라미드 5mg 1일 3회 정시 복용으로 컨트롤하였다. 치료를 1코스 시행하고, 호중구가 650/μL가 되어 천연(遷延)했기 때문에, 2사이클째부터 트리플루리딘 · 티피라실을 감량하여 치료를 계속했다. 3코스째 이후, 혈압 상승(수축기 혈압 160mmHg)이 자택에서도 연일 확인되게 되어, 아질사르탄과 암로디핀 베실산염(암로딘 등)을 병용하여 컨트롤할 수 있었다(**처방전4**).

　전이 진행 · 재발 치료 개시로부터 2년. CT에서 간 전이 증대가 있어, PD로 치료 변경. 변경 전에 RAS 변이가 검출되지 않았기 때문에 항EGFR 항체 재투여를 선택하고, 3차 치료는 파니투무맙(6mg/kg)+이리노테칸 병용요법을 시행. FOLFIRI+세툭시맙 요법에서의 교훈을 살려 이리노테칸은 감량하여 시작. 입원에 이르는

이상사례는 없었다. 점차로 마그네슘(Mg)이 저하. Mg 1.4mg/dL로 저하한 후, Mg 보충을 실시했지만 저하가 진행되어 파니투무맙을 4.8mg/kg으로 감량하여 계속하였다. 심전도에서 QTc 연장 등의 이상 소견은 확인되지 않았다.

전이 · 진행 재발 치료 개시로부터 2년 6개월 (4차 치료)
레고라페닙

　일단 축소된 간 전이가 증대, 폐 전이도 악화되었기 때문에 PD로 치료 변경. 4차 치료로서 레고라페닙 수화물(스티바가)에 의한 치료를 시행하였다.

　간 전이 증대에 동반해 암 동통이 증강하여 록소프로펜 나트륨 수화물(록소닌 등) 60mg 정시 복용, 옥시콘틴(일반명 옥시코돈 염산염 수화물) 5mg 2정 2회 분할, 동통 시의 구제 치료로 옥시넘 2.5mg 1포를 처방했다. 동통은 컨트롤되었지만 변비가 있어 산화 마그네슘 330mg 6정 3회 분할에, 센노사이드(상품명 프르세니드 등) 12mg 2정 1회 분할, 날데메딘 토실산염(심프로익) 0.2mg 1정 1회 분할을 추가하여 컨트롤했다(42페이지 **처방전5**).

　향후의 치료 방침을 환자, 가족과 상담. 레고라페닙의 기대반응율이 낮아 평균적으로 2개월 정도 후에 악화되는데, 피부 장애 · 간 장애, 식욕 부진, 권태감 등 이상사례도 동반하는 약이며, 이 시점에서 증상 완화에 전념하는 것도 선택지로 제시하였다. 최종적으로는 치료 계속을 강하게 희망. 완화 케어 병동에 신청하고, 방문진료 준비를 진행하면서 레고라페닙 40mg 3정 1회 분할로 개시. 1코스째는 매주 통원 예정으로 시작하고,

day4에 수족증후군(Grade 2)이 출현했기 때문에 지시대로 복용을 자기 중단. day7의 외래에서는 간 기능 이상도 있어 다음 주까지 낫기를 기다린 후 재개하기로 했다. day15에 80mg/일로 감량하여 재개하고, 2코스 계속했다.

전이 진행 재발 치료 개시로부터 2년 8개월(수술 후 5년 2개월). 첫회 치료 평가 CT에서 간 전이의 현저한 증대·악화를 확인하여 증상 완화에 전념하는 방침이 되었다. 완화케어과를 병진하고, 오피오이드를 증량. 권태감이 증강했기 때문에 린데론 4mg 1회 분할로 시작하고, 그 후 완화 케어 병동에 입원했다. 3주 후(치료 개시 3년 1개월)에 가족이 지켜보는 가운데 영면하였다.

※절제 불능 진행·재발 대장암의 생존 기간 중간값은 일반적으로 전신 화학요법을 개시한 후 약 2년 반인데, 비교적 예후가 양호하고 치료 선택지가 많은 좌측 원발, RAS/BRAF 야생형의 경우에는 약 3년~3년 반이라고 보고되고 있다.

본 증례의 포인트

보조 화학 요법(CapeOX): 스테로이드에 의한 혈당 조절의 악화, 말초 신경 장애의 악화가 관찰되었다. 본 증례의 경우에는 당뇨병도 있고 말초 신경 장애가 천연

(遷延)했기 때문에 재발 후 옥살리플라틴 레지멘을 사용할 수 없었다.

1차 치료(FOLFIRI + 세툭시맙)에서는 설사가 골수 억제기와 겹치고, 급성 신부전, 발열성 호중구 감소증을 병발하여 치료 관련 사망도 일어날 수 있는 위험한 상태였다. 수술 후 환자는 때때로 수술 후 장폐색을 발증하는 것을 우려하여 완하제를 계속하고 지사제 사용을 삼가는 경향이 있음에도 주의한다.

2차 치료(트리플루리딘·티피라실+베바시주맙)에서는 초기의 구역질(Grade 1, 2), 골수 억제, 고혈압에 주의한다. 3차 치료(이리노테칸+파니투무맙)에서는 효과가 나타나서 일정 기간 치료할 수 있는 경우에는 점차로 파니투무맙의 대표적인 이상사례인 저마그네슘혈증이 문제가 되는 경우도 많다.

4차 치료(레고라페닙)의 살베지 라인(salvage line) 치료에서는 오피오이드 병용, 장래의 완화 의료 요양을 치료와 병행하여 실시할 필요가 있다. 종양이 축소하는 것을 거의 기대할 수 없기 때문에 종양 관련 증상도 지속된다. 특히 독성도 강한 치료의 경우, 위험·이익 균형(risk-benefit balance)을 잘 생각해서 환자와 공동의 사결정(shared decision making)을 하는 것이 필수적이다.

암 전문 약사의 시점

대장암 약물요법의 부작용 관리

나카무라 마사시 (암연구회 아리아케병원 약물부)

대장암의 경우에는 경구 항암제와 주사제의 병용 레지멘과 세포독성 항암제에 더하여 항VEGF 항체, 항EGFR 항체 등 분자 표적약을 병용하는 레지멘을 사용한다. 여기에서는 수술 후 보조화학요법으로 사용되는 카페시타빈 + 옥살리플라틴 요법과 절제 불능 진행 · 재발 대장암의 1차 치료, 2차 치료로 자리매김되고 있는 분자표적치료제 병용 레지멘의 특징적인 이상사례에 대해서 소개한다.

다루는 치료

◎ 카페시타빈(상품명 젤로다 등)+옥살리플라틴(엘플랫 등) 병용 요법(CapeOX 요법)

◎ CapeOX + 베바시주맙(유전자 재조합)(아바스틴 등) 병용 요법

◎ 항EGFR 항체: 세툭시맙(유전자 재조합)(얼비툭스) 등

◎혈관 신생 억제제: 베바시주맙 등

주로 다루는 부작용

말초신경장애, 수족증후군, 고혈압, 피부 장애(여드름 유사 피진), 콜린 유사 증상

약학 관리 포인트

▶ 절제 불능 진행 · 재발 대장암의 경우에는 1차 치료부터 항VEGF 항체 또는 항EGFR 항체를 사용한다. 세포독성 항암제와 분자표적치료제를 병용하기 때문에 각 약제의 특징적인 이상사례를 파악하고 부작용 관리를 할 필요가 있다.

▶ 항EGFR 항체의 대표적인 이상사례는 피부 장애를 들 수 있다. 여드름 유사 피진, 피부 건조, 손발톱 주위염의 발현률이 높아 통증과 외모에 영향을 주기 때문에 환자의 QOL을 저하시킨다. 호발 시기와 예방법, 치료에 대해 이해를 심화함으로써 환자의 QOL 개선과 치료 계속에 기여할 수 있다.

▶ 카페시타빈, S-1, 레고라페닙 및 트리플루리진 · 티피라실과 같은 경구 항암제를 병용한 치료를 하기 때문에 약사에 의한 순응도 평가가 중요해진다.

◎ **투여 스케줄(1코스 3주간)**

· 카페시타빈 1회 1000mg/m²

       하루 2회 day1 저녁 ～ day15 아침

· 옥살리플라틴 130mg/m² day 1

◎ **어떤 환자에게 사용하는가?**

스테이지Ⅲ 결장·직장암 수술 후 보조항암화학요법

◎ **주의해야 할 부작용은?**

말초신경장애, 수족증후군, 설사, 구역질, 골수 억제 등.

여기에서는 **말초신경장애, 수족증후군**의 관리에 대해 상세히 서술한다.

말초신경장애

암 화학 요법에서 말초신경장애(Chemotherapy-Induced Peripheral Neuropathy CIPN)를 일으키는 약물에는 빈카 알카로이드계 약물(빈크리스틴 황산염), 탁산계 약물(파클리탁셀, 도세탁셀), 백금(백금계) 약물(옥살리플라틴, 시스플라틴)과 보르테조밉 등이 있는데, 대장암에서는 백금 제제(옥살리플라틴)에 의해 발생하는 경우가 많다.

옥살리플라틴은 수술 후 보조화학요법부터 사용하는 증례가 있는데, 치료 계속에 의해 말초신경 장애가 천연(遷延)하면, 생활의 질(Quality of Life: QOL) 저하와 항암약의 감량, 치료연기·중지로 이어질 수 있다.

발현 빈도·특징

● 수술 후 보조 CapeOX 요법에서의 발현률은 78% (Grade 3 이상: 11%)[1]. CapeOX+베바시주맙 요법에서의 발현률은 84%(Grade3 이상 : 18%)[2]이다.

● 발현 시기는 급성 장애와 만성 장애로 크게 나뉜다.

● 급성 장애는 투여 직후 ～ 며칠 이내(냉감 자극에 의해 유발), 만성 장애는 누적 투여량에 의존하는데, 850mg/m² 시점에서의 누적 발현률은 60.1%(Grade 2 이상: 35.3%, Grade 3 이상: 2.3%)라고 보고되고 있다[3].

● 발현 부위는 손가락 끝～손바닥, 발가락 끝～발바닥, 인후두 등이다.

● 증상은 저림, 감각 이상(얼얼함, 찌릿함), 동통, 감각 둔마, 인후두 압박감 등이 특징적이다.

평가 포인트

● 이상사례 공통 용어 표준(Common Terminology Criteria for Adverse Events: CTCAE)을 이용하여 객관적으로 중증도를 평가한다(**표1**).

  (1) 발현 부위(손, 발, 목 등)

  (2) 기능 장애 판정("저림의 영향으로 ○○하기 힘들다")

  (3) 동통 유무

  (4) 일상 생활에 대한 지장 판정 ("저림의 영향으로 ○○할 수 없다")

  (5) 지속 기간(만성화의 유무)

  을 망라하여 환자에게 확인한다.

● Grade 1("손의 저림이 있지만 단추를 채울 수 있다", "다리의 저림이 있지만 평소처럼 걸을 수 있다")이라면 신중하게 경과를 보면서 옥살리플라틴은 같은 양으로 계속한다. 증상이 만성화하는 경우에는 옥살리플라틴을 감량·휴약하는 경우도 있다.

● Grade 2 ("단추를 채우는 데 시간이 걸린다", "보행 시에 넘어진다" 등) 이상이면 옥살리플라틴 감량·휴약을 고려한다.

예방 · 치료

- 치료제로는 프레가발린(리리카 등), 둘록세틴 염산염(심발타 등), 미로가발린 베실산염(탈리제)이 사용되는 경우가 많다. 신경 장애성 동통의 유무에 따라 적응을 판단한다.
- 프레가발린의 경우에는 졸음, 현기증, 하지부종, 둘록세틴의 경우에는 구역질 · 구토의 부작용 발현률이 높은 것으로 보고되었다. 약제 선택 시, 개시 후의 모니터링 항목으로서 유의하며 효과와 부작용의 균형을 보면서 최적 용량을 결정해 나가는 것이 요구된다.

관리의 핵심 포인트

- 카페시타빈에 의한 수족증후군과의 감별이 필요하다(자세한 내용은 오른쪽). 팔다리의 통증, 위화감 등 환자가 호소하는 증상뿐 아니라 외관 변화(종창이나 발적 등)의 유무를 확인한다. 외관 변화가 있으면 카페시타빈에 의한 수족증후군도 염두에 두고 외용 스테로이드 등의 사용을 검토한다.
- 옥살리플라틴 투여 종료 후에도 2~6개월에 걸쳐 CIPN이 악화되는 증례가 있는데 'coasting'이라고 불린다. 환자 중에는 CIPN 악화는 카페시타빈의 영향이라고 생각하여 카페시타빈 복용을 자기 판단으로 중단하는 경우가 있기 때문에 CIPN 악화 가능성에 대해 설명하여 잘못된 자기 판단으로 휴약하지 않도록 지도한다.

수족증후군

수족증후군은 얼굴이나 가슴에는 발현하지 않고 손바닥이나 발바닥 등 사지 말단부에 발현되는 발적, 종창, 위화감, 동통 등 피부 관련 이상사례의 총칭이다. 주로 불화피리미딘계 약물, 멀티키나아제 억제제 및 기타 약제(독소루비신 리포솜 제제, 도세탁셀 등)에 의해 발생한다. 발현 기전은 밝혀지지 않았다. 이번에는 카페시타빈에 의해 발생하는 수족증후군에 대해 소개한다(128 페이지 참조).

발생 빈도 · 특징

- 카페시타빈에 의한 수족증후군은 병용 요법에서 77.6%(Grade 3 이상: 1.7%)[4]이다.
- 임상 증상의 특징은 ①확산성, ②좌우대칭성, ⑧색소 침착, ④홍반, 부종, ⑤균열 등을 들 수 있다.
- 조기에 저림, 따끔함 또는 얼얼함 같은 감각 이상이 확인되지만, 이 시기에는 피부에 시각적인 변화를 수반하지 않는 경우도 있다.
- 증상의 발현은 멀티키나아제 억제제에 의한 것과 비교하여 느리다(투여 후 3~10개월 후가 많다).
- 증상의 회복은, 원인 약제 중지 후, 멀티키나아제 억제제에 의한 것에 비해 완만하게 회복하는 경향이 있다.

표1. 수족증후군의 Grade 평가 기준
CTCAE는 임상 현장에서 더 쉽게 판단할 수 있도록 정리된 기준으로, 현장에서 범용되고 있다. Grade 1~3의 3단계로 평가.

Grade	임상 영역	기능 영역
1	저림, 피부 지각 과민, 얼얼함 · 찌릿함, 무통성 종창, 무통성 홍반, 색소 침착, 손발톱 변형	일상생활에 제한을 받지 않는 증상
2	종창을 동반하는 유통성 홍반, 손발톱의 고도 변형 · 탈락	일상생활에 제한을 받는 증상
3	습성 가피(痂皮) · 낙설(落屑), 수포, 궤양, 강한 통증	일상생활을 수행할 수 없는 증상

(후생노동성 「중증 부작용 질환별 대응 매뉴얼 수족증후군 2019년 개정」을 바탕으로 작성)

평가 포인트

- 환자가 호소하는 증상뿐 아니라 실제로 피부 상태를 확인한다. 또한 동통 유무를 확인하고 CTCAE를 이용하여 중증도 평가를 한다(45페이지 **표1**).
- Grade 3 이상인 경우에는 Grade 1 이하까지 휴약하고, 감량하여 재개하는 것이 권장된다.
- Grade 2의 경우에는 Grade 1 이하까지 휴약하고, 휴약이 1회째라면 동량 재개, 2회째라면 감량하여 재개하는 것이 권장된다.

예방·치료

- 보습을 위해 헤파린 유사 물질 함유 연고(히루도이드 등)를 손바닥, 발바닥, 발뒤꿈치 등에 하루 2회 이상 도포한다.

- 카페시타빈을 함유한 불화피리미딘계 항암약에 있어서 요소 배합 연고는 전향적 임상시험에서 예방 효과가 없다는 것이 보고되고 있다 [5].
- 수족증후군이 중증화한 경우에는 카페시타빈 휴약이 가장 효과적이다. 대증요법으로 매우 강한 등급 또는 가장 강한 등급의 외용 스테로이드를 증상 부위에 사용한다.

관리의 핵심 포인트

- 일상생활에서는 ①물리적 자극을 피한다(예: 조임이 강한 양말을 피한다), ②열 자극을 피한다(예: 뜨거운 목욕물에 장시간 들어가지 않는다), ③피부 보호(예: 보습제 사용), ④2차 감염 예방, ⑤직사광선에 닿지 않도록 한다(예: 양산이나 장갑 사용) 등을 들 수 있다.

치료 2 — **혈관신생 억제제*를 포함한 레지멘**
(*베바시주맙[아바스틴 등], 람실맙[사이람자], 애플리버셉트 베타[잘트랩])

◎ **치료 스케줄(1코스 2주간)**

예: FOLFIRI+베바시주맙 또는 람실맙 또는 애플리버셉트를 병용

· 이리노테칸 150~180mg/m² day1
· 레보폴리네이트 200mg/m² day1
· 플루오로우라실 400mg/m² day1 (급속 정주)
· 플루오로우라실(5-FU) 2400mg/m² day1-(46시간)

상기 이외에, 이하의 혈관 신생 억제제 중 어느 하나를 병용한다.

· 아바스틴 5mg/kg day1
· 람실맙 8mg/kg day1
· 애플리버셉트 4mg/kg day1

◎ **어떤 환자에게 사용하는가?**

절제 불능 진행·재발 대장암

◎ **주의해야 할 부작용은?**

고혈압, 설사, 구역질, 구내염, 골수 억제 등

혈관내피 증식인자(VEGF)를 표적으로 하는 혈관 신생 억제제의 경우에는 특히 심혈관 관련 이상사례의 발현이 보고되고 있다. 여기에서는 10~50%로 빈도가 높은 **고혈압**에 대해 상세히 설명한다(관련 129페이지).

고혈압

발현 빈도·특징

- CapeOX+베바시주맙 요법에서의 발현률은 Grade 3 이상: 4%[2]이다.
- FOLFIRI(이리노테칸, 레보폴리네이트, 5-FU) + 람실맙 병용 요법에서의 발현률은 25.7%(Grade 3 이상: 10.8%)[6]이다.
- FOLFIRI + 애플리버셉트 요법에서의 발현률은 41.4%(Grade 3 이상: 19.3%)[7]이다.

- 어떤 약제의 경우에도 비교적 조기부터 고혈압이 발현될 가능성이 있다.
- 그 중에서도 고혈압 응급증(현저한 혈압 상승뿐만 아니라 고혈압에 의해 뇌, 신장, 심장 등의 심혈관계 장기에 급성 장애가 발생하여 진행하고 있는 병태)은 0.2~1%로 발현할 가능성이 있는데, 즉시 강압 치료를 시작해야 하는 병태이다. 약국에서 알았을 때는 즉시 의료기관에 연락한다. 환자에게는 자택에서 지속적인 혈압 측정 필요성을 설명하고 조기부터 개입할 필요가 있다.

평가 포인트

- 고혈압은 자각 증상이 부족한 경우가 많기 때문에 CTCAE를 이용하여 객관적으로 평가한다(자세한 내용은 129 페이지).
- 진찰실 혈압과 가정 혈압에 괴리가 있는 경우에는 가정 혈압을 우선하여 평가 대상으로 한다.
- 가정 혈압은 1일 2회 측정하며, ①아침(기상 시) 1시간 이내 · 배뇨 후 · 복약 전 · 아침식사 전 · 좌위(座位) 1~2분 안정 후 측정, ②취침 전 · 좌위 1~2분 안정 후에 측정하도록 지도한다.
- 평가는 수치뿐 아니라 측정 타이밍과 가정 혈압의 추이를 확인한다.

치료

- 감약이나 휴약의 세세한 기준은 약제마다 마련되어 있는데, 기본적으로는 Grade 1(수축기 120~139 mmHg 또는 확장기 80~89 mmHg)이면 약물 치료 계속 가능. 130/80mmHg 이상이 계속되는 경우에는 강압약 개시를 고려한다[8]. Grade 2(수축기 140~159mmHg 또는 확장기 90~99mmHg)에서는 강압약을 증량하여 치료 계속 가능. Grade 3(수축기 160mmHg 이상 또는 확장기 100mmHg 이상)이면 혈관 신생 저해제는 휴약하고, 강압제를 조절하여 혈압 관리를 한다.
- 현시점에서 항암제의 이상사례로 발현한 고혈압에 대한 치료 가이드라인은 없기 때문에 「고혈압 치료 가이드라인」에 준한 치료를 한다[9].
- 제1선택약은 칼슘(Ca) 길항제 또는 안지오텐신 변환효소(ACE) 억제제, 안지오텐신II 수용체 길항제(ARB)를 도입한다.
- 단백뇨를 확인할 수 있으면 ACE 억제제, ARB를 제1선택약으로 하고, 이러한 약제의 용량 증량 후에도 개선이 없으면 Ca 길항제를 추가한다. 그 후 개선이 없는 경우에는 적응을 확인한 후 이뇨제 추가를 검토한다[8].

치료 3   세툭시맙 / 파니투무맙을 포함한 요법
(얼비툭스)   (벡티빅스)

◎ **치료 일정 (1코스 2주간)**
예: FOLFIRI+세툭시맙 또는 파니투무맙을 병용
· 이리노테칸 150mg/m² day1
· 레보폴리네이트 200mg/m² day1
· 플루오로우라실 400mg/m² day 1 (급속 정주)
· 플루오로우라실 2400mg/m²day 1- (46시간)
이것들에 더하여, 다음 EGFR 항체 중 하나를 병용한다.

· 세툭시맙 첫 회 400mg/m², 2회째 이후 250mg day1, 8
· 파니투무맙 6mg/kg day1

◎ **어떤 환자에게 사용하나?**
절제 불능 진행 · 재발 대장암

◎ **주의해야 할 부작용은?**
여드름 유사 피진, 피부 건조, 손발톱 주위염 등의 피부 장애, 설사, 구역질, 구내염, 골수 억제 등

여기에서는 **여드름 유사 피진**과 **콜린 유사 작용**의 관리에 대해 자세히 설명한다(손발톱 주위염에 대해서는 59페이지).

여드름 유사 피진

발현 빈도 · 특징

- FOLFIRI+세툭시맙 요법에서 여드름 피진 발현률은 Grade 3 이상: 8.2%[10]이다.
- FOLFIRI+파니투무맙 요법에서의 발현률은 높아서 98%의 환자에게 무언가의 피부 장애가 발생했다[11].
- 투여 후 1주일 무렵~1개월 이내에 발현하는 경우가 많다(**그림1**).
- 여드름과 비슷한 외견 · 증상인데, 일반적으로 세균 감염은 없고 무균성이며 호발 부위는 안면과 전흉부, 배부(背部), 전완이다. 증상이 악화되면 소양감과 통증이 동반되는 경우가 있다. 무균성이라고 여겨지지만, 중증화하면 봉와직염 등 세균 감염증을 합병할 가능성이 있다는 것에도 유의한다.
- 피부 장애 발현과 치료 효과는 상관된다는 것이 보고되어 있기 때문에 스킨케어에 여러 직종이 함께 조기 개입하는 등 피부 증상 관리가 중요하다[12, 13].

평가 포인트

- CTCAE를 이용하여 중증도 평가를 실시한다. 평가는 증상의 범위가 중요하다. 여드름 유사 피진은 체표면적에 대해 10% 미만(Grade 1), 10~30%(Grade 2), 30%보다 넓음(Grade 3) 등 따라 중증도가 다르다.

예방 치료

- 피부 건조나 보호막 기능 파탄 등을 막기 위해 예방으로서 보습을 중심으로 한 스킨케어를 철저히 한다. 목욕 후 즉시 보습제를 도포하는 것을 지도한다.
- 테트라사이클린계(미노사이클린 염산염[미노마이신

그림 1. EGFR 억제제에 의한 피부 장애의 발증 시기

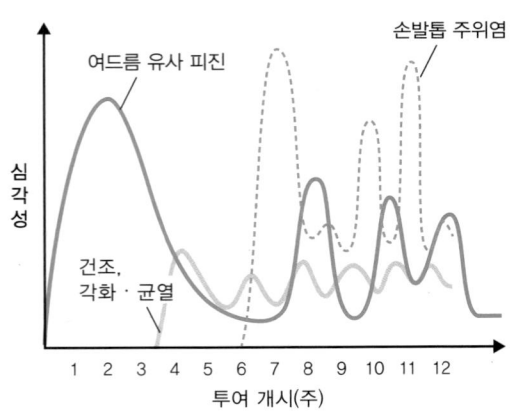

(「 EGFR 억제제로 인한 피부 장애 치료 지침 – 피부과 · 종양내과 관계자 컨센서스 회의의 제안 」에서 발췌 . 일부 수정)

등], 독시사이클린 염산염 수화물[바이브라 마이신])의 경구 항균제 예방 투여를 한다. 미노사이클린은 항균 작용 이외에 항염작용을 보이므로 치료 개시일부터 내복을 개시한다. 100mg/일부터 시작하고 증상 악화 시에는 200mg/일로 증량을 고려한다[14, 15].
- 투여 기간은 항EGFR 항체 투여 개시 후 2~3개월을 대략적 기준으로 하고, 증상에 대응하여 감량, 중지를 고려한다. 미노사이클린에 의한 현기증과 간 장애 등의 부작용에 유의한다.
- 여드름 유사 피진 치료에서는 외용 스테로이드가 유효하다. 소양을 동반하는 경우에는 항히스타민제를 병용한다.

관리의 핵심 포인트

- 부신 피질 스테로이드의 흡수율은 도포 부위에 따라 다르다[16]. 안면의 흡수율은 전완의 10배 이상 높다는 보고도 있다. 도포 부위에 따라 사용하는 외용약이 다르다는 것을 설명한다. 피진이 두피에 발현된 경우에는 로션제 등으로 제형 변경도 고려한다.

콜린 유사 증상

특징

- 약제에 의한 콜린 유사 증상의 부작용은 디스티그민 브롬화물(우브레티드 등)에 의한 콜린작용성 크리제가 대표적이다. 항암제에서는 이리노테칸 염산염 수화물(캠푸토, 토포테신 등)에 의해 발생하는 경우가 많다.
- 이리노테칸은 아세틸콜린 에스테라아제 저해 작용을 갖는데, 과잉이 된 아세틸콜린이 수용체를 자극해 콜린 유사 증상을 일으킨다. 주로 이리노테칸 투여 중 또는 투여 직후에 발현되는 경우가 많으며, 투여 후 24시간 이내에 발현된다.
- 주요 증상은 발한, 콧물, 눈물, 복통, 조발성 설사이다. 어느 증상도 항콜린제(아트로핀 황산염 수화물) 투여에 의해 신속하게 증상 완화가 얻어지는 경우가 많다.

평가의 포인트 · 치료

- 외래에서의 점적 치료 후, 약국에서 면담했을 때에 콜린 유사 증상의 호소를 청취하여 증상이 지속되고 있는 경우에는 항콜린제 내복약(부틸스코폴라민 브롬화물[부스코판 등] 등)의 추가를 의사에게 상담해도 좋다.

- 다음 회 이후의 약물 투여 시에도 유사하게 발현되는 것이 예측되기 때문에 구체적인 증상, 중증도를 확인하여 추적 보고서 등으로 의료기관에 정보 제공한다.
- 적응이 있으면, 다음 회 치료 전에 아트로핀 예방 투여에 의해 증상 경감을 도모한다. 항콜린제를 사용하는 경우에는 병용 금기(폐색 우각 녹내장 · 전립선 비대증 등)를 확인한다. 사용 후에는 구갈(口渴)이나 동계(動悸) 등 항콜린제에 의한 이상사례를 평가한 후에 계속 여부를 검토한다.

인용 문헌

1) Clin Oncol.2011;29:1465-71.
2) J Clin Oncol. 2008;26:2013-9.
3) 「엘플랫 특정 사용 성적 조사(결장 암에서 수술 후 보조 항암화학요 법)의 최종 집계 보고」(야쿠르트 본사).
4) 「젤로다정 적정 사용 가이드(결장 · 직장암)」
5) J Clin Oncol.2010;28:5182-7.
6) Lancet Oncol.2015;16:499-508.
7) J Clin Oncol.2012;30:3499-506.
8) JACC.2019;1:238-51.
9) 일본고혈압학회, 「일본 고혈압 치료 가이드라인 2019」(라이프 사이 언스출판)10) J Clin Oncol.2009;360:1408-17.
11) J Cancer Res Clin Oncol.2012;138:65-72.
12) J Clin Oncol.2007;25:1658-64.
13) J Clin Oncol.2012;30:2861-8.
14) J Clin Oncol.2010;28:1351-7.
15) Future Oncol.2015;11: 617-27.
16) J. Invest. Dermatol.1967;48:181-3.

약국에서 팔로우업의 포인트는?

대장암에서 사용되는 항암제에 대해 대표적인 부작용을 다루었습니다. 특히 경구 항암제의 경우에는 복약 순응도를 확인하는 것이 중요합니다. 복용 상황에 대하여 구두가 아니라 치료 일지(자세한 내용은 233페이지) 등도 함께 확인하십시오. 잔약의 유무뿐만 아니라 왜 복용할 수 없었는지 환자에게 확인하여 약사가 개입함으로써 치료 계속으로 이어질 것이라고 생각합니다.

폐암 약물요법의 기초지식

아리야스 료 (암연구회 아리아케병원 호흡기내과)

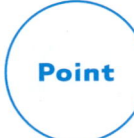

Point

▶ 과거에는 세포독성 항암제가 획일적으로 이용되고 있었지만, 최근 세세한 분류에 대응하여 약제가 선택되고 있다.

▶ 일본인의 드라이버 유전자 변이 빈도는 EGFR이 제일 많아 폐암 전체의 약 3분의 1을 차지한다.

▶ 폐암의 종류와 병태, 치료 내용에 대해 각각 환자에게 적절히 확인하는 것이 중요하다.

들어가며

폐암은 각종 암 중에서도 이환자수 상위를 차지하고, 일본 국내에서 2018년에 폐암이라고 진단된 사람은 약 12만명, 2020년의 폐암 사망자수는 약 7만 5000명이라고 간주되어 일본의 암 진료를 생각하는 데 있어 매우 중요한 질환이다. 폐암의 위험 인자로는 흡연이 가장 유명하지만, 약년자(若年者), 비흡연자 등에서도 폐암을

발증하는 것은 알려져 있어 흡연율이 저하되고 있는 현재에도 주의가 필요하다.

폐암은 조직학적으로 비(非)소세포폐암과 소세포폐암으로 분류되는데, 폐암의 약 85%를 비소세포폐암이 차지한다. 치료 방침은 조직형, 그리고 폐암의 진행 상황을 나타내는 병기 분류에 근거하여 생각한다. 대략적으로 원격 전이가 없는 스테이지Ⅰ~Ⅲ의 폐암에서는 환자의 연령·합병증과 진행 상황 등을 고려하면서 수술과

그림 1. 폐암 치료의 치료전략 (필자 작성)

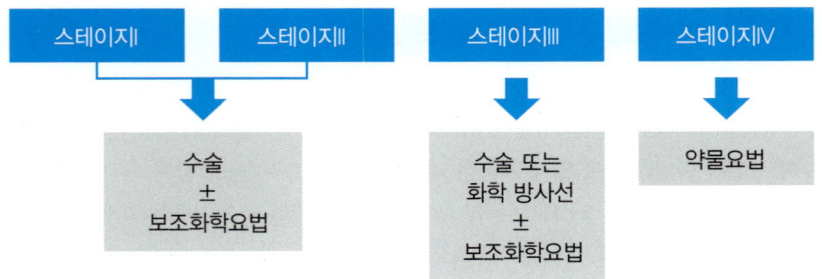

※ 자세한 치료 적응 예외는 제외

방사선을 중심으로 치료를 한다.

한편, 간 전이 · 골 전이 · 뇌 전이 등 원격 전이를 가진 스테이지IV의 경우, 일반적으로 수술이나 방사선치료의 적응이 되지 않아 약물요법이 치료의 중심이 된다 (**그림1**).

폐암 약물요법은 2000년대까지는 세포독성 항암제가 중심인데, 스테이지IV의 진행 폐암 환자에서 연단위의 장기적인 예후는 기대할 수 없었다. 하지만 드라이버 유전자 이상을 대상으로 한 분자 표적 약물 개발과 니볼루맙(유전자 재조합)(상품명 옵디보)으로 시작되는 면역 체크 포인트 억제제(immune checkpoint inhibitor: ICI) 도입에 따른 치료 성적 향상에 의하여 스테이지IV의 폐암 환자라도 장기적인 예후를 기대할 수 있는 시대가 되었다.

이하에서는 주로 스테이지IV의 폐암에 대한 약물요법의 사고방식에 대해 설명한다.

1. 약물요법의 치료전략

폐암 약물요법에서는 세포독성 항암제, 혈관 내피 증식 인자(VEGF)에 작용하는 혈관 신생 억제제, 암 발생 및 진행에 직접적인 역할을 하는 유전자인 드라이버 유전자 이상을 치료 표적으로 하는 분자 표적제, 자가 항종양 면역을 활성화시키는 ICI의 4종류를 개별적으로 또는 조합하여 치료해 나간다.

약물 선택에 있어서는 이전부터 그 세포독성 항암제에 대한 반응성으로 비소세포폐암과 소세포 폐암으로 분류함으로써 치료 방침이 결정되어 왔다. 그러나 최근에는 비소세포폐암을 더욱 더 ①선암인가 편평상피암인가의 조직형, ②드라이버 유전자 이상의 유무, ③PD-L1(PD-1의 리간드)📖P.53의 발현 상황에 따라 세분화하여 치료를 선택하는 것이 권장되게 되었다.

수술이나 방사선 치료의 적응이 되지 않는 진행 · 재발의 비소세포폐암이면 드라이버 유전자 이상의 유무를 확인하고, 유전자 이상이 있으면 그것에 대응한 분자 표적약을 사용한다.

드라이버 유전자 이상을 확인할 수 없는 비소세포 폐암의 경우에는 암세포의 PD-L1 발현을 측정하고 ICI 단제로 치료할지, 세포독성 항암제와 ICI의 병용 요법을 할지 생각한다. 소세포 폐암이라면 우선은 세포독성 항암제와 ICI의 병용을 생각한다.

일부 예외를 제외하면 **그림2**에서 제시하는 것과 같다.

그림 2. 폐암 약물요법의 치료전략 (필자 작성)

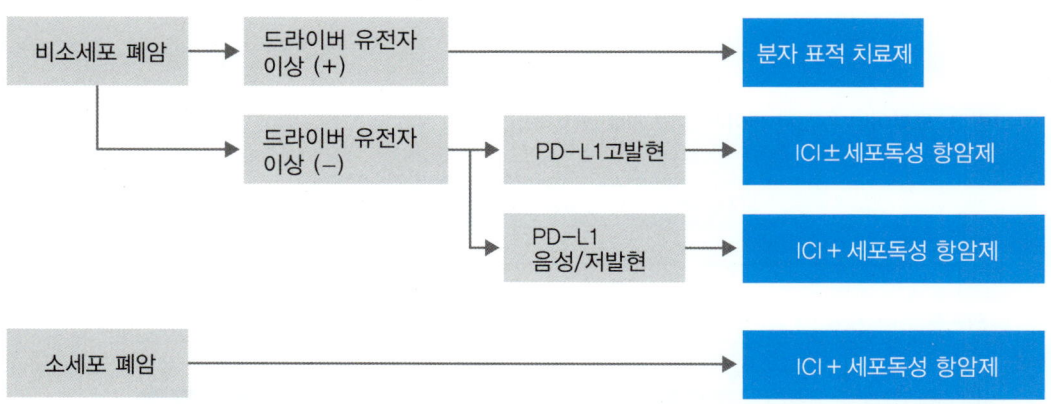

※ICI: 면역 체크포인트 억제제

2. 약물요법의 각론

① 드라이버 유전자 이상과 분자 표적제
(대상 : 비소세포 폐암)

암화(癌化)의 직접적인 원인이 되는 암세포의 유전자 변화를 '드라이버 유전자 이상'이라고 부르는데, 이들 유전자에 의해 만들어진 비정상 단백질을 직접 억제하는 분자 표적약이 개발되어 왔다.

분자 표적약의 일반적인 이미지로는 암화의 원인을 직접 "저격"함으로써 강한 효과를 발휘하고, 또한 정상 세포에 대한 영향이 적기 때문에 기존의 세포독성 항암제에 비해 부작용이 적어 독성 프로파일이 크게 다르다는 것이 특징이다.

비소세포 폐암에 대한 최초의 분자 표적약인 상피 성장 인자 수용체 티로신 키나아제 억제제(EGFR억제제)인 게피티닙(이레사 등)이 2002년에 승인되어 그 효과 예측 인자로서 폐암의 EGFR 유전자 변이가 발견된 것이 2004년이다. 그 후, EGFR 이외에도 치료 표적이 되는 드라이버 유전자 이상이 다수 발견되어 왔다.

2022년 11월 현재 승인된 분자 표적약의 드라이버 유전자로서 EGFR, ALK, ROS1, BRAF, MET, RET, KRAS, NTRK가 존재한다. 각각의 유전자 변이를 표적으로 한 분자 표적약이 복수 승인되었다(**그림3**).

일본인의 드라이버 유전자 변이 빈도로서는 EGFR이 제일 많아 폐암 전체의 약 3분의 1을 차지한다. 다른 유전자 이상은 비소세포 폐암 중에서도 각각 몇% 정도로 간주된다.

분자 표적약의 적응이 되는 폐암 환자(수술이나 방사선 치료의 적응이 되지 않는 진행·재발의 비소세포 폐암)의 예후는 비약적으로 연장하고 있다. 종양 축소 효과가 지속되고 부작용을 허용할 수 있는 동안 치료를 계속하게 되기 때문에 장기적으로 내복 치료를 하는 환자가 많다. 그 때문에 경미한 것도 포함한 부작용 관리가 중요해진다.

사용 빈도가 높은 EGFR 억제제로는 게피티닙, 에를로티닙 염산염(타세바), 아파티닙 말레산염(지오트립), 다코미티닙 수화물(비짐프로), 오시멜티닙 메실산염(타그리소) 등 여러 약제가 승인되었다.

어떤 약이든 대표적인 부작용은 피부 장애(여드름 유사 피진, 피부 건조, 소양, 손발톱 주위염 등), 설사, 간 장애이며, 외부 스테로이드, 지사약, 간 보호약 등을 이용하여 대증요법을 한다. 그 외, 빈도는 높지 않지만 중대한 부작용으로 약제성 간질성 폐렴이 있는데, 치명적이 되기 때문에 특히 주의가 필요하다. EGFR 억제제에 의한 치료 중에는 기침과 호흡 곤란의 증상에 주의를 기울이면서 영상 소견 등에서 간질성 폐렴이 의심되었을 때에는 휴약하고 중증도에 따라 스테로이드로 치료하게 된다.

한편, 분자 표적 약물 중에서도 작용하는 분자에 따라

그림 3. 드라이버 유전자 변이가 있는 치료 (필자 작성)

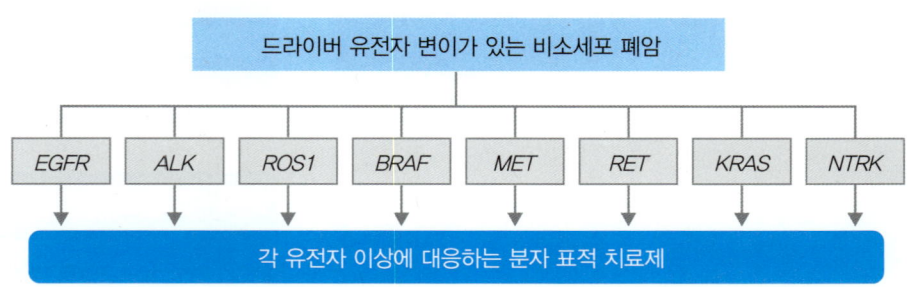

당연히 부작용은 다르다. ALK 억제제인 크리조티닙(잴코리), 알렉티닙 염산염(알레센자), 세리티닙(자이카디아), 롤라티닙(로브레나), 브리가티닙(알룬브릭), ROS1 억제제인 크리조티닙, 엔트렉티닙(로즐리트렉) 등 억제하는 부위에 따라 부작용은 다르며, 같은 계통의 약제 중에서도 부작용의 특성은 다르다. 승인된 약물은 매우 많은데, 이러한 치료를 받는 환자에 대응할 때에는 주치의 및 첨부문서 등으로부터 정보를 확인하는 것이 중요하다.

② 면역 체크포인트 억제제(ICI)

폐암에 대해 승인된 ICI는 활성화된 림프구(T세포, B세포, 자연 살해 T세포) 및 골수계 세포에서 발현되는 수용체인 PD-1에 대한 항PD-1 항체인 니볼루맙, 펨브롤리주맙(유전자 재조합)(키트루다) 및 PD-1의 리간드인 PD-L1에 대한 항PD-L1 항체인 아테졸리주맙(유전자 재조합)(티센트릭), 더발루맙(유전자 재조합)(임핀지) 그리고 세포 상해성 T림프구 항원 4 (CTLA-4)를 억제하는 이필리무맙(유전자 재조합)(여보이)의 총 5종류가 있다(2022년 11월 현재).

ICI의 작용 기전은 다음과 같다.

본래 체내에는 면역계가 암세포를 이물질로서 배제하는 구조가 존재하지만, 암세포가 면역계로부터 도피하는 기구를 획득하면 암세포가 증식하여 암으로서 인식되게 된다. ICI는 이 면역 도피 기구를 저해하여 면역계가 다시 암세포를 공격할 수 있도록 하는 약제이다. ICI는 때로는 5년 이상의 장기적인 항종양 효과를 나타내어 마치 치유된 것 같은 경과를 진행하는 환자가 있다는 것은 특필해야 한다.

ICI의 효과 예측 인자(종양의 약제에 대한 감수성을 예측하는 데 유용한 지표)로서는, 그 작용점인 PD-L1의 암세포에서의 발현 상황이 참고가 된다. 일반적으로 PD-L1이 고발현(50% 이상)한 환자에 있어서는 반응율이 높고 장기 생존율도 높다고 한다.

한편, ICI 단제로 충분한 효과를 나타내는 환자는, 많게 잡아도 비소세포 폐암 환자의 20% 정도라고 간주되므로 충분하다고는 할 수 없으며, 특히 PD-L1의 발현이 낮은 환자에 있어서는 더 좋은 치료 효과를 얻기 위해 병용 요법이 선택된다. 하나는 기존의 세포독성 항암제나 혈관 신생 억제제와 ICI를 병용하는 방법이며, 또한 PD-1/PD-L1 이외의 CTLA-4에 작용하는 이필리무맙을 병용하는 전략도 존재한다.

치료경과는 2~4주에 1회의 점적 치료를 종양 축소효과가 지속하는 한 계속한다. 효과를 충분히 확인했을 때는 2년으로 치료를 종료하고, 재발이 없는지 경과를 보는 것이 일반적이다.

ICI의 부작용으로는, 면역계가 활성화되는 그 작용 기전 때문에 염증성 병태가 전신 어느 장기에도 일어날 수 있는 것이 문제가 된다. 구체적으로는 폐 장애, 간 장애, 신장 장애, 내분비 장애, 설사·대장염, 피부염 등의 전신 병태(면역 관련 이상사례[immune- related adverse events irAE])가 자가면역질환과 같은 형태로 전신에 발생할 가능성이 있다. ICI 투여 중, 투여 후 얼마 동안은 어떤 신규 증상도 부작용일 가능성을 부정할 수 없기 때문에 발열·권태감 등 감기 같은 증상이 있어도 너무 경과를 지켜보지 말고 조기에 주치의에게 확인을 취하도록 환자를 교육하는 것이 중요하다.

부작용 관리로는 기본적으로 스테로이드에 의한 면역 억제가 치료의 주체가 된다.

📖 **용어해설**

【PD-L1】 활성화된 림프구나 골수계 세포에 발현하는 수용체인 PD-1의 리간드. ICI의 효과 예측 인자로서 PD-L1의 암세포에서의 발현 상황이 참고가 된다. 일반적으로 PD-L1이 고발현(50% 이상)한 환자에 있어서는 반응율이 높고 장기 생존율도 높다고 한다.

③ 주술기, 방사선 화학요법 후의 약물요법

전술한 바와 같이, 스테이지Ⅰ~Ⅲ의 폐암 환자에 있어서는 수술이나 방사선이 치료의 중심이며 보조적으로 항암제가 이용된다. 지금까지 수술 전 수술 후 보조화학요법이나 방사선 화학요법에 있어서는 백금(플래티넘)제제 병용요법 등의 세포독성 항암제 사용이 중심이었지만, 최근 ICI가 이 분야에서도 이용되게 되었다. 구체적으로는 재발률 저하를 목적으로 하여 수술후 보조화학요법 시행 후에 아테졸리주맙을 1년간 이용하는 치료가 2022년 6월에 보험적용이 되었다. 또한 방사선 화학요법 후에 더발루맙을 1년간 사용함으로써 재발률이 저하된다는 것도 보고되고 있으며, 2018년부터 보험 적용되고 있다.

앞으로 다른 ICI에 대해서도 주술기에서의 사용이 승인될 가능성이 있다. 또한 분자 표적약에 관해서도 주술기 치료 승인이 기대되고 있으며, EGFR 유전자 변이 양성 폐암 수술 후에 오시멜티닙을 3년간 내복함으로써 재발률이 저하된다는 것이 보고되고 있다.

인용 문헌

1) 암 정보 서비스 : 암 통계 폐
   https://ganjoho.jp/reg_stat/statistics/stat/cancer/12_lung.html
2) 일본폐암학회 「폐암 진료 가이드라인 – 악성 흉막 중피종 · 흉선 종양 포함 2022년판」 (카네하라출판)

증례에서 배우는
폐암 약물요법

아리야스 료 (암연구회 아리아케병원 호흡기내과)

여기에서는 폐암의 대표적인 약물요법을 다루고, 전형적인 증례의 경과와 외래에서의 관리에 대해 소개한다.

증례1

50세, 여성.
좌하엽 폐선암 스테이지IV B

치료 오시멜티닙

50세 여성. 건강 진단에서 흉부 이상 음영을 지적받아 우리 병원에서 전신 정밀검사를 실시한 결과, 다발의 뇌 전이, 골 전이를 수반하는 좌하엽의 원발성 폐암이 의심되었다. 기관지경 검사에 의한 폐 생검 결과, 선암을 검출. 이상으로부터 좌하엽 폐선암 스테이지IV B로, 전신 약물요법 적응이 되었다. 암세포 유전자 검사 결과, EGFR 유전자 변이를 검출했기 때문에 1차 치료로서는 EGFR 억제제인 오시멜티닙 메실산염(상품명 타그리소)으로 치료를 개시하게 되었다.

첫회 치료 도입은 입원하여 실시하고, 1주일 경과 관찰 후 큰 부작용을 확인하지 못하여 외래에서 치료를 계속하게 되었다. 부작용인 피진을 예방하기 위하여 건조하지 않도록 헤파린 유사 물질(히루도이드 등)을 계속 사용하도록 지도했다(55 페이지 **처방전 1**).

증례 1 [처방전 1] 퇴원 시

① 타그리소정 80mg 1회 1정 (1일 1정)
　　　1일 1회 아침식사 후　7일분
②【일반】헤파린 유사 물질 연고 0.3% 100g
　　　1일 수차례 전신에 도포

증례 1 [처방전 2] 퇴원 후 외래 진료 시

① 타그리소정 80mg 1회 1정(1일 1정)
　　　1일 1회 아침식사 후　14일분
② 비오스리 배합정 1회 1정 (1일 3정)
　　　1일 3회 아침 · 점심 · 저녁식사 후　14일분
③【일반】헤파린 유사 물질 연고 0.3% 100g
　　　1일 수차례 건조하지 않도록 전신에 도포
④ 마이저 연고 0.05% 5g
　　　1일 2회 발적 부분에 도포

증례 1 [처방전3] 재진 시

① 타그리소정 80mg 1회 1정 (1일 1정)
　　　1일 1회 아침식사 후　14일분
② 비오스리 배합정 1회 1정 (1일 3정)
　　　하루 3회 아침 · 점심 · 저녁식사 후　14일분
　　【일반】헤파린 유사 물질 연고 0.3%　100g
　　　1일 수차례 전신에 도포
④ 더모베이트 연고 0.05% 5g
　　　하루 2회 발적 부분에 도포
⑤【일반】로페라미드 염산염 캡슐 1mg
　　　1회 1캡슐
　　　설사 시　14회분

퇴원하고 1주일 후의 첫 번째 외래에서 목 둘레 등에 발적 · 피진의 출현을 확인했기 때문에 오시멜티닙의 부작용이라고 판단하여 매우 강한 등급의 외용 스테로이드(디플루프레드네이트[마이저 등])를 추가 처방했다. 또한 무른 변 경향이 있어서 정장약 처방도 추가했다 (55페이지 **처방전 2**).

나아가 다음 2주 후 외래에서 1일 1~2회의 물 같은 변의 호소가 있었기 때문에 돈복(頓服)으로 지사약 처방을 추가. 또한 몸통의 피진 컨트롤은 양호했지만, 발가락의 손발톱 주위염이 악화되었기 때문에 외용 스테로이드를 강한 등급의 클로베타솔 프로피오네이트(더모베이트 등)로 변경하였다(**처방전 3**).

치료를 시작하고 2개월 후에 영상 검사를 실시하여 폐 원발소 및 뇌 전이소의 축소가 확인되었다. 부작용도 외용 스테로이드 등으로 컨트롤 가능한 정도여서 오시멜티닙을 이용한 치료를 계속하게 되었다.

증례1의 포인트

오시멜티닙은 제3세대 EGFR 억제제인데, 제1세대 EGFR 억제제(게피티닙[이레사 등] 엘로티닙 염산염[타세바])와 비교하여 생존 기간 연장 효과를 확인할 수 있기 때문에 일본폐암학회의 「폐암 진료 가이드라인 악성 흉막 중피종·흉선 종양 포함 2022년판」에서도 권장도는 높아, 첫회 치료로서 빈번하게 이용되는 약제이다. 반응율은 약 80%, 무증악 생존기간 중간값은 약 18개월로 되어, 많은 환자가 장기적으로 오시멜티닙을 사용하게 된다. 피진 부작용 출현과 치료 효과는 상관한다고 간주되고 있어 경미하더라도 부작용 관리가 중요해진다.

빈도가 높은 부작용으로 피진·손발톱 주위염이 있다. 보습제로 예방하고, 증상 출현 시에는 외용 스테로이드로 대응하지만, 특히 손발톱 주위염은 컨트롤에 어려움을 겪는 경우가 많아 피부과에서 병행하여 처치가 시행되는 경우가 있다.

또한 설사도 중요한 부작용인데, 지사제로 컨트롤하지만, 그래도 설사 횟수가 많아 탈수 위험성 등 있는 경우에는 일시적으로 오시멜티닙을 휴약하고 경과를 보는 경우도 있다. 또한 본 증례에서는 확인되지 않았지만,

약제성 간질성 폐렴을 발생시키는 경우도 있는데, 때로는 생명과 관련된 심각한 부작용이 된다. 오시멜티닙으로 치료하는 동안 기침이나 노작(勞作) 시 호흡 곤란 등 폐렴 증상이 나타났을 때에는 조기에 주치의와 연락을 취하도록 지도할 필요가 있다.

증례2

65세, 남성. 폐암 재발, 종격 림프절·뇌 전이

치료 니볼루맙+이필리무맙 병용요법

증례2는 65세 남성이다. 기침을 계기로 가까운 의원에서 진찰한 결과, 폐암이 의심되었기 때문에 우리 병원을 소개받고 진찰. 스테이지III의 비소세포 폐암 진단이 되어 수술이 시행되었다. 수술 후 경과 관찰 중 2년이 경과했을 때의 CT 검사에서 종격 림프절의 종대(腫大)와 뇌 전이가 출현하고 있어 폐암 재발 진단. 뇌 전이에 대하여 국소 감마나이프 치료를 시행한 후 전신 약물요법을 시작하였다.

드라이버 유전자 이상은 모두 음성이었기 때문에 면역 체크포인트 억제제(ICI)를 이용한 치료를 예정하게 되었다. PD-L1의 발현은 1%이며, 니볼루맙(옵디보)과 이필리무맙(여보이)의 2제 병용으로 치료를 개시하였다(니볼루맙은 3주에 1회, 이필리무맙은 6주에 1회 점적으로 투여). 치료는 입원에서 도입하고 1주일 경과 관찰을 한 후, 특별히 부작용은 확인되지 않아 퇴원했다. 3주마다 외래통원 점적치료로 이행했다.

치료를 시작하고 2개월 후, 무른 변을 확인하게 되어 환자로부터 외래에서 상담이 있었다. 주변에 유사한 증상이 있는 가족은 없어 감염성 장염은 부정적이었으며, ICI의 부작용인 면역 관련 이상사례(irAE)의 가능성도 고려되었다. 배변 횟수는 하루 1~2회로 비교적 경증이었기 때문에 정장약을 처방하고 경과를 보게 되었다(**처방전 1**).

1주일 후 경과 관찰을 위해 외래 진찰을 받았을 때 배

증례 2 [처방전1] 외래 진찰 시

비오스리 배합정 1회 1정(1일 3정)
　　　　1일 3회 아침 · 점심 · 저녁식사 후　7일분

증례 2 [처방전2] 퇴원 4주 후 외래 진찰 시

① 【일반】 프레드니솔론정 5mg 1회 3정(1일 6정)
　　　　1일 2회 아침 · 점심식사 후　14일분

② 박타 배합정 1회 1정(1일 1정)
　　　　1일 1회 아침식사 후　14일분

③ 비오스리 배합정 1회 1정(1일 3정)
　　　　1일 3회 아침 · 점심 · 저녁식사 후　14일분

변 횟수가 1일 4~5회로 증가했다는 것이 판명되었기 때문에 같은 날 정밀검사 · 가료(加療) 목적으로 긴급 입원했다. 입원 후 CT검사, 하부 소화관 내시경 검사를 실시하였는데 irAE의 대장염이 의심되어 이날부터 경구 스테로이드(프레드니솔론[프레도닌 등] 60mg/일)에 의한 치료가 개시되었다. 그 후 증상은 완화되어 외래에서 치료를 계속하게 되었다. 스테로이드는 1주일 단위로 증상을 확인하면서 점점 줄였다(**처방전 2**).

그 후에도 증상 재연은 없어 경구 스테로이드 소량 내복을 계속하면서 ICI로 항암약 가료를 재개하게 되었다.

증례2의 포인트

ICI의 부작용으로, 면역 활성화에 동반하는 부작용인 irAE가 중요하다. 뇌, 폐, 간, 신장, 피부 등 전신의 장기에 다양한 장애를 일으킬 수 있다. 여기서 제시한 대장염은 irAE 중에서도 빈도가 높으며 생명과 관련될 가능성이 있는 중요한 부작용이다. irAE의 대장염은 궤양성 대장염 같은 자기 면역 질환에 준한 형태로 치료되는 경우가 많으며, 치료의 중심은 스테로이드 가료가 된다. 고용량 스테로이드를 이용해도 증상 개선이 확인되지 않을 때는 인플릭시맙(유전자 재조합)(레미케이드 등) 등 면역 억제제를 추가할 필요가 나타날 경우가 있다.

마치며

최근의 폐암 진료에서 대표적인 경과인 2증례에 관하여 제시하였다. 높은 빈도로 이용되는 분자 표적약은 EGFR을 표적으로 한 오시멜티닙이지만, 다른 드라이버 유전자 이상을 표적으로 한 분자 표적약도 속속 발매되고 있다. 분자 표적약이라고 해도 표적이 되는 분자에 따라, 그 부작용은 완전히 다르다. 대부분의 드라이버 유전자 이상은 낮은 빈도이며, 제한된 환자 수에도 불구하고 많은 종류의 분자 표적약이 승인되었다. 그 때문에 분자 표적약과 그 부작용 전부를 기억하기보다는 개별 환자에게 그 때마다 확인하는 것이 중요하다.

또한 두 번째 증례의 ICI는 많은 폐암 환자가 한번은 사용하게 되는 약이다. 한편, 그 부작용인 irAE는 전신 장기에 걸쳐 매우 다채롭게 일어날 수 있기 때문에 환자에게 출현한 신규 증상은 모두 부작용일 가능성을 고려할 필요가 있다. 발열이나 감기 같은 증상이라도 너무 경과를 보지 말고 주치의에게 상담하도록 환자에게 지도하는 것이 바람직하다.

폐암 약물요법의
부작용 관리

요코카와 타카시 (암연구회 아리아케병원 약물부)

폐암은 바이오마커에 의한 개별화 치료가 진행되고 있는 암 종류의 하나로, 분자 표적약과 면역 포인트 억제제(ICI)가 중요한 역할을 담당한다. 이것들은 세포독성 항암제와는 다른 부작용 프로파일을 가진다. 이 글에서 다루는 오시멜티닙 메실산염(상품명 타그리소), 이필리무맙(유전자 재조합)(여보이)+니볼루맙(유전자 재조합)(옵디보) 병용 요법은 절제 불능 진행 · 재발 비소세포 폐암에 있어서 1차 치료 선택지의 하나로 자리매김되고 있다[1]. 특히 오시멜티닙은 비소세포 폐암에 있어서 수술 후 보조요법으로도 이용되기 때문에 복약 순응도 유지를 의식한 부작용 관리가 요구된다.

다루는 치료

◎ 오시멜티닙 메실산염(상품명 타그리소)
◎ 이필리무맙(유전자 재조합)(여보이) + 니볼루맙(유전자 재조합)(옵디보) 병용요법

주로 다루는 부작용

손발톱 주위염, 간 기능 장애

약학 관리 포인트

▶ 오시멜티닙은 기존 EGFR 억제제와 비교하여 Grade 3 이상의 부작용 발현 빈도, 치료 중단 비율은 낮다[2]. 단, 피부 장애(여드름 유사 피진, 피부 건조, 손발톱 주위염)는 고빈도로 발현한다[2,3].

▶ 이필리무맙+니볼루맙 병용 요법은 면역 체크포인트 억제제(ICI)를 2제 병용하기 때문에 면역 관련 이상사례(irAE)의 발현률과 중증도가 높아[4] 특히 주의가 필요하다.

▶ irAE는 치료 초기부터 후기, 치료 종료 후에도 발생할 가능성이 있는데, 증상은 간질성 폐질환, 간 기능 장애, 신 기능 장애, 내분비 장애, 설사 · 대장염, 피부염 등 다양하다[5].

| 치료 1 | ## 오시멜티닙 (타그리소) |

◎ **투여 스케줄**

· 1일 1회 80mg을 매일 경구 투여

· 수술 후 보조 요법에서는 3년 또는 재발까지 내복 계속

◎ **어떤 환자에게 사용하는가?**

· EGFR 유전자 변이 양성의 절제 불능 진행 · 재발 비소세포 폐암[1]

· EGFR 유전자 변이 양성의 비소세포 폐암에 있어서 수술 후 보조 요법

◎ **주의해야 할 부작용은?**

손발톱 주위염, 여드름 유사 피진, 피부 건조 등의 피부 장애, 설사, 간 기능 장애, 간질성 폐질환 등

여기에서는 피부장애의 하나인 **손발톱 주위염**의 관리에 대해 상세하게 서술한다(여드름 유사 피진에 대해서는 48페이지, 설사는 77페이지).

손발톱 주위염

발현 빈도 · 특징

오시멜티닙에 의한 손발톱 주위염의 발현률(모든 Grade)은 FLAURA 시험에서 29.0%[2], 같은 시험의 일본인 분석에서는 50.8%[6]라고 보고되었다. Grade 3 이상은 0.4%(3578례 중 16례)로 확인된다. 발현 시기 중간값은 78.5일(1~659일)로 보고되어 있는데[7], 치료 개시 2개월 이후에는 특히 주의가 필요하다.

평가 포인트

주된 증상으로 측조곽(조갑(爪甲)의 좌우 양측을 둘러싸는 부분)을 중심으로 한 조갑 주위의 발적 · 부종이 발현되고, 조갑의 함입과 조위(爪圍) 육아종이 형성되면 동통이 악화한다. 증상을 청취하는 것뿐만 아니라 손발의 외관 변화를 확인하는 것이 중요하다.

예방 · 치료

● 손발톱 일자 자르기는 간편하게 실시할 수 있어 손발톱의 함입을 예방하는 효과가 있다(**그림 1**).

● 치료법으로는 세정, 거즈 보호, 테이핑을 기본으로 하고, 발적이나 부종에는 외용 스테로이드, 화농에는 항균제를 이용한다. 중증(Grade 3)의 경우에는 외과적 치료가 필요해진다(60페이지 **그림 2**).

● EGFR 억제제에 의한 손발톱 주위염의 치료로서 외용 스테로이드의 유용성을 지지하는 과학적 근거는 부족하다. 단, 다수의 전문가 오피니언이 존재하기 때문에[8~10] 임상 현장에서는 초기의 손발톱 주위염에 대해서 외용 스테로이드가 첫번째 선택이 되는 경우가 많다.

● 외용 스테로이드는 피부 흡수와 항염증 작용의 관점에서 매우 강한 등급 이상을 이용한다. 증상이 완해해도 자기 중단하지 않도록 미리 지도해 둔다.

● 지지 요법약을 사용해도 Grade 3 이상이 되는 경우, 오시멜티닙을 휴약한다.

그림 1. 손발톱 주위염을 예방하기 위한 손발톱 자르는 방법

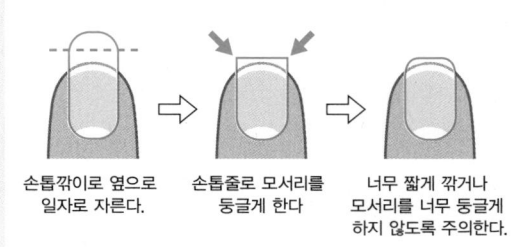

손톱깎이로 옆으로 일자로 자른다.　손톱줄로 모서리를 둥글게 한다　너무 짧게 깎거나 모서리를 너무 둥글게 하지 않도록 주의한다.

그림 2. EGFR 억제제에 의한 손발톱 주위염의 중증도 및 대처법

Grade 1	Grade 2	Grade 3
경미한 발적 · 종창(동통 없음) 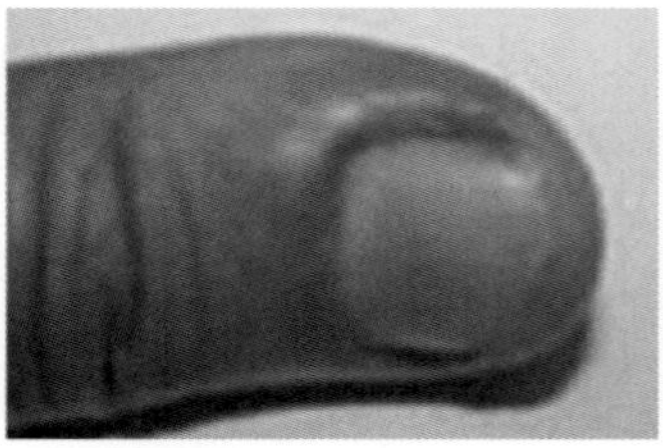	중등도의 발적 · 종창(동통 있음). 신변잡사 이외의 일상생활 동작에 제한 있음 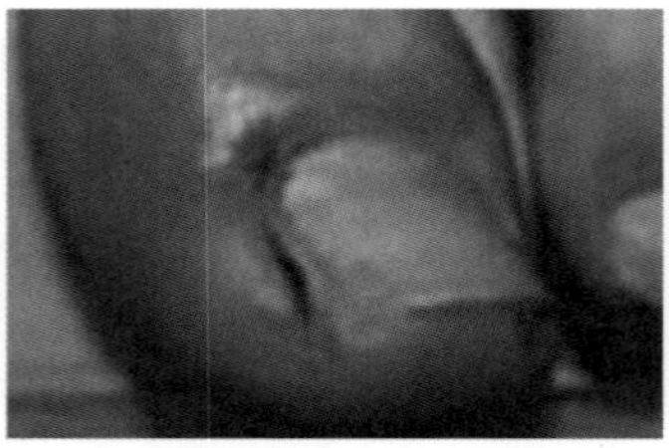	고도의 부종 · 발적(육아(肉芽) 형성/격렬한 동통). 신변잡사 등 일상생활 동작(보행 · 손 작업)에 제한 있음 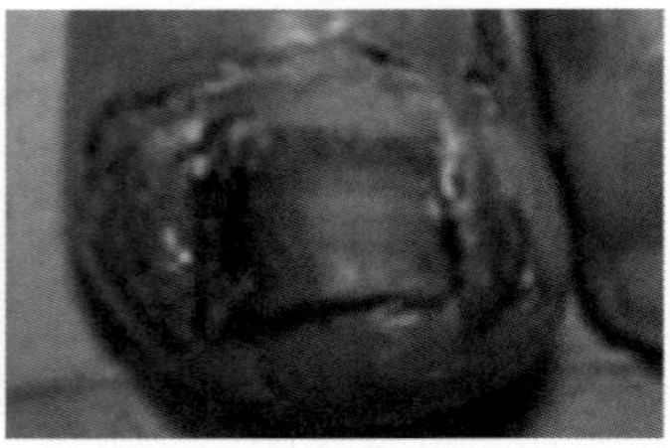

대처법: 세척, 거즈 보호, 테이핑

대처법: 스테로이드(외용), 동결 요법(액체 질소), 항균제 (내복), 냉각

대처법: 외과적 처치

※ 「이상사례 공통 용어 표준 v5.0 일본어 번역 JCOG판」과 「항EGFR 항체 제제에 의한 피부 장애 아틀라스」를 바탕으로 저자 작성.

(사진: Asia Pac J Clin Oncol. 2018;14:23–31. 에서 인용)

치료 2   이필리무맙   +   니볼루맙 병용 요법
(여보이)   (옵디보)

◎ **투여 스케줄(1코스 6주간)**

· 이필리무맙 1mg/kg day1
· 니볼루맙 360mg/body day1, 22

※ 니볼루맙은 2주간마다 투여하는 법(240mg/body를 day1, 15, 29에 투여)도 가능.

◎ **어떤 환자에게 사용하는가?**

절제 불능 진행 · 재발 비소세포 폐암

◎ **주의해야 할 부작용은?**

간질성 폐 질환, 간 기능 장애, 신장 기능 장애, 대장염, 소화관 천공, 심근염, 극증형 1형 당뇨병 등의 irAE

여기서는 irAE 중 하나인 **간 기능 장애**의 관리에 대해 자세히 설명한다.

간 기능 장애

발현 빈도 · 특징

● 간 기능 장애(극증 간염, 간 부전, 간염, 경화성 담관염 포함)의 발현률(모든 Grade)은 20.5%, Grade 3 이상은 10.7%, 발현 시기 중간값은 50.0일(1~1062일)이라고 보고되고 있다[11].

● 주로 무증후성 간 기능 검사치 이상(AST, ALT나 빌리루빈의 상승)이지만[12], 황달[13], 피로, 탈력감, 발열, 구토, 소양감 등을 일으키는 경우도 있다[14].

평가 포인트

● 간 기능 이상의 원인은 알코올성, 바이러스성, 약제성, 암 자체의 악화 등 다방면에 걸쳐 있기 때문에 감별이 중요하다. 간 기능 추이와 병용 약제의 개시 시기, 보충제나 건강식품, 알코올 섭취 유무 등을 확인한다. 치료를 시작하기 전에 B형 간염 바이러스 감염 유무를 확인하는 것도 중요하다.

치료

● irAE에 의한 간 기능 장애의 경우, 스테로이드를 이용한 치료가 기본이 된다.

● 경증(Grade 1)의 경우에는 간 기능을 모니터링하면서 ICI를 계속한다.

● 중등증(Grade 2)의 경우에는 ICI 투여는 중단되고 증상 개선 목적으로 스테로이드(0.5-1.0mg/kg/일의 정주 프레드니솔론 또는 그 등가량의 경구약)를 투여한다[11]. 간 기능이 베이스라인 시의 상태 또는 Grade 1로 회복되었다고 해도 재연 위험이 있기 때문에 1개월 이상에 걸쳐 스테로이드를 점차 줄여 간다. 스테로이드 투여로 개선되지 않는 경우, 중증(Grade 3)의 경우는 면역 억제제 병용을 검토한다[11].

● 스테로이드를 장기간 투여하게 되기 때문에 주폐포자충 폐렴 등의 기회 감염에 주의가 필요하다.

● 프레드니솔론 20mg/일 이상, 4주 이상 투여를 받는 경우, 주폐포자충 폐렴 예방이 권장되고 있다[15]. 제1선택은 ST합제(설파메톡사졸 400mg/트리메토프림 80mg, 1~2정/일을 매일 또는 주 3일)이지만, 약진(藥疹) 등의 부작용 이력으로 사용할 수 없는 경우에는 아토바콘(상품명 삼티렐, 1500mg/일을 매일 복용)이 처방된다.

● irAE에 대한 스테로이드 투여는 장기간이 되는 경우가 많다. 주폐포자충 폐렴은 치사율이 높기 때문에 ST합제가 처방되었을 경우에는 자기 중단하지 않도록 환자에게 설명하는 것과 동시에, 복약 순응도를 평가해 가는 것이 중요하다.

면역 관련 이상사례(immune-related Adverse Events: irAE)란?

암세포에는 면역의 공격으로부터 벗어나 자신을 지키는 장치(면역 도피 기구)가 있다. 면역체크포인트 억제제(ICI)는 이 기구에 작용하여 암세포에 의해 억제된 면역세포를 다시 활성화함으로써 항종양 효과를 발휘한다. 한편, 면역의 과활성화에 의해 정상세포가 장애를 받는 경우가 있는데, 이러한 것들을 총칭하여 irAE라고 한다. 전신 어느 신체 부위에서도 발생할 가능성이 있으며, 증상은 간질성 폐 질환, 간 기능 장애, 신장 기능 장애, 내분비 장애, 설사·대장염, 피부염 등 다방면에 걸친다.

세포독성 항암제나 분자 표적약에 의한 부작용과는 달리, 발병 후 단시간에 중증화하거나 ICI의 치료 종료 후 반년 이상 경과하여 발증하는 경우도 있다. 예방법은 현시점에서는 없으며, 치료법으로는 스테로이드나 면역 억제제 등이 이용된다. 조기 발견·조기 대응이 대원칙이며, 환자 교육 철저화와 대응 절차 정비가 중요하다.

(참고 : 후생노동성 「면역 체크포인트 억제제에 의한 면역 관련 이상사례 대책 매뉴얼」 2022년 2월)

약국에서 팔로업의 포인트는?

폐암 약물 요법 팔로업 포인트의 하나로 순응도를 들 수 있습니다. 폐암에 이용하는 분자 표적 약물의 대부분은 경구 약물이기 때문에 복약 순응도 유지가 치료 효과로 직결됩니다. 하지만 이번에 다룬 오시멜티닙 등의 EGFR 억제제의 경우에는 손발톱 주위염 등의 피부 장애에 의해 복약 순응도가 현저하게 저하되는 경우가 있습니다. 이러한 증상 완화를 위해 처방되는 외용 스테로이드, 보습제 등의 외용약도 도포 부위 · 양 · 횟수 등 적절히 사용하지 않으면 충분한 효과를 얻을 수 없습니다. 또한 이 글에서 다룬 ICI 치료에서는 irAE에 대한 경구 스테로이드와 주폐포자충 폐렴 예방을 위한 ST합제 투여 등 복약 순응도 유지가 생존을 좌우하는 경우도 있습니다. 약국에서는 첫회 복약지도를 하는 것뿐 아니라, 처방약의 순응도를 지속적으로 평가하여 적정 사용에 기여하는 것이 요구됩니다.

인용문헌

1) 일본폐암학회「폐암 진료 가이드라인 악성 흉막 중피종 · 흉선 종양 포함 2022년판」(카네하라출판)

2) NEnglJMed.2018;378:113-25.

3) NEnglJMed.2020;383:1711-23.

4) N Engl J Med.2019;381:2020-31.

5) Ann Oncol.2021;32:917-25.

6) Jpn J Clin Oncol. 2019;49:29-36.

7) 타그리소정 사용 성적 조사 최종보고(2016년 3월 28일~2018년 8월 31일)

8) J Am Acad Dermatol. 2013;69:463-72.

9) Int J Dermatol. 2012;51:223-32.

10) 의학의 걸음(医学のあゆみ) 2012; 241 : 567-72.

11)「옵디보 · 여보이 적정 사용 가이드」

12) Onconlogist.2016;21:1230-40.

13) Am J Surg Pathol. 2015;39:1075-84.

14) Invest New Drugs. 2013;31:1071-7.

15) Arch Intern Med. 1995;155:1125-8.

유방암 약물요법의 기초지식

오자키 유키노리(암연구회 아리아케병원 유선내과/첨단의료개발과)

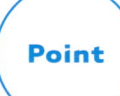

Point

▶ 약물요법은 주로 네 가지 하위 유형에 대응하여 선택되며, 내분비 요법, 화학 요법, 분자 표적 약물을 조합하여 수행한다.

▶ 수술 전 또는 수술 후 안트라사이클린계 + 탁산계 약물의 레지멘은 모든 하위 유형에서 표준으로 사용된다.

▶ 최근, 수술 전 화학 요법 후의 병리 결과에 따라 수술 후 치료를 선택하는 대응 가이드(response guide) 치료 전략이 보급되고 있다.

---

1. 역학

일본인 여성의 유방암 진단 수는 연간 9만명을 넘는다(「국립암연구센터 암정보 서비스」 2019년). 부위별 이환수는 일본인 여성의 제1위이며, 11명 중 1명이 일생 중 유방암을 이환한다고 추정되고 있다. 한편, 사망자 수는 일본인 여성의 제6위(2020년)로, 적절한 치료로 근치를 얻을 가능성은 비교적 높다.

연령별 이환율은 30대부터 증가하며 45~49세가 가장 많고 그 다음으로 60~64세가 많다. 조사망률, 연령조정 사망률 모두 1960년대 이후 일관되게 증가 경향에 있다.

유방암의 위험 인자로는 고(高)에스트로겐 상태가 있으며, 초경 연령이 이르고, 폐경 연령이 늦고, 출산 이력이 없고, 출산 연령이 늦고, 수유력이 없고, 호르몬 보충요법 이력이 있는 것 등을 들 수 있다.

암 억제 유전자의 하나인 BRCA1, BRCA2 유전자의 병적 변이를 가진 사람은 높은 비율로 유방암, 난소암을 발증한다(유전성 유방암 난소암 증후군: HBO C).

2. 중다양식(multimodal) 진료의 중요성

원발성 유방암의 치료는 국소요법인 수술 및 방사선 치료와, 전신요법인 약물요법(내분비[호르몬]요법약, 세포독성 항암제, 사이클린 의존성 인산화효소[CDL] 4/6 억제제, 항HER2 항체 등의 분자 표적제에 의한 치료)으로 구성되어 있다. 유방암의 다양한 특성에 대응한 적절한 치료를 하기 위해 이러한 것들을 조합한 중다양식 치료를 하고 있다.

그중에서도 약물요법의 진보는 눈부셔, 최근 다양한 신규 약제와 치료 전략 개발이 진행되고 있어 치료 성적이 향상되고 있다. 동시에, 신규 치료에 동반한 이상 사례에 대한 관리의 중요성이 증가하고 있어 약사의 역할이 점점 커지고 있다.

3. 병기(病期) 분류와 치료법의 전체 그림

유방암의 진행도는 'T: 원발소의 크기', 'N: 림프절 전이', 'M: 원격 전이의 유무'에 의해 평가되며, 병기는 스테이지0~IV로 분류된다(일본유방암학회 「유방암 취급 규약 (제18판)」). 스테이지0은 비침윤암, 스테이지I~III는 조기 또는 국소 진행 유방암 (원격 전이를 동반하지 않음), 스테이지IV는 원격 전이를 수반하는 유방암이다.

임상적으로 T는 시촉진(視觸診), 유방 조영술 및 초음파 검사 등의 영상 진단에 의해 종합적으로 진단한다. N은 가장 전이될 가능성이 높은, 같은 쪽에 있는 림프절(액와 림프절·흉골방 림프절·쇄골 림프절)을 영상검사나 세포진 등의 검사를 포함하여 진단한다. M은 유방암의 전이가 일어나기 쉬운 뼈·폐·간 등에 대한 영상 진단에 의해 진단한다.

병기에 따른 치료 방침의 알고리즘을 **그림1**에 나타내었다. 비침윤암(스테이지0)의 예후는 매우 양호하므로 수술(±방사선 치료)이 주체가 된다.

스테이지I~III의 증례에 대해서는 국소요법으로서 수술(±방사선 치료)과, 전신요법으로서 약물 요법을 조합한 중다양식적 치료가 수행된다.

주술기(수술 전 또는 수술 후)에 수행되는 약물요법의 목적은 아직 검사에서 발견되지 않은 잠재적인 '미세 전이'를 제어하여 유방암을 근치하는 것에 있다. 유방암에 대한 약물요법의 종류에는 내분비(호르몬)요법, 화학요법(세포독성 항암제에 의한 치료), 그리고 분자 표적약에 의한 치료가 있는데, 모두 무재발 생존 기간 및 전체 생존 기간을 개선하는 것으로 나타났다.

주술기의 화학요법은 수술 전에 해도 수술 후에 한 경우와 비교하여 예후가 동일하다는 것이 알려져 있다. 최근에는 수술 전 화학요법을 적극적으로 실시하고 그 치료 효과에 대응하여 수술 후 약물요법을 선택하는, 소위 대응 가이드 치료 전략이 보급되어 표준적으로 행해지고 있다.

스테이지IV와 전이 재발 유방암은 치유 곤란하기 때문에 치료의 목적은 증상 완화·QOL 유지 향상·생명 예후의 연장이며, 약물요법이 치료의 주체가 된다. 실제 치료에 있어서는 증상의 유무, 전신 상태, 기왕력, 종양의 생물학적 특성(하위 유형 등), 전이 장기 등 암의 상태, 지금까지의 치료력 등을 종합적으로 평가하여 과학적 근거를 참조하면서 환자의 가치관과 희망에 기반하여 방침을 결정할 필요가 있다.

그림 1. 유방암 병기별 치료 지침

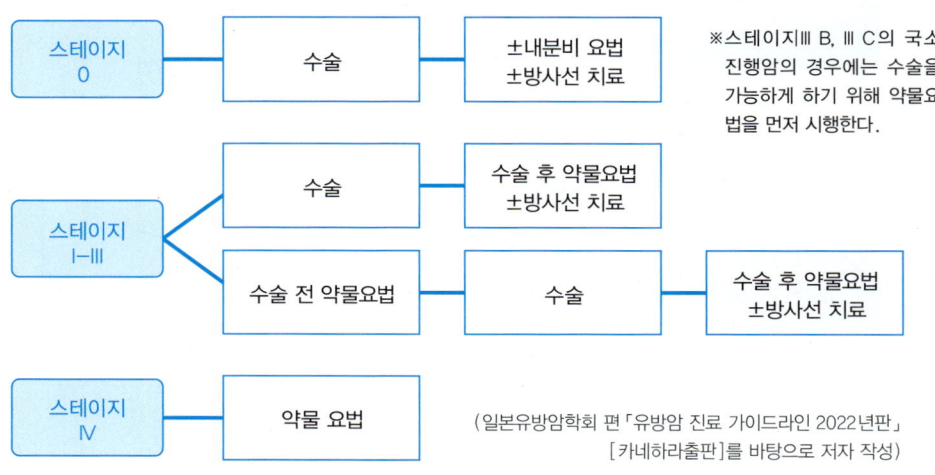

※스테이지III B, III C의 국소 진행암의 경우에는 수술을 가능하게 하기 위해 약물요법을 먼저 시행한다.

(일본유방암학회 편 「유방암 진료 가이드라인 2022년판」 [카네하라출판]를 바탕으로 저자 작성)

그중에서도 약물요법 선택에서 가장 중요한 요인 중 하나가 유방암의 하위 유형이다. 유방암은 유방암 세포의 호르몬 수용체 발현 유무, 암세포의 증식과 관계하는 단백질인 HER2 유전자의 증폭 또는 단백질 과잉 발현의 유무, 증식 속도 등에 의해 주로 네 가지 하위 유형으로 분류된다(**그림2**).

전체 유방암의 약 70~80%는 호르몬 수용체 양성으로, 호르몬 의존성 증식을 보인다. 호르몬 수용체에는 에스트로겐 수용체(estrogen receptor ER)와 프로게스테론 수용체 (progesterone receptor : PgR)가 있다. ER은 예후 예측 인자이면서 내분비 요법의 치료 효과 예측 인자이기도 하다.

ER 또는 PgR의 발현 상황은 면역조직화학법(IHC법)에 의해 평가하고, 보통은 ER and/or PgR 양성 세포율 1% 이상을 '호르몬 수용체 양성'이라고 판정하고, 내분비 요법의 적응으로 판단한다. 내분비 요법의 내용은 후술하는데, 폐경 전과 폐경 후로 나누어 생각할 필요가 있다.

또한 모든 유방암의 약 15-25%에서 HER2 유전자 증폭 또는 단백질 과잉 발현이 확인된다. 단백질 과잉

발현을 보는 IHC법에서 3+ 또는 2+이며, 또한 유전자 증폭을 보는 ISH(in situ hybridization)법에서 HER2 유전자 증폭을 확인하는 경우를 「HER2 양성」이라고 진단하고, 항HER2 항체의 적응이라고 판단한다. IHC법 평가에서 "호르몬 수용체 음성" 및 "HER2 음성"이 된 경우, 삼중 음성 유방암이라고 진단하는데, 기존의 내분비 요법이나 항HER2 항체는 적응이 되지 않는다(**그림 2**).

4. 주술기 유방암에 대한 약물요법

① 내분비(호르몬) 요법

폐경 후 호르몬 수용체 양성 유방암 수술 후의 경우에는 아로마타제 억제제(아나스트로졸 [상품명 아리미덱스 등]), 레트로졸[페마라 등], 엑스메스탄[아로마신 등]의 5~10년간 투여가 표준적이다. 또한 호르몬 수용체 양성 · HER2 음성 유방암에서 림프절 전이가 4개

그림 2. 하위 유형 분류에 따른 주요 약물 선택 : 주술기 치료

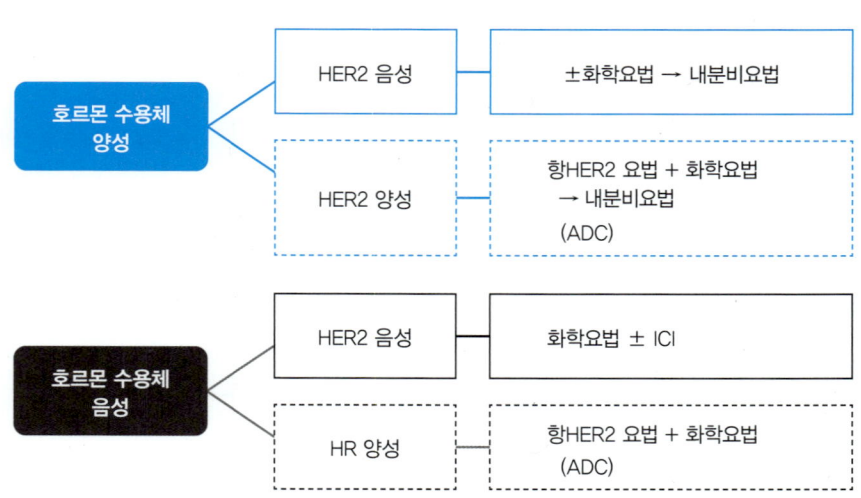

ADC 항체 약물 복합체   ICI: 면역 체크포인트 억제제

(일본유방암학회 편 「유방암 진료 가이드라인 2022년판」 [카네하라출판]을 바탕으로 저자 작성)

이상인 경우, 또는 림프절 전이가 1~3개이고 조직학적 등급(병리 진단에 의한 암의 악성도 분류로, 등급 1~3으로 평가하는데, 3이 가장 악성도가 높음)이 3이거나 종양 지름이 5cm 이상인 경우에는 수술 후 내분비 요법과 병용하여 사이클린 의존성 인산화효소(CDK) 4/6 억제제인 아베마시클립(버제니오)의 2년 투여가 권장되고 있다[1](71페이지 **증례1** 참조).

폐경 전 호르몬 수용체 양성 유방암에 대한 수술 후 내분비 요법으로는 항에스트로겐약인 타목시펜 구연산염(놀바덱스 등)이 표준적으로 투여되고 있다. 타목시펜의 투여 기간은 개별 환자의 위험·이익 및 부작용 등을 고려하여 5~10년간의 투여가 권장되고 있다. LH-RH (황체 형성 호르몬 방출 호르몬) 작용제인 고세렐린 초산염(졸라덱스), 류프로렐린 초산염(루프린)의 병용은 재발 고위험 환자와 젊은 유방암 환자에게 실시된다(일본유방암학회 「유방암 진료 가이드라인 2022년판」).

② **화학요법**

화학요법은 종양의 생물학적 특징과 재발 위험 등을 고려하여 적응을 판단한다. 삼중 음성 유방암 및 HER2 양성 유방암에서는 많은 경우, 화학요법의 적응이 된다. 호르몬 수용체 양성 HER2 음성 유방암에서는 주로 임상병리학적 인자로부터 치료 효과와 재발 위험을 고려하여 화학요법의 적응을 검토한다. 예후 예측이나 화학요법의 적응을 검토하기 위한 다유전자 분석(Oncotype DX 등)이 사용되는 경우가 있다.

안트라사이클린계 약물(독소루비신 염산염[독실, 아드리아신 등], 에피루비신 염산염[파모루비신 등]) 및 탁산계 약물(파클리탁셀[탁솔 등], 도세탁셀[탁소텔 등])의 세포독성 항암제를 핵심 약제로 한, 단제 또는 다제 병용요법이 표준적이다. 다제 병용요법의 주요 레지멘은 독소루비신과 시클로 포스파미드 수화물(엔독산)을 병용하는 **AC요법**, 에피루비신과 시클로 포스파미드를 병용하는 **EC요법**에 탁산계 약을 병용하는 레지멘이 있다.

투여 스케줄로는, 보통은 3주마다 투여하지만, 안트

유방암

dose-dense 화학요법이란？

표준 레지멘보다 짧은 간격으로 투여하는 레지멘에 의한 치료를 말한다. 일반적으로 AC요법과 EC요법 등의 레지멘에서는 백혈구 감소의 회복에 약 3주가 걸리므로 3주마다 약물을 투여하지만, dose-dense 화학요법에서는 2주마다 투여한다. 과립구 집락 자극 인자(G-CSF) 제제를 예방적으로 투여함으로써 백혈구 수의 회복을 빠르게 하여 투여 간격을 단축하고 투여하는 것이 가능해졌기 때문이다. 암세포에 회복의 기회를 주지 않고 효과적으로 암세포를 공격할 수 있다고 생각되며, 다양한 임상시험에서 재발 억제 효과와 생존 기간 연장이 확인되고 있다.

「유방암 진료 가이드라인 2022년판」에서도 "재발 위험이 높고 충분한 골수 기능을 가진 증례"에 G-CSF 제제를 병용하여 dose-dense 화학요법을 실시하는 것이 강력하게 권장되고 있다. dose-dense 화학요법의 장점은 치료 효과가 높다는 것, G-CSF 제제를 병용하기 때문에 발열성 호중구 감소증의 발증이 적다는 것, 치료기간을 단축할 수 있다는 것 등이다. 단점은 내원 횟수의 증가와 비용, 이상사례(주로 비혈액 독성)가 증가할 가능성이 있다는 것 등이므로 균형을 고려할 필요가 있다.

라사이클린계 약 및 파클리탁셀을 2주마다 투여하는 dose-dense 요법도 표준적인 선택지가 되고 있다(별도 게재 기사). 이 경우, 발열성 호중구 감소증 발병 예방을 위해 과립구 집락자극인자(G-CSF) 제제의 병용이 전제가 된다.

재발 위험이 그다지 높지 않은 경우에는 도세탁셀과 시클로 포스파미드를 병용하는 **TC요법** 등 안트라사이클린계 약물을 포함하지 않는 레지멘도 표준적인 선택지가 되고 있다.

또한 절제 가능한 삼중 음성 유방암에 대해서는 면역 체크포인트 억제제인 펨브롤리주맙(유전자 재조합)(키트루다)과의 병용요법의 유효성이 제시되어 주술기 치료의 표준적 선택지가 되고 있다[2].

③ 항HER2 치료법

항HER2 요법에 사용되는 약물에는 트라스투주맙(유전자 재조합)(허셉틴 등)과 퍼투주맙(유전자 재조합)(퍼제타)이 있다.

HER2 양성 유방암의 수술 후 치료로서, 종양 지름이 1.0cm보다 큰 종양에 대해서는 항HER2 항체인 트라스투주맙+화학요법 투여가 강력히 권장된다. 림프절 전이 양성 등 위험이 높은 증례에는 안트라사이클린계 약물의 레지멘 및 트라스투주맙과 퍼투주맙을 병용하는 항HER2 요법+탁산계 약물(파클리탁셀 또는 도세탁셀)의 투여가 표준적으로 시행된다.

트라스투주맙의 주요 부작용은 약물 투여 시의 과민반응 중 하나인 주입 관련 반응(143페이지 참조)과 심독성이다. 주입 관련 반응은 트라스투주맙의 최초 투여 시 약 40% 정도의 비율로 출현하는데, 대부분은 경미한 발열·오한이다. 심독성은 가역성이고, 2~4% 정도로 확인되며, 안트라사이클린계 약과 항HER2 항체의 동시 병용은 실시하지 않는다. 항HER2 항체의 투여 기간은 수술 전 수술 후 합쳐서 1년간이 표준적이다.

또한 트라스투주맙+퍼투주맙을 병용한 수술 전 화학요법을 실시하고 수술 후 병리학적 완전 반응(pCR)을 얻을 수 없었던 경우, 트라스투주맙에 항종양 활성을 갖는 DM1이 결합한 항체 약물 복합체(ADC) 🔗 P.69인 트라스투주맙 엠탄신(유전자 재조합)(상품명: 캐사일라, T-DM1)의 수술 후 투여가 권장된다[3].

④ PARP 억제제

모든 유방암 환자의 5~10%는 BRCA 1/2 유전자 변이(병적 변이체)를 갖는 유전성 유방암 난소암 증후군(HBOC)이다.

BRCA 1/2 유전자의 병적 변이체를 갖는 HER2 음성 유방암은 고위험 증례이며, 이러한 케이스에 대해서는 수술 후 폴리ADP-리보오스중합효소(PARP) 억제제인 올라파립(린파자)의 투여가 권장된다.

유방암을 이미 발병하고 있으며 일정한 조건을 충족하는 경우에는 BRCA 유전자 검사가 보험 적용이 되는데, HBOC로 판명된 경우의 위험 저감 유방 절제술이나 난소 절제술도 보험 적용이 되고 있다.

5. 전이 재발 유방암에 대한 약물요법

치료의 목적은 증상 완화 및 연명이며, 약물 치료법을 주체로 한 치료를 실시한다. 주술기와 마찬가지로 4개의 하위 유형에 대응한 치료 선택이 수행된다(**그림3**).

① 내분비 요법

호르몬 수용체 양성 HER2 음성 유방암에 대해서는 임박한 생명의 위험이 없는 경우에는 내분비 요법에서 시작하는 것이 표준적이다. 폐경 후 유방암의 경우에는 1차 내분비 요법으로 아로마타제 억제제와 CDK4/6 억제제(아베마시클립[버제니오], 팔보시클립[입랜스])의 병용 요법이 강력하게 권장되며, 아로마타제 억제제 단제 또는 풀베스트란트(페솔로덱스) 단제도 선택지가 될 수 있다.

그림 3. 하위 유형 분류에 따른 주요 약물 선택 : 전이 재발 치료

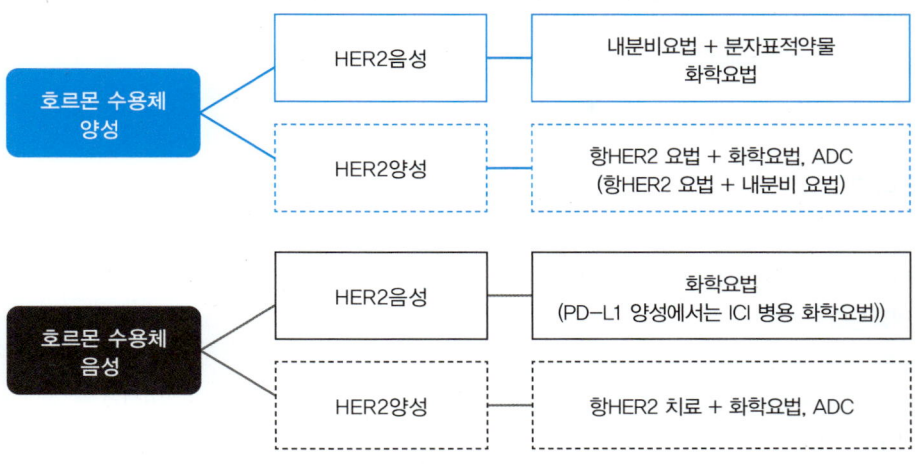

ADC 항체 약물 복합체   ICI: 면역 체크포인트 억제제

(일본유방암학회 편 「유방암 진료 가이드라인 2022년판」 [카네하라출판]을 바탕으로 저자 작성)

2차 내분비 요법으로는, 풀베스트란트+CDK4/6 억제제(CDK4/6 억제제 미치료의 경우), 풀베스트란트 단제, 엑스메스탄과 에베로리무스(아피니토)의 병용요법 등이 표준적이다.

한편, 폐경 전 유방암의 경우에는 난소 기능 억제를 실시하면서 폐경 후에 준하여 치료하는 것이 권장되고 있다.

② 화학요법

호르몬 수용체 양성 HER2 음성이고 내분비 요법 내성인 경우나 임박한 생명의 위험이 있는 경우, 또한 삼중음성 유방암에 대해서는 화학요법을 실시한다.

안트라사이클린계 약 또는 탁산계 약 미치료의 전이 재발 유방암에 대한 1차 화학요법으로는, 안트라사이클린계 약, 탁산계 약의 어느 쪽인가의 사용이 권장된다. 특히 파클리탁셀을 투여할 때에는 혈관 신생 억제제인 베바시주맙(유전자 재조합)(아바스틴)의 병용이 표준적인 선택지가 되고 있다.

또한 종양 조직을 이용한 IHC법에 의하여 면역 체크포인트 억제제의 치료 효과 예측 인자인 PD-L1(programmed cell death-ligand 1)의 발현 양성이라고 진단된 삼중 음성 유방암에 대해서는 아테졸리주맙(유전자 재조합)(티센트릭) + 파클리탁셀(알부민 현탁형)(아브락산), 또는 펨브롤리주맙(유전자 재조합)(키트루다) + 화학요법(파클리탁셀, nab-파클리탁셀 또는 카보플라틴[파라플라틴 등] + 젬시타빈 염산염(젬자 등))이 표준 치료이다[4,5].

2차 화학요법으로는 1차 화학요법에서 사용되지 않

📖 용어 해설 ─────────────────────────

[항체 약물 복합체 (ADC)] 항체와 약물(저분자 화합물)을 결합시킨 약제. 암세포의 표면에 발현하고 있는 표적 인자에 결합하는 항체를 통해 암세포에 직접 약물이 전달됨으로써 암세포에 대한 공격력은 높이고 약제의 전신 노출을 억제하는 효과가 있다.

은 안트라사이클린계 약, 탁산계 약에 더하여 에리불린 메실산염(할라벤), 테가푸르·기메라실·오테라실칼륨(S-1)(상품명 티에스원 등), 카페시타빈(젤로다 등) 등이 권장된다.

③ 항HER2 요법

HER2 양성 전이 재발 유방암에 대한 1차 치료는 트라스투주맙+퍼투주맙+도세탁셀(또는 파클리탁셀)의 병용요법이 권장된다[6].

2차 치료로는 HER2를 표적으로 한 신규 항체 약물 복합체인 트라스투주맙 델크스테칸(유전자 재조합)(엔허투)이 권장된다[7].

엔허투는 높은 효과가 제시되고 있지만, 구역질·구토 등의 소화기 증상이나 간질성 폐 질환의 발병이 문제가 되고 있다.

3차 치료 이후의 경우에는 캐사일라, 라파티닙 토실산염 수화물(타이커브)+카페시타빈 병용 요법, 트라스투주맙+기타 화학요법 등의 레지멘이 선택된다. 일본 국내에서는 퍼투주맙의 병용을 계속하는 것의 유효성에 대해 보고되어 있으며 치료 선택지로서 검토된다[8]. 또한 엔허투의 HER2 저발현 유방암에 대한 유효성도 제시되고 있어 향후 표준 치료가 될 전망이다[9].

증례에서 배우는
유방암 약물요법

오자키 유키노리(암연구회 아리아케병원 유선내과/첨단의료개발과)

여기에서는 유방암의 대표적인 약물요법을 다루고, 전형적인 증례의 경과와 외래에서의 관리에 대해 소개한다.

증례 1

48세, 여성.
오른쪽 유방암 호르몬 수용체 양성,
HER2 음성 스테이지 IIB

치료 AC-weeklyPTX 요법

아베마시클립+타목시펜 병용요법

48세 여성. 1년 전 검진에서 실시한 유방 초음파 검사에서는 이상을 지적받지 않았지만, 오른쪽 유방에 종기를 자각하여 이전 병원에서 진찰을 받았다. 침생검 결과, 침윤성 유관암(에스트로겐 수용체[ER] 90%, 프로게스테론 수용체[PgR] 90%, HER2 점수 1+)이라고 진단되어 우리 병원을 소개받고 진찰하게 되었다. 기왕력은 특별히 없음.

【주요 신체 진찰 소견】

전신수행상태(PS)는 0으로 전신 상태 양호. 신장 150cm, 체중 51kg, 체표면적 1.44m², 폐경 전. 오른쪽 유방 안쪽에 2.1×1.2cm의 종기를 촉지(觸知). 가동성 있는 겨드랑이 림프절 종대(腫大)를 촉지. 그 외 명백한 이상 소견은 확인할 수 없음. 혈액 검사에서는 명백한 이상 소견 없음. 심장 기능 이상 없음.

〈영상 소견〉

오른쪽 유방에 최대 직경 24mm의 종양, 오른쪽 겨드랑이 림프절 종대를 확인함. 원격 전이는 확인할 수 없음.

〈생검 병리 조직 검사〉

유방 종류(腫瘤): 침윤성 유관암(충실형), ER 90%, PgR 90%, HER2 점수 1+. 오른쪽 겨드랑이 림프절 천자 흡인 세포 진단으로 선암 진단.

【치료 경과 1】

본 증례는 폐경 전, 호르몬 수용체 양성 HER2 음성 유방암, cT2N1M0 스테이지IIB로 진단되었다. 호르몬 수용체 양성 HER2 음성 유방암이며, 표준 치료로는 수술을 선행하고 병리 결과를 확인한 후 수술 후 약물요법 검토, 또는 수술 전 약물요법 선행이 선택되는 케이스이다. 유선 외과 및 유선/종양 내과 컨퍼런스에서 본 증례는 림프절 전이 양성이라고 진단되었기 때문에 외래에서 수술 전 약물요법을 시행하는 방침이 되었다.

안트라사이클린계 약+탁산계 약의 표준적인 수술 전 약물요법으로 AC-weeklyPTX요법*을 시행.

※ AC-weeklyPTX 요법: 독소루비신 염산염[상품명 아드리아신 등] 60mg/m²+시클로 포스파미드 수화물[엔독산] 600mg/m²를 3주마다 투여×4회. 파클리탁셀[탁솔 등] 80mg/m²를 매주 투여×12회.

증례 1 [처방전1] 수술 전 약물 요법

① 【일반】 아프레피탄트 캡슐 125mg
   1회 1캡슐 (1일 1캡슐)
   1일 1회 아침식사 후 1일분 (투여 실일수)
   ※다음 점적 치료 전에 내복

② 【일반】 아프레피탄트 캡슐 80mg
   1회 1캡슐 (1일 1캡슐)
   1일 1회 아침식사 후 2일분 (투여 실일수)
   ※점적 2일째부터 내복 개시

③ 데카드론정 4mg
   1회 2정(1일 2정)
   1일 1회 아침식사 후 3일분 (투여 실일수)
   ※점적 2일째부터 내복 개시

④ 【일반】 메토클로프라미드정 5mg 1회 1정
   구역질 시 하루 3회까지 20회분

⑤ 【일반】 산화 마그네슘정 250mg 1회 2정
   변비 시 1일 3회까지 20회분

⑥ 【일반】 레보플록사신정 500mg 1회 1정
   발열 시부터 1일 1회 내복 개시
   해열되어도 전부 다 복용
   7회분

⑦ 린데론–V 연고 0.12% 5g
   하루 1~2회 혈관염 부위에 도포

증례 1 [처방전2] 수술 후 약물 요법

① 버제니오정 150mg 1회 1정(1일 2정)
   1일 2회 아침 · 저녁 식사 후 14일분

② 【일반】 타목시펜정 20mg
   1회 1정(1일 1정)
   1일 1회 아침식사 후 14일분

③ 【일반】 로페라미드 염산염 캡슐 1mg
   1회 1~2캡슐
   설사 시 자기 조절 가능 30회분

④ 비오스리 배합정 1회 1정 (1일 3정)
   1일 3회 아침 · 점심 · 저녁식사 후 14일분

⑤ 【일반】 메토클로프라미드정 5mg 1회 1정
   구역질 시 1일 3회까지 20회분

⑥ 【일반】 레보플록사신정 500mg 1회 1정
   발열 시부터 1일 1회 내복 개시
   해열되어도 전부 다 복용
   7회분

AC–weeklyPTX 요법은 특히 구역질 · 구토, 변비, 발열성 호중구 감소증(FN), 말초신경 장애, 심독성, 혈관통 등 부작용에 주의가 필요하다. 외래에서 지지 요법약으로는 아프레피탄트(에멘드 등), 덱사메타손(데카드론), 메토클로프라미드(프림페란 등), 산화 마그네슘(마그미트 등), 발열 시에 복용을 개시하는 레보플록사신 수화물(크라비트 등), 혈관염에 대하여 도포하는 외용 스테로이드 등을 처방했다(**처방전1**).

그 후 오른쪽 유방 부분 절제술+오른쪽 겨드랑이 곽청이 실시되었다. 수술 후 병리 결과에서는 침윤성 유관암(충실형), 침윤 직경 12×13mm, 림프절 전이 2/12, ER 80%, PgR 50%, HER2 점수 1+, Ki67 20%, 핵등급 3, 조직학적 치료 효과는 등급 1b(중등도의 효과 : 약 1/3 이상 2/3 미만의 침윤암 조직에 고도의 변화가 확

인됨)였다.

【치료 경과 2】

수술 전 화학 요법 후 림프절 전이는 2개로 양성이었고, 핵등급 3이었다. 또한 BRCA 유전학적 검사를 실시한 결과, BRCA 병적 변이는 인정되지 않아 올라파립(린파자)의 적응은 없다고 판단. 유방 부분 절제술 후이므로 방사선 치료(유방 조사(照射))를 실시하기로 했다.

본 증례는 사이클린 의존성 인산화효소(CDK) 4/6 억제제인 아베마시클립(버제니오)의 수술 후 2년간 투여의 효능을 보여주는 monarchE 시험의 적격 증례(호르몬 수용체 양성 HER2 음성 유방암에서 림프절 전이 4개 이상인 경우, 또는 림프절 전이 1~3개이고 조직학적 등급 3 또는 종양 직경 5cm 이상)이며 재발 고위험

이기 때문에 방사선 치료 후에 아베마시클립를 2년간, 타목시펜 구연산염(놀바덱스 등)을 10년간 투여하는 방침이 되었다 (**처방전2**).

아베마시클립의 주의해야 할 주요 부작용으로 설사, 심부정맥 혈전증, 간질성 폐렴, 간기능 장애 등을 들 수 있다[10]. 설사는 전체 Grade에서 82.2%, Grade 3은 7.6%라고 보고되고 있으며, 중증례는 비교적 적지만 조기부터의 관리가 중요한 부작용이다. 정장약 병용 혹은 설사 시 지사약 내복 방법 등을 미리 지도해 둘 필요가 있다.

또한 심부정맥 혈전증은 전체 Grade에서 2.3%, Grade 3 이상은 1.2%라는 보고가 있는데, 발증 빈도는 낮지만 하지부종, 하지통 등 심부정맥 혈전증을 의심하는 증상에는 주의를 해야 한다.

나아가, 간질성 폐렴은 전체 Grade에서 2.7%, Grade 3 이상 0.3%라고 보고되고 있다. 이것도 발증 빈도는 낮지만 중증화될 가능성이 있기 때문에 발열, 기침 등의 증상에는 주의를 하도록 투여 전부터 환자에게 전해 둔다.

항에스트로겐약인 타목시펜은 세포독성 항암제나 아베마시클립 등에 비해 부작용은 경도인 경우가 많으며, 홍조나 발열 등의 갱년기 증상, 월경 이상이 일어나는 경우가 있기 때문에 투여 전부터 전달해 두는 것이 좋다. 갱년기 증상이나 월경 이상에 대해서 유효성이 제시된 약제는 없어 증상 컨트롤은 어려운 경우가 많다. 장기 내복에 동반하여 자궁체암 위험과 자궁 내막증 발생 위험이 있다는 것도 설명하고, 정기적인 부인과 검진을 권장한다. 그 외, 혈전증 위험에 대해서도 설명할 필요가 있다.

아베마시클립와 타목시펜 복용 개시 후, 주로 발현 빈도가 높은 설사 증상의 셀프 매니지먼트 상황과 혈액 검사 데이터 확인을 위해 14일 후에 외래 재진료를 하기로 하였다. Grade 2 정도의 설사는 며칠 있었지만 위중한 설사는 없고, 로페라미드 염산염(로페민 등)을 며칠 내복한 후, 컨트롤 양호했다.

그 때문에 그 이후는 1개월마다 외래 팔로우업을 하

였다.

증례 1의 포인트

2년간 아베마시클립를 투여하는 데 있어 설사를 비롯한 소화기 증상의 관리가 중요하다. 단, 로페라미드 복용으로 인해 거꾸로 변비가 생기게 되는 경우도 있기 때문에 정장약을 처음부터 예방적으로 사용하는 것도 좋은 선택지라고 생각한다.

증례1은 처음부터 정장약을 사용하고 있었고, 또한 설사 시에 로페라미드를 적절한 타이밍에 사용할 수 있었던 것도 있어서 위중한 설사는 발증하지 않고 치료를 계속할 수 있었다.

증례2

58세, 여성. 왼쪽 유방암 삼중 음성 스테이지 IIIA

치료 dose-dense EC-dose-dense PTX 요법

왼쪽 유방에 종류(腫瘤)를 자각하여 인근 의료 기관에서 진찰을 받았다.

침생검 결과, 침윤성 유관암(ER 0%, PgR 0%, HER2 점수 0)이라고 진단되어 우리병원에 소개받고 진찰하게 되었다. 기왕력은 없음.

【주요 신체 진찰 소견】

PS는 0, 신장 155cm, 체중 54kg, 체표면적 1.51m², 폐경 후. 왼쪽 유방 외측에 5.5×3.2cm의 종류(腫瘤)를 촉지(觸知). 가동성 있는 겨드랑이 림프절 종대(腫大)를 촉지. 기타, 명백한 이상 소견은 확인되지 않음.

〈혈액 검사〉
종양 마커 CEA, CA15-3 높은 수치. 기타, 명백한 이상 소견 없음.

〈영상 소견〉

왼쪽 유방에 최대 직경 53mm의 종양, 왼쪽 겨드랑이 림프절 종대(腫大)를 확인하였다. 폐, 간, 뼈에는 전이를 의심하는 소견을 지적할 수 없었다.

〈생검 병리 조직 검사〉

유방 종류(腫瘤): 침윤성 유방암(scirrhous type), ER 0%, PgR 0%, HER2 점수 0, 왼쪽 겨드랑이 림프절 천자흡인 세포 진단으로 선암이라고 진단.

【치료 경과 1】

폐경 후, 삼중 음성 유방암, cT3N1M0 스테이지ⅢA로 진단. BRCA 유전학적 검사의 보험 적용 대상자이기 때문에 검사를 실시한 결과, BRCA 병적 변이를 확인하지 못했다. 수술 전 화학 요법을 실시하고 병리 결과에 따라 수술 후 요법을 검토하는 대응 가이드(response guide) 치료 전략을 고려하여 외래에서 수술 전 약물요법을 하는 방침이 되었다.

수술 전 약물 요법으로, dose-dense EC-dose-dense PTX요법*(1코스 2주간)을 4코스 실시.

※dose-dense EC-dose-dense PTX 요법 에피루비신 염산염(파모루비신 등) 90mg/m²+시클로 포스파미드 수화물(엔독산) 600mg/m²를 2주마다 투여×4회, 파클리탁셀(탁솔 외) 175mg /m²를 2주마다 투여×4회, 과립구 집락자극인자(G-CSF) 제제 병용. 1코스 2주간.

이 레지멘에서 특히 주의해야 할 부작용은 구역질·구토, 변비, 발열성 호중구 감소증, 골통, 혈관통 등이다. 최근에는 day2, 3의 덱사메타손을 투여하지 않고, 올란자핀(자이프렉사 등)이 사용되는 경우도 많다. 올란자핀을 처방할 때에는 당뇨병이 금기임에 주의한다. 또한 환자에게 설명할 때에는 통합실조증과 우울증 등 정신 질환에 대해 처방하고 있는 것이 아니라, 화학 요법의 구역질·구토에 대한 약제임을 알려주도록 한다(**처방전1**).

수술 전 약물 요법을 실시한 후, 왼쪽 유방 전적술 + 왼쪽 겨드랑 곽청을 시행. 수술 후 병리 결과는 침윤성 유관암(scirrhous type), 침윤 직경 5×3mm, 림프절 전이 1/12, ER 0%, PgR 0%, HER2 점수 0, Ki67 70%, 핵 등급 3, 조직 학적 치료 효과 등급 2a (고도의 효과 : 약 2/3 이상의 침윤암 조직에 고도의 변화가 확인되는 경우. 다만, 침윤암의 잔존은 분명하다)이었다.

【치료 경과 2】

dose-dense EC-dose-dense PTX 요법의 표준적인 수술 전 화학요법이 수행된 후, 침윤암의 잔존이 보였다. 또한 BRCA 병적 변이체는 확인되지 않았기 때문에 올라파립의 적응은 되지 않는다. 재발 위험이 높아 수술 후 카페시타빈(젤로다 등)을 반년간(6~8 사이클) 투여하는 방침이 되었다.

주요 부작용으로, 수족 증후군, 설사, 골수 억제, 구내염, 간 기능 장애 등이 있다. 특히 수족 증후군은 전체 Grade에서 50% 정도, Grade 3은 10% 정도로 발증하므로 주의해야 할 부작용이다. 경도인 것은 발적, 색소 침착에 머물지만, 고도인 것은 동통을 동반하여 발적, 부종, 수포, 미란을 형성한다. 통증이 동반되어 보행이 곤란해지는 경우도 있어 일상생활에 크게 영향을 준다. 따라서 사전에 보습제, 외용 스테로이드를 처방해 둔다. 설사는 전체 Grade에서 20% 정도로 되어 있어 증상 발현 시에 즉시 사용할 수 있도록 로페라미드를 처방했다(**처방전2**).

카페시타빈의 투여 스케줄은 2주 내복 1주 휴약으로 하고, 3주마다 외래 통원을 계속하게 하였다. 설사 증상은 없고, 3코스째부터 Grade 2 정도의 수족 증후군 증상이 출현했지만, 보습제나 외용 스테로이드를 적극적으로 사용하여 증상은 중증화하지 않고, 치료를 계속할 수 있었다.

증례 2의 포인트

G-CSF제 투여를 전제로 하는 2주마다의 dose-dense EC(AC)-dose-dense PTX요법은 기존의 3주마다의 화학요법과 비교하여 예후를 개선시킨다는 것이 여러 임상시험 및 메타 분석에서 보고되었다[11, 12]. 재발 위험 저하를 목적으로 본 증례에서는 dose-dense EC-dose-dense PTX 요법이 선택되었다.

메타 분석 결과에서는 dose-dense 레지멘은 3주마다의 화학요법과 비교하여 발열성 호중구 감소증 증가나 감염에 의한 사망률의 증가는 확인되지 않았다. 한편, dose-dense 레지멘과 관련된 주폐포자충 폐렴의 발증이 보고되었다[13].

dose-dense 레지멘 투여 중, 특히 안트라사이클린계 약의 3~4코스째 투여 후에 발열이나 기침 증상을 호소한 경우, 또한 레보플록사신 복용에 의해서도 개선되지 않는 경우 등에서는 주폐포자충 폐렴 가능성을 고려해야 한다.

미국에서는 발병률 0.6%이라고 보고되고 있지만, 일본에서는 그보다 높다고 하는 보고도 있으며, 리스크 인자, 예방법 등을 포함해 아직 밝혀지지 않은 것이 많다. dose-dense 레지멘 투여 중 호흡기 증상에는 주의해서 대응할 필요가 있다.

인용문헌 ————————

1) Ann Oncol.2022;33:658.
2) N Engl J Med.2022;386:556-67.
3) N Engl J Med.2019;380:617-28.
4) Lancet Oncol.2020;21:44-59.
5) N Engl J Med.2022;387:217-26.
6) Lancet Oncol.2013;14:461-71.
7) N Engl J Med.2022;386:1143-54.
8) Cancer Sci.2022;113:3169-79.
9) N Engl J Med.2022;387:9-20.
10) J Clin Oncol.2020;38:3987-98.
11) Lancet.2015;385:1863-72.
12) Lancet.2019;393:1440-52.
13) Breast Cancer Res Treat.2015;154:359-67.

유방암 약물요법의 부작용 관리

토모마츠 타쿠야(암연구회 아리아케병원 약제부)

유방암의 약물요법에는 내분비요법약, 세포독성 항암제, 분자 표적약이 있으며, 유방암의 하위 유형 분류에 따라 이러한 것들을 조합하여 실시된다. 특히 주술기의 약물요법은 전세계 유방암 전문의가 모여 초기 치료 지침의 합의를 얻는 'St. Gallen 컨센서스 회의' 등도 개최되어 치료법이 확립되어 있다. 최근, 치료 강도가 높은 세포독성 항암제 병용요법이 통원 치료에서 행해지고 있기 때문에 신중한 모니터링이 필요하다.

다루는 치료

◎ 아베마시클립(버제니오) + 타목시펜 구연산염(놀바덱스 등) 병용요법

◎ dose-dense 에피루비신 염산염(파모루비신 외) + 시클로 포스파미드 수화물(엔독산) 병용요법(EC 요법)

주로 다루는 부작용

설사, 간질성 폐질환, 구역질 · 구토, 발열성 호중구 감소증

약학 관리 포인트

▶ 유방암의 주술기 치료는 암의 재발을 방지하고 근치를 목표로 하는 치료이며, 치료 강도를 유지하고 완수하는 것이 목표가 된다.

▶ 아베마시클립에 의한 설사의 발현률은 80% 이상이다. 지사제의 적절한 복용, 아베마시클립의 용량 조절을 실시하고 치료를 계속하는 것이 중요하다. 위중한 부작용인 간질성 폐질환에 대해서는 환자에게 안정 시의 호흡 곤란, 발열 등의 초기 증상에 대해 설명하고, 정기적인 폐 영상 평가를 실시하여 조기 발견에 노력한다.

▶ dose-dense EC 요법은 재발 위험이 높은 환자에게 적용되기 때문에 적절한 지지 요법을 실시하고 치료 강도를 유지하는 것이 중요해진다.

치료 1	아베마시클립 + 타목시펜 병용 요법
	(버제니오)　　　(놀바덱스 등)

◎ **투여 스케줄**

· 아베마시클립

보통 개시 시에는 1회 150mg을 1일 2회 경구 투여
(수술 후 치료의 경우, 투여 기간은 24개월)

· 타목시펜

보통 개시 시에는 1회 20mg을 1일 1회 경구 투여
(수술 후 치료의 경우 내분비 요법의 투여 기간은
5~10년이 표준적)

◎ **어떤 환자에게 사용하는가?**

호르몬 수용체 양성 및 HER2 음성의 진행 재발 유
방암

호르몬 수용체 양성 및 HER2 음성 재발 높은 위험
유방암 수술 후

◎ **주의해야 할 부작용은?**

설사, 간질성 폐 질환, 심부정맥 혈전증, 간 기능 장
애, 골수 억제 등

여기서는 **설사**와 **간질성 폐 질환**의 관리에 대해 자세
히 설명한다.

설사

발생 빈도 · 특징

● 아베마시클립에 의한 설사의 발현률은 82.2%라고
보고되고 있다[1]. Grade 3 이상의 발현율은 7.6%였
다. 합병증의 발현율은 탈수 1.0%, 저칼륨혈증 9.2%
이며[2], 중증례는 비교적 적다.

● 설사의 첫 발현 시기는 중간값이 8.0일이라고 보고
되고 있다[3]. Grade 2 이상의 설사는 투여 개시 1~3
개월째에 많이 보였다. 투여 개시 후 조기에는 특히

주의하여 평가할 필요가 있다.

예방 · 치료

● 아베마시클립에 의한 설사의 발현 기전은 현시점에
서 충분히 밝혀지지 않았는데, 보통 항암제와 마찬
가지로 로페라미드 염산염(로페민 등) 등을 중심으
로 한 지사약에 의한 대증요법이 실시되고 있다(**처
방예 1**).

● 암 화학요법에 동반하는 설사에서는 로페라미드를
보통의 양인 "1일 1~2mg을 1~2회 분할 투여"로
는 컨트롤할 수 없는 경우가 있다. 필자의 시설에서
는 아베마시클립의 경우에는 로페라미드 2mg을 4
시간마다 복용하도록 지도하고 있다(78페이지 **그림
1**). 또한 환자에게 치료 일지를 쓰게 하여 그 기록으
로부터 설사의 발현 패턴(횟수, 성질과 상태, 발현
타이밍)과 로페라미드 복용 상황을 신중하게 평가한
다. 예를 들어, 설사가 정해진 시간에 일어나는 경우
는 정기 복용하고, 외출 시 등 정해진 타이밍에 일어
나는 경우는 외출 전에 예방 복용을 권장하는 등 환
자에 따른 복약 지도를 실시한다.

● Grade 2(베이스라인에 비해 4~6회/일의 배변 횟
수 증가) 이상의 설사가 계속되는 경우에는 아베마
시클립를 일단 휴약하고, 증상 개선 후에 감량 재개
를 검토한다. 설사가 원인으로 아베마시클립를 감량
한 환자의 비율은 17.3%라고 보고되고 있다[3]. 또한

> [처방예1]
>
> 【일반】 로페라미드 염산염 캡슐 1mg
>
> 　　1회 2캡슐
> 　　설사 시 4시간 이상 간격을 두고 하루 4회까지
> 　　30회분

그림 1. 우리 병원의 아베마시클립 설사 대책 (저자 작성)

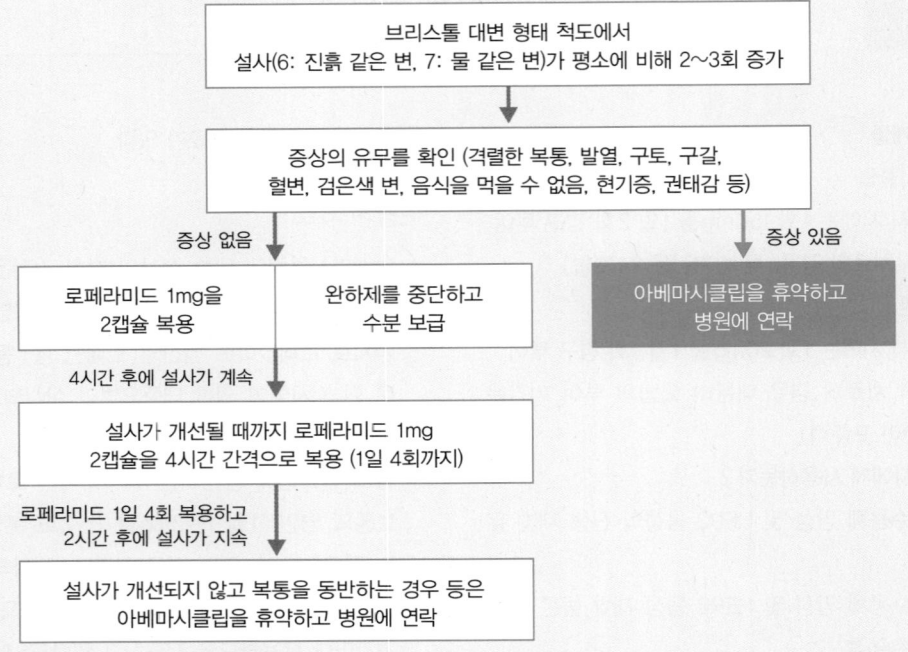

진행 재발 유방암에 대한 아베마시클립+내분비요법의 경우에는 적절한 감량은 보통의 양과 비교하여 무증상 생존기간에 차이가 없는 것도 보고되고 있기 때문에 [4] 용량 조절을 실시하여, 아베마시클립을 계속하는 것이 중요해진다.

가능성이 있기 때문에 기침, 호흡 곤란, 발열, 권태감과 같은 초기 증상을 지속적으로 확인하여 조기 발견에 노력한다. 또한 정기적인 흉부CT·X선 검사 및 산소 포화도 측정 확인이 바람직하다.

● 흉부 CT 영상에서의 특징적인 패턴이나 호발 부위는 발견되고 있지 않지만, 확산성 폐포 상해 패턴은 사망에 이르는 위중한 증례가 보고되고 있다.

간질성 폐 질환

발현 빈도 · 특징

● 아베마시클립에 의한 간질성 폐 질환의 발현률은 2.7%라고 보고되고 있다 [1]. 시판 직후 조사 중에 중증례와 사망례도 보고되었다

● 아베마시클립 치료 개시 전에는 간질성 폐질환의 기왕력과 흉부CT·X선검사, 혈액검사(KL-6, SP-D 등)를 확인한다. 간질성 폐질환은 치료 중 발생할

예후를 좌우하는 내분비 요법약의 복약 순응도

내분비 요법은 5~10년간의 장기 복용 기간을 필요로 한다. 내분비 요법약의 복약 순응도와 무병 생존기간의 관계를 조사한 보고에 따르면, 복약 준수율이 90% 미만인 경우, 재발이나 사망의 리스크가 61% 유의하게 증가한다고 하여, 복약 순응도를 유지하는 것은 환자의 장기 생존을 가능하게 하고 예후를 개선하는 것으로 나타났다[7].

한편, 환자의 약 50%는 5년간의 복약을 준수하지 않는 것으로 보고되어 있어[8, 9] 복약 순응도 유지는 수술 후 유방암 환자 지원의 과제이다.

내분비 요법의 복약 순응도 영향 요인을 조사한 리뷰에 따르면, 순응도 저하 요인으로 내분비 요법의 부작용, 그리고 복용 개시로부터의 기간이 3년 이상 경과한 경우가 제시되었고, 향상 인자는 환자와 의료자의 커뮤니케이션 빈도와 젊은 환자라는

것이 보고되고 있다[10].

내분비 요법의 복약 순응도를 유지하기 위해서는 약국에서도 복약 준수율이 치료 효과에 영향을 미친다는 점을 환자에게 지속적으로 지도함과 동시에, 부작용의 조기 발견 및 적절한 관리가 필수적이다.

내분비 요법 약물의 주요 부작용은 폐경 전 환자에 대한 LH-RH 작용제나 항에스트로겐 약물로 발생하는 홍조 등의 폐경기 증상, 폐경 후 환자에 대한 아로마타제 억제제로 발생하는 관절통 및 골밀도 저하 등이 있다.

환자에게 정기적으로 증상을 확인하고 부작용이 강하면 처방의와 상담하는 등 복약을 계속할 수 있도록 지원해 나가는 자세가 요구된다.

유방암

치료 2 | **dose-dense 에피루비신** (파모루비신 외) **+ 시클로 포스파미드병용 요법: EC 요법** (엔독산)

◎ **투여 스케줄(1코스 2주간)**
· 에피루비신
　보통 개시 시 90mg/m² day1
· 시클로 포스파미드
　보통 개시 시 600mg/m² day1
　(투여 기간은 4코스까지)

◎ **어떤 환자에게 사용하는가?**
　림프절 전이 양성 혹은 호르몬 수용체 음성 등 재발 위험이 높은 유방암 주술기

◎ **주의해야 할 부작용은?**
　구역질·구토, 발열성 호중구 감소증, 간 기능 장

애, 골수 억제, 변비, 관절통·근육통 등

여기에서는 **구역질·구토, 발열성 호중구 감소증**에 대한 관리에 대해 자세히 설명한다(관절통·근육통에 대해서는 111페이지)

구역질 · 구토

발현 빈도 · 특징

- dose—dense EC 요법에서 구역질 · 구토의 발현률은 76.6%, 42.3%라고 보고되고 있다. Grade 3 이상의 발현율은 3.0%, 1.4%였다. 특히 구역질은 중증이 되는 증례를 경험하는데, 주술기 치료의 목표는 근치이기 때문에 안이한 감량이나 휴약을 하지 않고, 지지 요법에 의해 증상 완화를 도모하는 것이 중요해진다.

예방 · 치료

- 「진토제 적정 사용 가이드라인 2015년 10월[제2판] 일부 개정판 ver.2.2」에 따르면, dose—dense EC 요법은 고도 구토 유발 리스크로 분류되고 있다. 진토 요법은 아프레피탄트 등의 NK1 수용체 길항제와 5—HT3 수용체 길항제 및 덱사메타손 4일간 3제 병용이 권장된다. 단, 2일째 이후의 덱사메타손의 상승 효과는 증명되지 않아[12], 아프레피탄트 3일간과 장시간 작용형 5—HT3 수용체 길항제인 팔로노세트론 및 덱사메타손주 9.9mg를 1일만 하는 steroid sparing(2-3일째의 경우 스테로이드 생략)은 dose —dense EC 요법에서 예방 진토 요법의 선택지 중 하나가 된다[13].
- Steroid sparing을 이용한 3제 병용 진토 요법의 구역질 컨트롤 상황은 투여 0~120시간의 구토 없음, 추가 진토제 복용 없음이라는 효과 지표에서 44.0%라고 보고되고 있다[13]. 해외 가이드라인도 안트라사이클린계 항암제와 시클로 포스파미드의 병용요법은 고도의 구토 유발 리스크가 되어 기존의 3제에 올란자핀(자이프렉사 등)을 병용한 4제의 진토 요법이 권장되고 있다.
- 일본에서도, 다른 진토제와의 병용에 있어서, 올란자핀 경구 투여가 보험 적용이 되고 있어(항악성 종양제[시스플라틴 등] 투여에 수반하는 소화기 증상[구역질, 구토]) 환자의 상태에 따라 1일량은 10mg까지 증량 가능하고, 각 코스에 있어서의 투여 기간은 6일간까지가 기준으로 되어 있다. 필자의 시설에서도 졸음이나 현기 등의 부작용과 금기에 해당하는 당뇨병 환자에 대한 적응에 주의하면서 dose—dense EC 요법에 있어서는 4제 병용 제토 요법이 기본이 되고 있다(처방예 2).

[처방예 2]

① 【일반】 아프레피탄트 캡슐 125mg
  1회 1캡슐 (1일 1캡슐)
  1일 1회 항암제 투여 1시간 전 1일분

② 【일반】 아프레피탄트 캡슐 80mg
  1회 1캡슐 (1일 1캡슐)
  1일 1회 아침식사 후 2일분
  ※항암약 투여 2일째부터 개시

③ 【일반】 올란자핀정 5mg
  1회 1정(1일 1정)
  1일 1회 저녁식사 후 5일분

④ 【일반】 메토클로프라미드정 5mg 1회 1정
  구역질 시 6시간 이상 간격을 두고 하루 3회까지
  10회분

관리의 핵심 포인트

- 컨트롤에 어려움이 있는 경우, 필자는 구역질 · 구토의 중증도 평가와 함께 발현 시기 및 암 약물요법 이외에 구역질의 요인이 되는 증상(변비, 탈수, 위장 증상, 숙취 등)을 신중하게 묻고 평가하고, 각각의 증상에 대응하는 지지 요법의 강화에 유의하고 있다.
- dose—dense EC 요법의 구역질 발현 피크는 보통 치료 개시로부터 1~2일째라고 보고되고 있기 때문에[14] 진토제 추가 예(例)의 하나로서 메토클로프라미드의 정기 투여(메토클로프라미드정 5mg를 1회 1정, 1일 3회 매식사 전)를, 구역질 피크 기간의 최저 일수분으로 제안한다. 올란자핀과 메토클로프라

미드는 도파민 차단 작용이 중복되기 때문에 다리의 가려움증이나 떨림 등의 추체외로 증상에 주의한다.

- dose-dense 요법에서는 진토 요법으로 2~4일째에 덱사메타손을 투여할 때 세포성 면역 저하에 의한 기회 감염에 주의한다. 일본 국내의 보고서에 따르면 dose-dense 요법에서 폐모자충 폐렴의 발증이 3.9%라고 보고되고 있다[13].

발열성 호중구 감소증

발현 빈도 · 특징

- dose-dense EC 요법에서는 호중구 수의 회복을 빠르게 하는 과립구 집락 자극인자(G-CSF) 제제를 피하주사하기 때문에 보통 3주간 사이클로 하는 EC 요법에 비해 발열성 호중구 감소증(febrile neutropenia: FN)을 일으킬 위험은 낮다.
- dose-dense EC요법에서 호중구 감소는 24.0%(Grade 3 이상: 10.1%)[11], 일본 국내 FN 발현 상황은 3.9~11.5%라고 보고되고 있다[13,15].
- 일반적으로 FN에 의한 사망률은 0~몇 십%로 해외에서 보고되고 있는데, 때로는 치명적인 합병증이 된다.

예방 · 치료

- FN은 그 예방과 조기 발견이 중요해진다. 감염 예방 대책(손가락 소독, 양치질, 마스크 착용)과 FN이 의심되는 증상의 기준(37.5℃ 이상의 발열)을 사전에 환자에게 지도한다.
- 필자의 시설에서는 dose-dense EC요법을 받는 환자에게 레보플록사신 수화물(크라비트 등)과 아세트아미노펜(카로날 등)을 "발열 시"의 약으로 사전에 전달하고, 37.5℃ 이상의 발열 시에 먹기 시작하도록 지도하고 있다(**처방예 3**). 또한 이 치료의 3일째에는 외래에서 페그필그라스팀(유전자 재조합)(지-라스타) 3.6mg을 피하주사로 투여하고 있다.

"발열에 동반하여 감염이 의심되는 증상이 있다", "설사나 식욕 부진 등으로 수분 섭취를 할 수 없다", "항균제를 3일간 먹어도 해열되지 않는다"라고 하는 경우에는 즉시 병원에 연락하도록 지도한다.

- 병원에서는 FN이 의심되는 환자의 경우에는 MASCC(Multinational Association of Supportive Cancer) 점수(**표1**)를 이용하여 FN의 중증화 위험을 평가하여 경구 항균제에 의한 외래 관리가 가능한지를 판단하고 있다. MASCC 점수는 약국 약사에게도 FN 발병 시 중증도를 아는 데 참고가 된다. MASCC 점수가 20점 이하 등 고위험인 경우, 입원에 의한 정주 항균제 치료가 원칙이 된다. 그러나 저위험 환자의 경우에도 약 10%에서 중증화할 위험이 있기 때문에 주의가 필요하다.

표 1. FN 발병 시 중증화 위험 평가 (MASCC 점수)

항목	점수
◎ 임상 증상 (아래 1개 항목 선택)	
*무증상	5
*경도 증상	5
*중등도 증상	3
◎ 혈압 저하 없음	5
◎ 만성 폐색성 폐 질환 없음	4
◎ 고형 종양이거나 조혈기 종양으로 진균 감염 기왕력 없음	4
◎ 탈수 증상 없음	3
◎ 발열 시 외래 관리	3
60세 미만(16세 미만에게는 적응하지 않음)	2

점수의 합계는 최대 26점. 21점 이상을 저위험군, 20점 이하를 고위험군으로 한다

약국에서 팔로업의 포인트는?

유방암의 주술기 약물요법에서 대표적인 2가지 치료 부작용 관리를 소개하였습니다. 특히 아베마시클립의 경우에는 투여 개시 7일째 무렵에는 설사 부작용 증상이 나타나기 쉽습니다. 약제 교부 시에는 로페라미드 등의 지사제 복용방법을 이해하고 있는지 확인하고, 그 후에는 설사 발현이 있으면 중증도 평가와 함께 지사제 복용 상황에 대해서도 팔로업하십시오. 또한 dose-dence EC요법에서의 구역질·구토는 투여 시작 5일째 무렵까지의 발현이 많아 그 시기의 증상 중증도와 요인을 평가하는 것이 중요합니다. 예를 들어, 더부룩함 같은 위장 장애가 요인인 구역질은 프로톤펌프 억제제(PPI) 추가에 의해 증상이 경감하는 경우가 있습니다. 암 약물 요법 이외의 구역질 요인에 대해서도 신중하게 문진한 후, 지지요법약의 복약지도와 필요한 처방약 제안을 합시다.

인용문헌

1) J Clin Oncol.2020;38:3987-98.

2) 「버제니오(아베마시클립) 적정 사용 가이드」 2022년 2월 18일 갱신

3) Ann Oncol.2022;33:616-27.

4) The Oncologist.2021:26:e53-e65.

5) 「안전성 속보: 버제니오정 50mg, 100mg, 150mg에 의한 위중한 간질성 폐질환에 대해서」 2019년 5월(No.19-01)

6) Lancet.2015:385:1863-72.

7) J Clin Oncol.2016;34:2452-9.

8) J Clin Oncol. 2010;28:4120-8.

9) Brest Cancer Res Treat. 2010;122:843-51.

10) 일암간회지(日がん看会誌) 2022;36:36-43.

11) Ann Oncol. 2010;21:1083-8.

12) J Clin Oncol.2018;36:1000-6.

13) Int J Clin Oncol.2018;23:195-200.

14) Int J Clin Oncol. 2015;20:855-65

15) Breat Cancer.2018;25:717-22.

췌장암 약물요법의 기초지식

사사키 타카시 (암연구회 아리아케병원 간담췌내과)

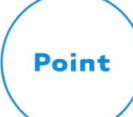

Point

▶ 조기 진단이 어려운 암이어서 대부분이 절제 불가능한 상태에서 진단된다.

▶ 절제 가능한 예에서는 표준 치료로 수술 전 젬시타빈+S-1 병용 요법, 수술 후 6개월간의 S-1 단제 요법을 실시한다.

▶ 절제 불능 사례도 (modified) FOLFIRINOX 요법이나 GEM+nab-PTX 병용 요법 등에 의해 치료 성적이 개선되고 있다.

1. 췌장암의 현황과 장래 추계

일본의 췌장암 연간 이환 환자수는 약 4만 2000명으로, 남녀 차이는 거의 없다. 한편, 연간 사망자는 약 3만 7000명으로 암 사망 원인의 4위를 차지하고 있다. 아직 조기 진단이 어려운 암이어서 대부분이 절제 불가능한 상태에서 진단된다. 그렇기 때문에 췌장암은 이환된 많은 사람들이 사망하는 난치암의 대표로 여겨지고 있다.

일본의 장래 추계에서도 2035년 무렵까지 췌장암 사망자수는 증가할 것으로 전망되고 있다.

2. 병기 분류와 치료 알고리즘

그림1은 췌장암에 대한 치료 알고리즘을 보여준다. 먼저 진단 시에 '절제 가능(Resectable R)', '절제 가능 경계(Borderline resectable : BR)', '절제 불능(국소 진행)(Unresectable-locally advanced UR-LA)', '절제 불능(원격 전이) (Unresectable-metastatic UR-M)'의

4가지로 병기 분류를 실시한다.

현재는 클리니컬 스테이지0(상피내암, 비침윤암)을 제외한 거의 모든 췌장암이 화학요법 또는 화학 방사선 요법과 같은 약물요법의 대상이 되고 있다.

일본에서 실시한 임상시험(Prep-02/JSAP-05시험) 결과로부터 클리니컬 스테이지0을 제외한 절제 가능 췌장암에 대해서는 수술 전 화학요법으로 젬시타빈 염산염(상품명 젬자 등)+테가푸르 기메라실 오테라실 칼륨(S-1, 티에스원 등)의 병용 요법을 2코스 시행하는 것이 권장되고 있다[1].

절제 가능한 경계 췌장암에 대해서는 수술 전 치료를 실시하는 것의 유용성은 제시되어 있지만 어떠한 수술 전 치료가 가장 좋은지는 정해져 있지 않다. 그 때문에 수술 전 화학 요법을 실시하는 경우나 수술 전 화학 방사선 요법을 실시하는 경우가 있다. 또 어떤 레지멘을 어느 정도 기간 실시하는 것이 최적일지도 정해지지 않아 향후의 과제로 여겨지고 있다.

국소 진행 췌장암에 대해서는 화학요법 또는 화학 방사선요법이 선택된다. 어느 쪽 치료가 최적인지는 정해지지 않아 향후의 과제이다. 또한 화학요법으로는 원격

전이를 가진 췌장암과 동일한 레지멘이 선택되는 경우가 많다.

원격 전이를 가진 췌장암에 대해서는 화학요법이 실시된다. 지금까지 진단 시에 '절제 불능'이라고 판단된 경우, 그 후에 수술 절제를 검토할 수 있는 경우는 거의 없었지만, 항종양 요법의 진보에 의해서 조금씩이기는 하지만 진단 시 절제 불능 예에서도 conversion surgery (전환 수술)⊞P.87을 검토할 수 있는 증례가 증가하고 있다.

한편, 수술 절제 후의 수술 후 보조 화학 요법으로는 6개월간의 S-1 단제 요법이 표준 치료로 되어 있다[2]. 수술 후 복용이 어려운 경우에는 젬시타빈 단독 요법이 선택되는 경우도 있다.

또한 해외에서는 젬시타빈+카페시타빈(젤로다 등) 병용요법[3]과 modified FOLFIRINOX(옥살리플라틴[엘플랫 등], 플루오로우라실[5-FU 등], 이리노테칸 염산염 수화물[캠푸토, 토포테신 등]의 3종류의 항암제에 5-FU의 증강제인 레보폴리네이트 칼슘[아이소보린 등]을 첨가한 다제 병용요법) 요법[4]의 효능이 보고되어 있지만, 일본에서는 보험 미수재(未收載)로 되어 있다.

단, 이러한 것들의 과학적 증거는 절제 선행으로 수행되던 때의 증거이기 때문에 수술 전 화학 요법이 주류가 된 현재에도 이러한 것들의 과학적 증거를 그대로 적용해도 되는지는 명확하지는 않다.

3. 약물요법을 할 때에 주의해야 할 병존 질환과 합병증

췌장암의 경우에는 종종 당뇨병을 병존한다. 췌장성 당뇨가 되어 있는 경우에는 인슐린을 도입하는 경우도 많다. 한편, 암의 진행과 항종양 요법의 영향에 의해 식사 섭취가 불안정해지는 경우도 많다. 나아가, 진토제로 스테로이드를 사용하는 경우도 있기 때문에 인슐린

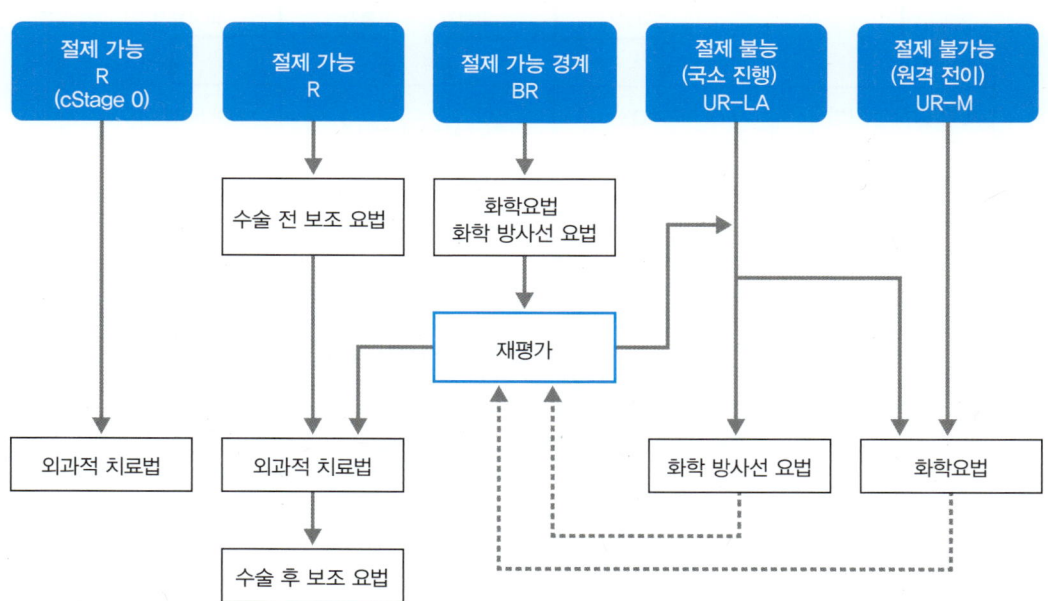

그림 1. 췌장암 치료 알고리즘

(일본췌장학회 편 「췌장암 진료 가이드라인 2022년판」[카네하라출판]에서 일부 수정)

조정에는 주의가 필요하다.

그 외에도 췌장암에서는 악성 담도 폐색에 동반하여 황달과 담도 감염을 합병하는 경우도 많다. 그 때문에 적절한 담도 배액이 요구된다. 환자에게는 담도 감염에 대한 신속한 대응의 필요성을 교육해 두는 것이 중요해 진다(91페이지 증례2 참조). 이러한 것들 이외에도 암 동통에 대한 약물 치료나 복수 저류에 대한 대응 등도 필요해지는 경우가 많다.

4. 췌장암에서 범용되는 레지멘

절제 가능 췌장암에 대해서는 전술한 바와 같이 일본 국내에서는 젬시타빈+S-1 병용 요법 2코스가 권장 레지멘이 되어 있다[1]. 또한 외과 절제 후의 수술 후 보조 화학 요법으로는 6개월간의 S-1 단제 요법이 표준 치료가 되어 있다[2]. **그림2**는 췌장암의 절제 불능 예(국소 진행/원격 전이)에 대한 화학요법의 알고리즘을 보여준다.

① 1차 화학요법

1차 화학요법에서는 전신 상태가 양호한 비고령자의 경우에는 (modified) FOLFIRINOX요법[5]이나 젬시타빈+알부민 현탁형 파클리탁셀(아브락산) 병용요법 (GEM+nabPTX 병용요법)[6]이 선택된다. 한편, 전신 상태가 양호하더라도 75세 이상의 고령자의 경우에는 (modified) FOLFIRINOX 요법은 식욕 부진 등의 이상사례의 관점에서 선택하지 않고, GEM+nab-PTX 병용요법이 선택된다. 전신 상태 불량 또는 80세 이상의 고령자에 대해서는 젬시타빈 단제 요법이나 S-1 단제 요법

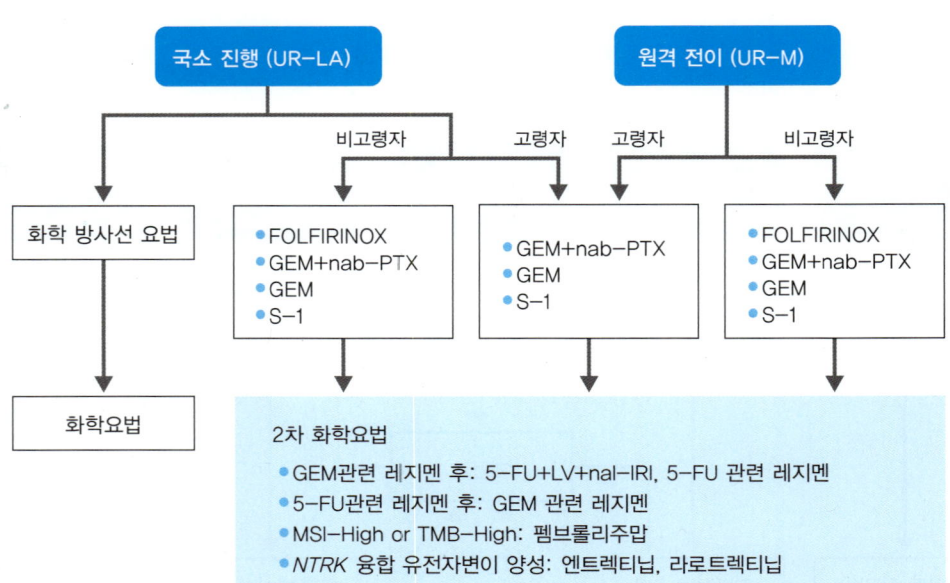

그림 2. 절제 불능 췌장암에 대한 화학요법 알고리즘

MSI: microsatellite instability, 미세부수체 불안정성
TMB: tumor mutation burden, 종양 유전자 변이량
NTRK: neurotrophic tyrosine receptor kinase
LV : 류코보린 nal-IRI : 나노리포좀형 이리노테칸 GEM: 젬시타빈

(일본췌장학회 편「췌장암 진료 가이드라인 2022년판」[가네하라출판]에서 일부 수정)

이 선택된다.

이 외의 치료로는 백금(플라티나) 제제에 감수성이 확인되는 생식세포 계열 BRCA 유전자 변이 양성(상세는 104페이지)의 치유 절제 불능한 췌장암에 대해서 백금 제제를 포함한 화학요법 후의 유지 요법으로 올라파립(린파자)의 단제 요법이 사용 가능해졌다[7].

구체적으로는 FOLFIRINOX 요법 후의 유지 요법으로 사용되는 경우가 많다. 단, 췌장암에서 생식세포 계열 BRCA 유전자 변이 양성은 4~7%로 많지는 않다. 또한 FOLFIRINOX 요법이 효과적인 상황에서 FOLFIRINOX 요법을 계속하는 것이 더 좋은지, 올라파립 단제 요법으로 전환하는 것이 더 나은지 모르기 때문에 췌장암 진료에서 올라파립은 아직 거기까지 널리 사용되고 있지 않는 것이 현재 상황이다.

또한 젬시타빈+에를로티닙 염산염(타세바) 병용요법은 1차 화학요법으로서 젬시타빈 단제요법에 대하여 생존기간의 연장을 보여주고, 보험 승인되어 있다[8]. 그러나 그 효과가 미미하다는 것과 간질성 폐렴 위험이 높다는 것 때문에 현재는 별로 사용되지 않게 되었다. 단, 췌장암의 10% 미만에서 확인되는 KRAS 야생형에서는 EGFR 억제제인 에를로티닙이 유효할 가능성이 남아 있기 때문에 과학적 증거는 부족하지만 그러한 제한된 조건에서 사용되는 경우는 있다.

② 2차 화학요법

절제 불능 예(국소 진행/원격 전이)에 대한 2차 화학 요법으로는, 1차 화학요법으로 젬시타빈 관련 레지멘이 사용된 경우에는 2차 치료로는 5-FU(플루오로우라실) 관련 레지멘을 선택한다.

2차 치료에서는 NAPOLI 레지멘(5-FU+레보폴리네이트+나노리포좀형 이리노테칸)도 사용 가능하다[9]. 한편, 1차 화학 요법으로 5-FU 관련 레지멘이 사용된 경우에는 2차 요법으로는 젬시타빈 관련 레지멘이 선택된다.

그 외, 고빈도 미세부수체 불안정성(MSI-High)이나 높은 종양 유전자 변이량(TMB-High) P.87이 확인된 경우에는 면역 체크포인트 억제제인 펨브롤리주맙(키트루다) 단제 요법도 선택지가 된다[10,11]. 나아가, NTRK(neurotrophic tyrosine receptor kinase) 융합 유전자 변이 양성 예에서는 엔트렉티닙(로즐리트렉)이나 라로트렉티닙 황산염(비트락비) 단일 요법도 선택지가 된다[12,13].

단, 췌장암에 있어서의 MSI-High나 TMB-High의 빈도는 2% 전후, NTRK 융합 유전자 변이 양성의 빈도는 0.1%라고도 보고되어 있어, 좀처럼 조우하지 않는 유전자 변이라고도 할 수 있다. 유전자 변이에 기초한 치료를 실시한 경우에 양호한 예후가 얻어질 가능성도 보고되고 있지만, 현재는 그러한 검사를 실시해도 치료로 이어지는 빈도는 높다고는 할 수 없다. 또한 3차 치료 이후의 화학요법으로 유효한 치료법은 없기 때문에 새로운 약제의 등장에 의해 요법 선택지가 늘어날 것으로 기대되고 있다.

③ 화학 방사선 요법

국소 진행 췌장암에 대해서는, 일본에서는 S-1+방사선 병용 요법의 유효성이 보고되어 널리 실행되고 있다. 절제 가능 경계 췌장암에 대해서는, 원격 전이를 가진 췌장암에서 유효성이 제시되고 있는(modified)

🔵 **용어 해설**

【전환 수술】 첫 진단 시 절제 불능이라고 판단한 케이스에 대해 화학요법을 실시하고 종양 축소가 얻어진 후 근치 절제를 목표로 시행되는 수술

【TMB-High】 종양 유전자 변이량(Tumor Mutation Burden: TMB)이란 종양세포에 발생한 유전자 변이량을 말한다. TMB가 높은(TMB-High) 종양에서는 면역 시스템에

의해 이물질이라고 인식되는 변이 단백질(네오안티젠)이 더 많이 유도되어 면역 체크포인트 억제제에 양호하게 반응할 가능성이 있다고 한다.

FOLFIRINOX 요법이나 GEM+nab-PTX 병용요법 등의 화학요법이 수술 전 치료로 시행되는 경우가 증가하고 있지만, 화학 방사선 요법이 선택되는 경우에는 S-1+ 방사선 병용 요법도 종종 시행된다.

5. 췌장암 치료의 과제

일본에서는 (modified) FOLFIRINOX요법이나 GEM+nab-PTX병용요법이 등장한 2014년 전후를 경계로 절제 불능 췌장암에 대한 화학요법의 치료 성적도 개선되고 있다. 그 효과는 절제 가능 경계 췌장암에도 파급되고 있다.

한편, 이러한 화학요법과 화학방사선요법의 자리매김 등 정리가 되지 않은 영역도 많다. 나아가, 이 2대 치료를 잇는 치료가 아직 없기 때문에 향후 더욱 새로운 치료가 등장할 것이 요구되고 있다.

인용문헌

1) J Clin Oncol.2019;37(4_suppl):189.
2) Lancet.2016;388:248-57.
3) Lancet.2017;389:1011-24.
4) N Engl J Med.2018;379:2395-406.
5) N Engl J Med.2011;364:1817-25.
6) N Engl J Med.2013;369:1691-1703.
7) N Engl J Med.2019;381:317-27.
8) J Clin Oncol.2007;25:1960-6.
9) Lancet.2016;387:545-57.
10) J Clin Oncol.2020;38:1-10.
11) Lancet Oncol.2020;21:1353-65.
12) Lancet Oncol.2020;21:271-82.
13) Lancet Oncol.2020;21:531-40.

증례에서 배우는
췌장암 약물요법

사사키 타카시(암연구회 아리아케병원 간담췌내과)

여기에서는 췌장암의 대표적인 약물요법을 다루고, 전형적인 증례의 경과와 외래에서의
관리에 대해 소개한다.

증례1

76세, 남성.
췌미부암, 다발 간 전이

[치료] 젬시타빈(GEM)+알부민 현탁형 파클리탁셀
(nabPTX) 병용요법

76세 남성. 원래 고혈압과 당뇨병에 대해 단골 의원에서 내복 치료를 받고 있었다. 또한 당뇨병 컨트롤 때문에 정기적으로 채혈도 실시하고 있었다. 특별히 폭식폭음을 한 것도 아니고 눈에 띄는 자각 증상도 없었는데, 평소 7% 전후였던 HbA1c가 어느 때 갑자기 9.8%로 상승했기 때문에 근처 종합병원에서 조영 CT 검사를 시행한 결과, 췌미부에 3cm 크기의 종양과 다발하는 간종류(腫瘤)를 확인했다. 췌미부암의 다발 간 전이가 의심되어 우리 병원에 소개되고 진찰하게 되었다.

병리 진단 목적으로 입원하고, 췌미부 종양에 대하여 초음파 내시경 하 천자 흡인법(EUS-FNA)을 시행. 조직진단 결과에서 선암이 검출되었기 때문에 췌미부암, 다발 간 전이가 진단되었다. 또한 췌미부암이 비장 주위의 하행 결장에 침윤하고 있을 가능성도 의심되었기 때문에 대장 내시경 검사를 시행했다. 하행 결장의 내강에 일부 종양의 침윤을 확인하고 약간의 내강 협소화는 확인되었지만 내시경의 통과는 문제없었다.

치료 방침에 관하여 본인 및 가족과 상담하여 전신화학요법을 실시하게 되었다.

전신수행상태(performance status: PS)는 0으로 양호했기 때문에 젬시타빈 염산염(상품명 젬자 등)과 알부민 현탁형 파클리탁셀(아브락산, 이하 nab-파클리탁셀)의 병용요법(GEM+nab-PTX 병용요법)※을 실시하는 방침이 되었다.

※ GEM+nab-PTX 병용요법은 1코스가 4주간. 주 1회 2시간의 점적을 3주 투여, 1주 휴약하는 레지멘.

그대로 외래에서 치료 도입을 실시하기로 했다. 외래에서 화학요법을 도입하는 데 있어 특히 골수 억제, 변비, 말초신경 장애, 피진, 탈모 등의 부작용 발현 위험이

증례1 [처방전1] 치료 개시 시

① 【일반】 메토클로프라미드정 5mg 1회 1정
   구역질 시 10회분
② 【일반】 센노사이드정 12mg 1회 2정
   변비 시 10회분
③ 【일반】 레보플록사신정 500mg 1회 1정
   【일반】 아세트아미노펜정 300mg 1회 2정
   발열 시 10회분

있다. 증상 출현 시의 예비약으로 진토제, 완하제, 항균제, 해열진통제를 처방했다(**처방전1**).

1코스 8일째(day8)의 외래 진찰에서 몸상태를 확인하자, 점적 치료를 실시한 날부터 3일째(day3)에 변비가 되어 센노사이드(프르세니드 등)를 돈용하여 배변은 확인하였지만 딱딱한 변이었다고 한다. 또한 팔과 허벅지에 항암제에 의한 것으로 생각되는 경도의 피진이 출현하였다.

나아가, 같은 날의 채혈에서 Grade 3의 호중구 감소를 확인했기 때문에 그 날의 약제 투여는 중지하고, 다음 번부터 젬시타빈 및 nab-파클리탁셀 모두 80%로 감량하는 방침으로 하였다. 변비에 대해서는, 항암제 투여에 수반하는 일과성 장 연동 저하가 주된 원인이라고 생각되었는데, 원래 종양의 대장 침윤도 있었기 때문에 센노사이드 돈용에 더해 산화 마그네슘(마그미트 등)을 정기 내복하도록 하였다. 또한 피진에 대해서는 빌라노아(일반명 빌라스틴) 내복과 함께 필요에 따라 더모베이트 연고(클로베타솔 프로피오네이트) 도포를 지시하였다(**처방전2**).

또한 호중구 감소에 대해 양치나 손씻기 등의 감염 대책을 철저히 하도록 지도했다.

1코스 15일째(day15)의 외래진찰에서는 호중구 감소를 포함한 골수억제도 개선되고 있었기 때문에 예정대로 약 80% 감량하여 약물을 투여하였다. 한편, 탈모를 확인하기 시작했기 때문에 머리를 밀고 내원하고 있었다. 그 후에는 변비에 대해서 완하제를 적절히 사용하면서 GEM+nab-PTX 병용 요법을 계속할 수 있어 영상검사에서는 종양 축소를, 채혈에서 종양 마커 저하를 확인하여 치료 효과를 얻었다.

치료 개시로부터 6개월이 경과했을 무렵부터 손발의 저림이 악화해 왔다. 파클리탁셀에 의한 말초신경 장애라고 생각하고, 저림에 대해 프레가발린(상품명 리리카 등)을 추가 처방하고(**처방전3**), 단계적으로 증량해 갔다. 그 후에는 저림 증상이 조금 경감되었기 때문에 GEM+nab-PTX 병용 요법을 계속하고 있었는데, 10개월이 경과했을 무렵부터 저림 증상 악화를 확인했기 때문에 젬시타빈 단제 요법으로 이행했다.

증례1의 포인트

본 증례는 당뇨병의 악화를 계기로 진단된 췌장암이다. 당뇨병의 악화를 확인한 경우에는 췌장암 합병 유무를 확인하는 것이 매우 중요하다. 진단 시의 병기(病期)

증례1 [처방전2] day8 수진 시

① 【일반】 산화 마그네슘정 500mg 1회 1정 (1일 3정)
  1일 3회 아침 · 점심 · 저녁식사 후 30일분

② 빌라노아정 20mg 1회 1정(1일 1정)
  1일 1회 취침 전 30일분

③ 더모베이트 연고 0.05% 5g
  1일 3회 정도 가려운 부위에 도포

※ 처방전1의 약제는 계속

증례1 [처방전3] 치료 개시 6개월 후

【일반】 프레가발린 구강 내 붕괴정 25mg 1회 3정 (1일 6정)
  1일 2회 아침식사 후 · 취침 전 30일분

* 처방전1의 약제는 계속

로는 절제 불능(원격 전이)이라는 진단이어서 표준 치료인 전신 화학요법이 선택되었다.

본 증례는 전신 상태가 양호하였으나 75세 이상이었기 때문에 GEM+nab-PTX 병용요법을 실시하였다. GEM+nab-PTX 병용요법에서는 골수 억제, 변비, 말초 신경 장애, 피진, 탈모 등이 주요 이상사례로 확인된다. 외래 화학요법을 시행할 때 이상사례에 대응할 수 있는 최소한의 내복약을 사전에 처방해 두는 것도 중요하다고 생각한다.

췌장암에서는 담관염이 발증했을 때를 위해 항균제와 해열진통제를 치료 개시 시에 미리 처방해 두는 경우가 많다. 본 증례에서는 췌미부암에서 종종 병발하는 대장 협착도 확인되었기 때문에 완하제로서 산화 마그네슘을 정기 내복한 후에 장관 연동 개선을 목적으로 한 센노사이드를 돈용으로 사용함으로써 배변 컨트롤을 도모했다.

또한 GEM+nab-PTX 병용요법에서는 때때로 피진이 확인된다. 항히스타민제와 외용 스테로이드로 대부분은 대응할 수 있지만, 그래도 중도의 피진이 나타나는 경우에는 치료 중지를 검토하는 것도 필요하다.

가장 다루기 힘든 이상사례는 치료 초기부터 나타나 치료 계속에 의해 악화되는 경우가 많은 말초신경 장애이다. 프레가발린, 둘록세틴 염산염(심발타 등), 미로가발린 베실산염(탈리제) 등의 약제를 사용하여 증상 경감을 도모하게 되지만, 좀처럼 완전하게 증상이 개선되는 경우는 적다. 최종적으로 nab-파클리탁셀을 중지하지 않으면 안 되는 경우도 많다.

다. 가까운 의원에서 상부 내시경과 복부 초음파 검사를 시행했으나 경도의 위염만 있었기 때문에 위약을 처방받았다. 일단 증상은 완화되었지만, 체중이 3개월에 3kg 감소했다.

어느 날 갑자기 진한 소변과 희색 변을 자각. 가족으로부터 안구 결막이 노랗게 물들어 있음을 지적받고 가까운 의원에서 진찰을 받았다. 채혈에서 간담도계 효소의 상승과 경도의 황달을 확인했다. 가까운 종합병원에서 조영 CT 검사를 시행한 결과, 췌두부에 3cm 크기의 종양을 확인하고, 그 종양에 의해 담관 폐색과 상류 담관의 확장을 확인했다. 이상으로부터 췌두부암에 수반되는 악성 담도 폐색이 의심되어 우리 병원에 소개받게 되었다.

그 날 긴급 입원하고 담도 폐색에 대해 내시경적 역행성 담관 췌관 조영법(ERCP)을 시행. 담관 생검을 수행한 후 담관 스텐트를 설치했다. 담관 생검의 병리 결과에서 선암이 검출되어 췌두부암에 수반되는 악성 담도폐색이라는 진단이 되었다.

CT와 MRI 검사에서는 명백한 원격 전이는 없었지만 복강 동맥을 전부 둘러싸고 있는 것 같은 종양 침윤을 확인했다. 그 때문에 영상 진단에서는 절제 불능(국소 진행)이라고 진단했지만, 종양 마커의 당쇄 항원(CA19-9)이 현저히 높은 수치였기 때문에 잠재적인 전이도 부정할 수 없다고 판단했다.

치료 정책에 관하여 본인 및 가족과 상담하여 전신 화학요법을 실시하게 되었다. 심와부의 통증 호소가 있

증례 2

45세, 여성.
췌두부암에 동반하는 악성 담도 폐색

치료 modified FOLFIRINOX 요법

45세 여성. 선천적으로 건강하고 정기적으로 건강 진단을 받고 있으며 특별히 문제는 지적되지 않았다. 3개월 전부터 심와부통과 경미한 식욕 부진을 자각하게 됐

증례2 **[처방전1] 치료 개시 시**

① 옥시콘틴정 5mg 1회 1정(1일 2정)
　　1일 2회 8시, 20시 30일분
②【일반】아세트아미노펜정 500mg
　　1회 1정(1일 3정)
　　하루 3회 아침 · 점심 · 저녁식사 후 30일분
③ 심프로익정 0.2mg 1회 1정 (1일 1정)
　　1일 1회 아침식사 후 30일분

에 정맥포트를 만든 후에 치료를 시작했다.

UGT1A1 유전자 다형이 야생형이었기 때문에 통상량으로 투여할 방침으로 하였다. 또한 이리노테칸에 의한 항콜린 증상 예방 목적으로 아트로핀 황산염 수화물도 병용. 진토제로는 아프레피탄트(에멘드 등), 덱사메타손(데카드론), 팔로노세트론 염산염(알록시 등)을 사용하였으나, 1주일 후에 식욕 부진을 확인했다. 수분 섭취는 가능했지만, 고형식 섭취가 3일 정도 어려웠다. 그 후 증상도 개선되었기 때문에 퇴원하고 2코스째 이후는 외래에서 화학요법을 실시하게 되었다.

처방전2는 퇴원 시 처방이다. 스텐트 폐색에 수반되는 담관염이 일어났을 때의 예비약으로 항균약과 해열진통약을 처방했다.

modified FOLFIRINOX 요법의 2코스째부터는 진토제로 올란자핀(상품명 자이프렉사 등)을 병용하게 되었다(**처방전3**). 그것에 동반하여 구역질 · 식욕 부진은 경감되었으나, 투여 1주일째는 식사량 저하를 확인하였다. 4개월 후의 CT검사에서 원발소의 축소는 확인되었지만, 췌장 체미부의 위축이 진행되고 있었다. 그 때문에 췌장 외분비 기능 부전의 병발을 고려하여 췌장 효소 보충 요법을 실시하기로 하였다(**처방전4**).

어 암 동통에 대하여 옥시콘틴(일반명 옥시코돈 염산염 수화물)과 아세트아미노펜(상품명 카로날 등)을 처방한 결과, 일상생활을 지장없이 보낼 수 있게 되었다(**처방전 1**).

치료는, 비고령자이며 PS도 0으로 좋고 식사도 100% 섭취 가능했기 때문에 modified FOLFIRINOX 요법※을 실시하는 방침이 되었다.

※옥살리플라틴(상품명 엘플랫 등), 플루오로우라실(5-FU 등), 이리노테칸 염산염 수화물(캠푸토, 토포테신 등)의 3종류의 항암제에 5-FU의 증강제인 레보폴리네이트칼슘(아이소보린 등)을 첨가한 다제 병용 요법.

modified FOLFIRINOX 요법은 2주 1회 투여 레지멘(1코스 2주)이다. 그대로 입원을 계속하고 오른쪽 쇄골 하

증례2 **[처방전3] 2코스째 개시 시**

① 【일반】아프레피탄트 캡슐 125mg 1회 1캡슐 (1일 1캡슐)
　　　 1일 1회 아침식사 후 1일분(투여 실일수)
　　　 ※다음 점적 개시 전에 내복

② 【일반】아프레피탄트 캡슐 80mg 1회 1캡슐 (1일 1캡슐)
　　　 1일 1회 아침식사 후 2일분(투여 실일수)
　　　 ※치료 2일째부터 내복 개시

③ 데카드론정 4mg 1회 1정 (1일 2정)
　　　 1일 2회 아침 · 점심식사 후 4일분(투여 실일수)
　　　 ※치료 2일째부터 내복 개시

④ 【일반】 올란자핀정 5mg 1회 1정(1일 1정)
　　　 1일 1회 저녁식사 후 4일분(투여 실일수)

※처방전1의 약제는 계속

증례2 **[처방전4] 치료 개시 4개월 후**

리파크레온 캡슐 150mg
　　　1회 4캡슐(1일 12캡슐)
　　　하루 3회 아침·점심·저녁식사 후　30일분

※처방전1의 약제는 계속

증례2 **[처방전5]**

린파자정 150mg 1회 2정(1일 4정)
　　　1일 2회 아침·저녁식사 후　14일분

※처방전1의 약제는 계속

또한 이 무렵에 암 억제 유전자의 하나인 BRCA1/2 유전자 검사를 실시한 결과, 병적 변이 ⓜP.93가 검출되었다. modified FOLFIRINOX 요법에 의한 이상사례를 확인하고 있었기 때문에 폴리 ADP-리보스 폴리머라제(PARP) 억제제인 올라파립(린파자)의 단제 요법으로 변경했다(**처방전5**). 그 후에는 경도의 빈혈은 확인되었지만 치료에 동반하는 구역질·식욕 부진은 경감되었다.

증례 2의 포인트

본 증례는 심와부통을 호소하고 있었지만 췌장 질환 평가를 위한 CT나 MRI 검사가 시행되지 않았기 때문에 진단이 지연된 췌장암이다. 복부 초음파 검사에서는 췌장 전체를 평가할 수 없다는 것을 인식하는 것이 중요하다.

진단 시의 병기(病期)로서는 절제 불능(국소 진행)이었다. 단, CA19-9가 현저히 높은 수치였기 때문에 잠재적인 원격 전이 가능성도 고려하여 전신 화학 요법이 선택되었다. 본 증례는 암 동통을 확실히 컨트롤함으로써 전신 상태를 개선하고, 젊었기 때문에 modified FOLFIRINOX 요법이 선택되었다.

FOLFIRINOX 요법은 modified 레지멘으로 함으로써 발열성 호중구 감소증 등의 이상사례는 경감되었다. 그러나 본 증례는 젊은 여성이라는 것도 영향을 미쳐 구역질·식욕 부진이 강하게 나왔다. 그 때문에 올란자핀도 병용했다.

또한 췌두부암에서는 종종 췌장 체미부의 위축을 확인하여 그 결과 췌장 외분비 기능 부전을 병발하는 경우가 있다. 유감스럽지만 일본에서는 췌장 외분비 기능 부전을 객관적으로 진단하기 위한 간편한 검사법이 없는 것이 현실이다. 그 때문에 설사나 소화 불량 등의 증상으로부터 판단하는 것이 필요해지는데, 췌두부암에서는 췌장 외분비 기능 부전을 병발하고 있는 경우가 많아 췌장 효소 보충 요법의 대상이 된다고 생각되고 있다.

본 증례에서는 나아가, 생식 세포 계열의 BRCA 유전자 변이를 조사하는 BRACAnalysis 진단 시스템 검사에서 병적 변이가 확인되고, 또한 백금(플라티나) 제제의 유효성도 확인되었기 때문에 올라파립 단제 요법의 대상이 되었다. modified FOLFIRINOX 요법의 효과가 나왔을 경우, modified FOLFIRINOX 요법을 계속할 것인가, 올라파립 단제 요법에 의한 유지 요법으로 이행할 것인가 결론이 나오지 않았다.

본 증례는 modified FOLFIRINOX 요법에 동반한 이상사례가 확인되었다는 것도 있어 올라파립 단제 요법으로 이행하였다. 단, 올라파립 단제 요법에서는 빈혈·권태감 등의 이상사례도 보고되어 있어 주의하여 경과 관찰이 필요하다. 또한 이번에 환자 본인에 있어 BRACAnalysis 진단 시스템 검사에서 병적 변이가 검출되었기 때문에 가족에 대해서도 유전자 검사 시행에 관해서 유전자 카운슬링을 실시했다.

췌장암

ⓜ **용어 해설**

【병적 변이】 질환의 발병 원인이 되는, 개인 간 게놈 배열의 차이를 '병적 변이'라고 한다.

췌장암 약물요법의 부작용 관리

스즈키 와타루(암연구회 아리아케병원 약제부)

췌장암에 있어서 약물요법은 수술 전·수술 후 보조 화학요법과 절제 불능 췌장암에 대한 치료로 크게 나뉜다. 수술 전 보조 화학요법으로 젬시타빈과 S-1의 병용요법, 수술 후 보조 화학요법으로 S-1 단제, 절제 불능 췌장암 치료로 FOLFIRINOX요법(modified FOLFIRINOX요법), 젬시타빈+nab-파클리탁셀 병용요법, 5-FU+레보폴리네이트+나노리포좀형 이리노테칸 병용요법, 젬시타빈 단제, S-1 단제에 의한 치료 등이 시행되고 있다.

다루는 치료

◎ 젬시타빈 염산염(상품명 젬자 등)+알부민 현탁형 파클리탁셀(아브락산) 병용요법(GEM+nab-PTX 병용요법)
◎ 올라파립(린파자)

주로 다루는 부작용

골수 억제, 피진

약학 관리 포인트

▶ 수술 전·수술 후 보조 화학요법에서는 근치를 목적으로 하기 때문에 가능한 한 치료 강도를 떨어뜨리지 않도록 약사로서 서포트할 필요가 있다. 한편, 절제 불능 췌장암 치료에서는 환자의 QOL을 떨어뜨리지 않고 치료를 계속해 가는 것이 중요해진다.

▶ 수술 전의 젬스타빈+S-1 병용요법이나 절제 불능 췌장암의 GEM+nab-PTX 병용요법의 첫회 치료를 받는 환자에서는 항암약 치료 이력이 없는 경우가 있다. 부작용 발현 시의 대처와 지지요법에 대한 설명을 더욱 신중히 할 필요가 있다.

▶ 췌장암의 경우, 암 약물요법의 골수 억제에 의한 감염에 동반하는 발열뿐 아니라 담도 폐색 등에 의하여 담관염을 일으킨 것에 의한 발열의 가능성도 있다는 것을 염두에 둔다.

젬시타빈 + nab-파클리탁셀 병용요법
(젬자 등) (아브락산)

◎ **투여 스케줄(1코스 4주간)**

· 젬시타빈 1000mg/m² day1, 8, 15

· nab-파클리탁셀 125mg/m² day1, 8, 15

◎ **어떤 환자에게 사용하는가?**

절제 불능 췌장암

◎ **주의해야 할 부작용은?**

골수 억제, 피진, 말초신경 장애, 변비, 탈모 등

여기에서는 **골수 억제**와 **피진**의 관리에 대해 자세히 설명한다(말초신경 장애에 대해서는 44페이지).

골수 억제

발생 빈도 · 특징

● 젬스타빈+nab-파클리탁셀 병용 요법(GEM+nab-PTX 병용 요법)에서의 골수 억제 발현률을 **표1**에 나타낸다 [1,2]. 이 중 Grade 3 이상의 호중구 감소는 전체 집단과 비교하여 일본인 집단에서 고빈도로 확인되고 있어 주의가 필요하다.

● GEM+nab-PTX 요법에서는 골수 억제 발현률이 높기 때문에 치료 시작 기준뿐만 아니라 day 8, day15에서의 코스 내 투여량 조절 기준 및 다음 코스 개시 기준이 정해져 있다.

예방

● 면역력 저하에 의한 감염증을 예방하기 위해 손씻기, 양치, 마스크 착용 등의 감염 예방을 철저히 할 필요가 있다. 또한 신종 코로나 바이러스 등의 감염 예방을 위해 삼밀(밀폐, 밀집, 밀접)을 피하도록 환자에게 지도한다.

평가 포인트 · 치료

● 발열성 호중구 감소증 발현에 대비하여 우리 병원에서는 미리 플루오로퀴놀론계 항균제와 해열진통제를 처방하고 있다(96페이지 **처방예**).

● 37.5℃ 이상의 발열을 확인한 경우, 발열성 호중구 감소증을 일으키고 있을 가능성이 있기 때문에 처방예의 약제를 사용한다. 단, 췌장암의 경우, 원질환의 영향으로 담도폐색 등에 의한 담관염을 일으키는 경우가 있고 담관염에 의한 발열의 가능성도 있다. 담관염을 반복하는 환자 등에게는 발열 시에는 의료기관에 연락하도록 설명한다.

표1. GEM+nab-PTX 병용요법에서 골수 억제 발현률 (%)

	모든 집단 [1]		일본 집단 [2]	
	전체 Grade	Grade 3 이상	전체 Grade	Grade 3 이상
호중구 감소	73.0	38.0	85.3	70.6
빈혈	97.0	13.0	64.7	14.7
혈소판 감소	74.0	13.0	88.2	14.7

- Grade 3 이상의 호중구 감소, 혈소판 감소가 발현한 경우는 암 약물 요법을 휴약하고 다음 번 이후에는 젬시타빈, nab-파클리탁셀을 1단계 감량하여 재개한다.

[발열 시에 사용하는 약제 처방예]
① 【일반】레보플록사신정 500mg
　　　1회 1정(1일 1정)
　　　1일 1회 아침식사 후 7일분
　　　※37.5℃ 이상에서 복용 개시
② 【일반】아세트아미노펜정 300mg 1회 2정
　　　발열 시 6시간마다 10회분

피진

발생 빈도 · 특징

- GEM+nab-PTX 병용요법에 있어서 피진은 해외 제3상 시험에서는 전체 Grade 22.1%, Grade 3 이상 1.7%로 확인되고 [1], 일본 국내 제1, 2상 시험에서는 전체 Grade 41.2%, Grade 3 이상은 5.9%였다 [2].
- 췌장암, 담도암 환자를 대상으로 한 젬시타빈 단제 요법에서 피진 발현률은 19.4%이고 모두 Grade 2 이하였다. 발현 시기는 투여 후 2~4일이고, 투여 3회째 이내의 발현이었다 [3].

평가의 포인트 · 치료

- 피진에 대한 치료로 항알레르기약 내복 및 외용 스테로이드 등을 사용함으로써 대부분은 대처 가능하다(**처방예**).
- 피진이 Grade 3 이상으로 "피부 증상이 강하고, 불쾌한 자각 증상을 항상 느끼고, 일상생활의 작업이 현저하게 제한된다" 혹은 "체표면적의 30% 이상을 차지하는 넓은 범위에서 확인된다" 등의 경우에는 의료기관에 연락하도록 지도한다.

[피진 시에 사용하는 약제 처방예]
① 【일반】올로파타딘 염산염정 5mg
　　　1회 1정(1일 2정)
　　　1일 2회 아침식사 후, 취침 전 7일분
② 【일반】베타메타손 길초산
　　　에스테르 연고 0.12% 5g
　　　하루 2회 피진 부위에 도포

치료 2	올라파립 (린파자)

올라파립은 DNA 단일 가닥 절단 복구의 주요 효소인 폴리 ADP-리보스 폴리머라제(PARP)를 선택적으로 억제하는 약제이다.

DNA의 이중 가닥 절단 수복 기구인 상동 재조합 수복이 기능하지 않는 암세포에 선택적으로 작용하여 세포 사멸로 이어진다.

상동 재조합 수복 결함 (HRD)에는 DNA에 발생한 변이를 수복하는 단백질인 BRCA 등의 관여가 알려져 있으며, 유방암, 난소암, 췌장암, 전립선암 등의 일부에 BRCA 유전자 변이가 인정되고 있다 [4].

BRCA 유전자 변이 양성(췌장암의 6% 정도) 및 백금(플라티나) 제제 유효예에 대한 올라파립 유지 요법의 효능이 확인되고 있다.

◎ **투여 스케줄(1코스 4주간)**

보통, 성인에게는 올라파립으로 1회 300mg을 하루 2회. 또한 환자의 상태에 따라 적절히 감량한다.

◎ **어떤 환자에게 사용하는가?**

절제 불능 췌장암, BRCA 유전자 변이 양성 및 백금 (플라티나) 제제 유효예

◎ **주의해야 할 부작용은?**

골수 억제, 구역질·구토, 피로감

여기에서는 **골수 억제**와 그 중에서도 특히 주의가 필요한 **빈혈**의 관리에 대해 상세히 설명한다(구역질·구토에 대해서는 112페이지).

골수 억제

발생 빈도·특징

● 해외 제3상 시험(POLO 시험)에서 올라파립의 골수 억제 발현 상황을 **표2**에 나타냈다[5].

● 올라파립에 의한 골수 억제로 중지에 이르는 증례는 확인되지 않았다. 감량·휴약, 과립구 집락 자극인자(G-CSF) 제제나 수혈 등의 지지 요법으로 관리 가능하다[6].

● 골수 억제 중 빈혈의 발현 빈도가 높은 것이 특징이다.

● 올라파립 휴약 기준은 빈혈 Grade 3 이상(헤모글로빈값 8.0g/dL 미만)이다. 올라파립 재개 기준은 헤모글로빈값 9.0g/dL 이상이다.

● POLO시험에서는 빈혈에 의해 올라파립을 감량한 증례가 4.4%, 휴약이 9.9%로 확인되었으며, 16.5%에서 수혈을 실시하였다[5].

● 빈혈에 의한 자각증상으로 노작시 호흡곤란, 기립성 현기증이나 권태감 등을 확인하는 경우가 있다. 특히 기립성 현기증에 의한 낙상을 방지하기 위해 갑자기 일어나지 않도록 지도한다.

표2. 올라파립에서 골수 억제 발현 상황

	발현율(%)		첫회 발현 기간 중간값(월)	지속 기간 중간값(월)
	전체 Grade	Grade 3 이상		
호중구 감소	12.1	4.4	2.17	0.33
빈혈	27.5	11.0	1.25	1.48
혈소판 감소	14.3	3.3	0.49	1.05

약국에서 팔로업의 포인트는?

젬시타빈과 nab-파클리탁셀의 병용요법에 있어서는 치료를 받은 40% 정도의 환자에서 피진을 확인하는데, 첫회 투여 후 2~4일째 무렵에 확인하는 경우가 많습니다. 단, 일본 국내 제1, 2상 시험에서는 전체 Grade 41.2%, Grade 3 이상은 5.9%이며, 많은 환자에서 피진 증상은 경도입니다. 증상이 강하게 나타난 경우에는 병원에 연락하도록 지도합시다.

또한 GEM+nab-PTX 병용요법에서는 골수 억제가 일어나는 빈도가 높아 70% 정도에서 Grade 3 이상의 호중구 감소를 확인하고 있어 감염 예방이 중요해집니다. 처음 항암약 치료를 받는 환자에서는 부작용에 대한 이해가 불충분한 경우도 있기 때문에 약국에서 발열 시의 대응을 확인합시다. 37.5℃ 이상의 발열을 확인한 경우에는 약국에 연락하게 하여 발열 시에 사용하는 약제의 복용방법을 다시 지도하는 방법을 취해도 좋을지도 모릅니다.

올라파립에서는 골수 억제 중에도 빈혈의 발현률이 높습니다. 빈혈에 의해 기립성 현기증을 일으켜 낙상할 위험도 있기 때문에 갑자기 일어나지 않도록 지도합시다.

인용문헌

1) NEnglJMed. 2013;369:1691-703.
2) Cancer Chemother Pharmacol. 2016;77: 595-603.
3) 일병약지(日病薬誌) 2008; 44:1237-9.
4) 린파자정 인터뷰폼, 2022년 8월 개정(제10판)
5) N Engl J Med. 2019;381:317-27.
6) 「린파자정 췌장암 적정 사용을 위한 가이드」 2021년 11월 작성.

난소 암 약물요법의 기초지식

사사키 타카시(암연구회 아리아케병원 간담췌내과)

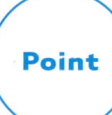

Point

▶ 난소암은 진행암으로 발견되는 경우가 많아 수술과 화학요법을 이용한 다학제적 치료를 한다.

▶ 파클리탁셀+카보플라틴 병용요법(TC 요법)이 기본 레지멘이며, 독성 관리 습득이 중요하다.

▶ PARP 억제제도 사용되는데, 내복약이기 때문에 환자가 자기 관리하기 위해서도 사전의 복약지도는 중요하다.

들어가며

난소에 생기는 종양은 다양하지만, 난소 악성 종양 중 상피성인 것이 95%를 차지하는데(난소암), 난관 상피에서 발생하는 난관암, 복막에서 발생하는 복막암도 포함하여 유사한 치료체계가 조직되어 있다. 이 글에서는 난관암, 복막암도 포함하여 난소암으로 표기한다.

난소암은 부인과 악성 종양 중 자궁체암, 자궁경부암에 이어 3위의 이환수이며, 일본의 2019년 이환수는 약 1만 3400명(여성, 전체 암의 2%), 부위별 예측암 사망수로는 약 4900명(여성, 전체 암의 3%)이다.

난소암의 일부는 유전적 요인이 관계하고 있다.

위험 인자의 하나인 '유전성 유방암 난소암 증후군(HBOC)'은 가계 내에 유방암, 난소암 등이 발생하기 쉬운 상태인데, 생식세포 계열 (germline)의 BRCA1/2 유전자⬛P.104를 대표로 하는 DNA의 상동 재조합 결핍⬛P.104(homologous recombination deficiency: HRD)이 원인이다.

난소암 환자 중 germline BRCA1/2 유전자 변이가 있는 비율은 전체의 약 15%, 진행암의 약 25%라고 한다.

조직학적으로는 장액성암이 가장 많은데 그 중에서도 고악성도 장액성암이 약 40%를 차지한다. 기타 조직형으로는 명세포암, 유내막암, 점액성암 등이 있다.

고악성도 장액성암과 고악성도 유내막암의 분자 생물학적 특징으로, 종양 조직에서 BRCA1/2 유전자 변이를 포함하는 상동 재조합 결핍을 약 50%가 가지고 있다. 이 상동 재조합 수복 기능이 작동하지 않는 세포에서 다른 수복 기능인 폴리 ADP-리보스 폴리머라제(PARP) 기능을 저해하면 세포사에 이르지만, 이 합성 치사 가설(synthetic lethality) 이론을 치료에 이용한 것이 올라파립(상품명 린파자), 니라파립 토실산염 수화물(제줄라) 등의 PARP 억제제이다.

1. 스테이지 분류와 표준 치료

난소암의 스테이지(수술 진행기 분류)는 Ⅰ ~ Ⅳ기로 분류된다. 난소암은 조기 증상이 부족하고 검진도 확립되어 있지 않기 때문에 진단 시에 Ⅲ, Ⅳ기 진행암이 과반수를 차지한다.

그림1. 난소암 · 난관암의 치료 선택

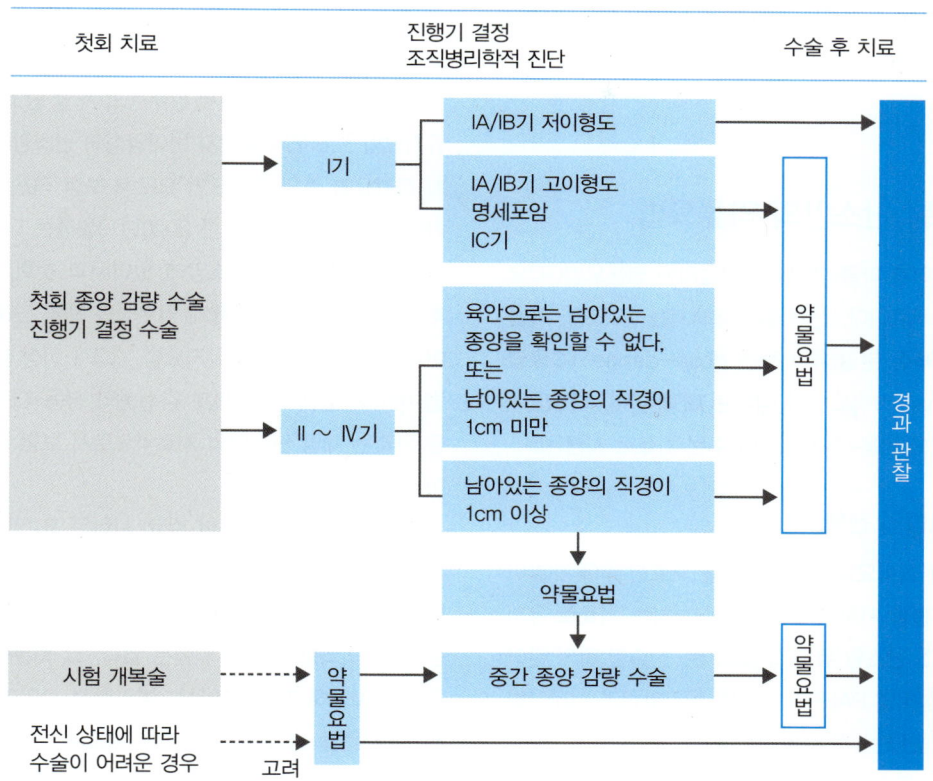

(「국립암연구센터 암정보서비스」가 일본부인과종양학회 편 「난소암 · 난관암 · 복막암 치료 가이드라인 2020년판」 [카네하라출판]을 바탕으로 작성한 것을 전재)

① 주술기 치료

스테이지IA, B에서 고분화(그레이드 1) 이외의 상피성 난소암은 표준치료로 수술과 약물요법을 실시한다(그림 1). 조기암 혹은 첫회 종양 감량 수술 P.104이 가능한 진행암에서는 수술을 선행하고, 병리학적 확정 진단, 진행기 결정, 종양 감량 수술을 실시한다. 첫회 종양 감량 수술이 어려운 증례에 대해서는 수술 전 화학 요법을 실시한다. 화학 요법에서 파클리탁셀(탁솔 외)과 카보플라틴(파라플라틴 등)의 병용요법(TC요법)을 한다. 진행암에서는 베바시주맙(유전자 재조합)(아바스틴 등) 외에 경구약인 올라파립이나 니라파립을 사용한 유지요법도 실시된다.

② 재발 시의 약물요법

진행 난소암의 약 70%가 재발한다. 난소암의 핵심 약제는 카보플라틴 등의 백금(플라티나) 제제이며, 재발 또는 악화된 시기에 따라 백금제제에 대한 반응율이 다르다.

마지막 백금 제제 투여로부터 영상이나 임상 증상의 악화를 확인할 때까지의 기간을 무백금 기간(platinum free interval: PFI)이라고 정의하는데, PFI가 6개월 미만이면 백금 제제 저항성 재발, PFI 6개월 이상이면 백금 제제 감수성 재발이라고 부른다.

통상의 진료에서는 백금 제제 감수성 재발에 대해서는 백금 제제를 사용한다. 백금 제제 감수성 재발에서도 베바시주맙, 올라파립, 니라파립을 사용한 유지 요법도 실시된다. 한편, 백금 제제 저항성 재발에 대해서는 백금 제제를 포함하지 않는 단제요법(베바시주맙 병용도 가능)을 실시한다.

2. 진행 난소암의 약물요법

2000년 이후 파클리탁셀+카보플라틴 병용요법(TC요법)이 표준치료이다. 진행암에 대해서는 TC요법, 파클리탁셀을 매주 분할 투여하는 **dose-dense TC요법**(dose-dense 화학요법의 상세는 67페이지), TC요법+베바시주맙의 병용+유지요법이 주된 치료로 시행된다.

① 유지요법의 선택

수술이나 화학요법으로 난소암을 치료한 후에 재발이나 사망 위험을 저하시키기 위해 실시하는 치료로 유지요법이 있다. 난소암 유지 요법에서는 전술한 바와 같이 HRD가 양성이면 PARP 억제제인 올라파립과 니라파립의 효과가 높다는 것이 밝혀졌다. 그 때문에 최근에는 혈액 검체 등을 이용하여 정상 세포의 germline BRCA1/2 유전자 변이를 확인하는 BRACAnalysis 진단 시스템 검사와 종양 조직 검체를 이용하여 종양의 HRD를 확인하는 myChoice 진단 시스템 검사를 실시한다. 그 결과에 따라, PARP 억제제 사용의 적합성을 결정하고 유지요법을 선택하고 있다(**표1**).

올라파립은 "백금 제제 감수성의 재발 난소암에서의 유지요법", "BRCA 유전자 변이양성의 난소암에서의 첫회 화학요법 후의 유지요법"으로서 보험 적용으로 사용 가능하게 되어 있다. 또한 2020년 9월에는 니라파립이 ①Ⅲ기 이상의 진행 난소암에 있어서의 첫회 화학요법 후의 유지요법, ②백금제제 감수성의 재발 난소암에 있어서의 화학요법 후의 유지요법, ③3개 이상 의 화학요법 이력이 있는 백금 제제 감수성의 상동 재조합 결핍을 가지는 재발 난소암의 치료약으로서 보험 적용이 되어 있다.

PARP 억제제를 사용한 주요 시험은 **표2**와 같다. 현재는 BRCA1/2 유전자 변이를 갖거나 HRD 양성이면 PARP 억제제를 사용하는데, 그때 베바시주맙을 병용하는 것의 의의를 검증한 시험은 없다. 그 때문에 베바시주맙을 사용하고 싶은 임상·병리학적 요인이 있다면, 베바시주맙을 병용한 유지요법(PAOLA-1 레지멘)을 시행한다. 예를 들어, Ⅲ기와 Ⅳ기의 불완전 절제 예 등 재발 위험이 높은 증례에서는 베바시주맙의 더 높은 유효성이 확인되었다.

표1. 진행 난소암에 대한 화학요법

동반 진단 ➡	유전자 검사 결과※ ➡	치료 선택
my Choice 진단 시스템	BRCA 양성/HRD 양성	• 올라파립 단제 • 니라파립 단제 • 베바시주맙+올라파립
BRACAnalysis 진단 시스템	BRCA 음성/HRD 양성	• 니라파립 단제 • 베바시주맙+올라파립
	BRCA 음성/GIS 음성	• 니라파립 단제 • 베바시주맙 단제 • 경과 관찰

※ BRCA 양성: BRCA 유전자 변이 양성 HRD 양성: 종양의 상동 재조합 결핍 양성
 GIS 음성: 종양 조직에서 추출한 게놈 DNA의 게놈 불안정성 상태가 음성

표 2. PARP 억제제를 사용한 주요 임상시험 및 그 결과(저자 작성)

SOLO1 시험	BRCA 유전자 변이를 가진 진행 난소암 환자에 대하여 첫회 치료 종료 시에 부분 반응 또는 완전 반응을 얻은 환자에 대한 올라파립 유지 요법의 효능을 나타냈다.
PRIMA/ ENGOT-OV26/ GOG-3012 시험	잔존 병변을 갖거나 수술 불능인 Ⅲ기 · Ⅳ기의 진행 난소암 환자에 대해서 첫회 치료 종료 시에 부분 반응 또는 완전 반응을 얻은 환자에 대한 니라파립 유지 요법의 효능을 나타냈다.
PAOLA-1/ ENGOT-OV25 시험	진행 난소암 환자에 대하여 표준 치료군으로서 화학요법에 베바시주맙을 병용/유지하는 치료, 그리고 시험 치료군으로서 베바시주맙 병용/유지요법의 유지요법으로부터 올라파립 내복 추가를 실시하는 것의 유효성을 나타냈다. 그러나 하위 그룹 해석에서 HRD 음성(HRP) 집단에서는 올라파립의 추가 효과가 부족했기 때문에 보험 진료로서는 HRD를 대상으로 본 레지멘이 사용 가능하다.

HRD 음성(HRP)의 경우, 니라파립 유지요법과 베바시주맙 유지요법, 유지요법 없음이 선택지가 되는데, 그 선택에 기여하는 명확한 바이오 마커는 없다. 조직형, 백금제제 감수성 등을 고려하여 개별적으로 선택하고 있다.

3. 재발 난소암의 약물요법

전술한 바와 같이, 난소암의 핵심 약제는 카보플라틴 등의 백금 제제인데, 백금 제제 감수성 재발과 백금 제제 저항성 재발에서 방침이 다르다.

백금 제제 감수성 재발에 대해서는 바이오마커 검사를 실시하는 것을 보험 진료상 할 수 없기 때문에 조직형, 과거 치료력, 백금 제제 감수성 등 임상 · 병리학적 인자를 이용해 치료 선택을 실시하고 있다.

백금 제제 병용 레지멘이 표준 치료로 실시되는데, 카보플라틴과 병용 가능한 약제로는 파클리탁셀, 독소루비신 염산염(독실 등), 젬시타빈 염산염(젬자 등)이 있다. 어떠한 레지멘도 생존 기간 연장은 확인되지 않고, 또한 부작용이나 투여 방법도 다르기 때문에 환자의 상태나 과거에 사용한 약제의 종류, 희망을 가미하여 선택

하고 있다.

또한 카보플라틴을 반복적으로 사용하면 카보플라틴 알레르기가 출현하는 경우가 있다. 알레르기의 중증도에 따라 증상은 다르지만, 전신의 발적, 소양감과 복통 등의 소화기 증상, 의식 · 혈압 · 산소화 저하를 병발하는 아나필락시스 쇼크 등이 있다.

그때의 대응 방법으로는 몇 가지가 시도되고 있는데, 탈감작 요법이 있다. 카보플라틴을 희석하여 농도를 서서히 올려가는 방법이다. 방법에도 여러 종류가 있지만, 일반적으로 재투여를 문제없이 실시할 수 있는 비율은 80% 정도라는 보고가 많다. 위험도 있기 때문에 위험과 이익을 잘 검토하여 팀으로서 의료 체제를 조정해서 시행할 필요가 있다.

백금 제제 저항성 재발에 대해서는 백금 제제를 사용하지 않는 파클리탁셀, 젬타빈 등의 단제 요법, 또는 이러한 단제들에 베바시주맙을 병용한다. 백금 제제 저항성 재발 케이스에서는 백금 제제뿐만 아니라 약제 내성이 되었기 때문에 기대되는 반응 비율은 10~20%(베바시주맙 병용으로 30%), 무증악 생존 기간(PFS)의 중간값은 약 3개월 (베바시주맙병용으로 약 6개월), 생존기간의 중간값은 약 1년(베바시주맙 병용으로도 변함 없음)으로, 예후 불량이다.

또한 원병 악화에 의한 증상으로 장폐색, 복수 저류, 장기 기능 장애, 저영양 등의 전신 상태 악화도 수반되는 경우가 많기 때문에 약물 요법의 위험과 이익을 잘 검토하여 치료를 도입할 필요가 있다. 완화 케어도 중요해지기 때문에 환자 · 가족에 대한 설명, 의료 체제의 재구축도 중요하다.

인용문헌 ─────────

1) N Engl J Med.2011;365:2473-83.
2) N Engl J Med.2011;365:2484-96.
3) Lancet Oncol.2013;14:1020-6.
4) Int J Gynecol Cancer.2019;29:1043-9.
5) N Engl J Med.2018;379:2495-505.
6) N Engl J Med.2019;381:2391-402.
7) N Engl J Med.2019;381:2416-28.

📖 **용어 해설** ─────────────────────────────

【BRCA1/2 유전자】DNA의 상처를 수복하여 세포가 암화되는 것을 억제하는 작용을 하는 단백질을 코딩하는 유전자. 이들 유전자에 변이가 있는 여성에서는 난소암과 유방암 등을 발증할 위험이 높은 것으로 알려져 있다.

【상동 재조합 결핍(HRD)】BRCA1/2 유전자 변이 등에 의해 DNA 수복 기구의 하나인 상동 재조합 수복에 이상이 있는 상태를 말한다.

【첫회 종양 감량 수술】수술 진행기나 병리 · 조직형 진단, 암을 가능한 한 전부 절제하는 것을 목적으로 최초로 실시하는 수술

증례에서 배우는
난소암 약물요법

유노카와 마유 (암연구회 아리아케병원 부인과/종합종양과/첨단의료과)

여기에서는 난소암의 대표적인 약물요법을 다루고, 전형적인 증례의 경과와 외래에서의 관리에 대해 소개한다.

증례 1

35세, 여성.
난소암, IC기, 명세포선암

치료 파클리탁셀+카보플라틴 병용 요법

35세 여성. 월경곤란증을 주소(主訴)로 다른 병원의 부인과 클리닉에서 진찰을 받고 내막증성 난소종대를 지적받았다. 악성의 가능성도 시사되었기 때문에 우리 병원에 소개받아 진찰받게 되었다. MRI검사를 시행한 결과, 낭포 내에 고형 부분이 확인되었고, 또한 혈청 CA125 값은 234U/mL로 높은 수치였기 때문에 명세포암이 의심되었다. 복강 내, 원격 장기로의 전이는 확인되지 않았다.

임상 진단에서 난소 명세포 선암 I기로 진단되고 수술이 시행되었다. 병리의 결과는 명세포암, 복강세포진은 양성이었고, 난소 명세포암 IC기로 진단되었다. 재발 위험을 줄이기 위해 수술 후 외래에서 파클리탁셀·카보플라틴 병용요법(TC요법)을 실시하게 되었다(1코스 3주). 구역질·구토, 관절통·근육통 등의 부작용을 줄이기 위해 지지요법약으로 진토제과 소염진통제를 처방했다(**처방전1**).

TC요법의 1코스째 투여 후, 아프레피탄트(에멘드 등)와 돔페리돈(나우젤린 등)을 복용하였지만 5일째까지 구역질이 지속되었다. 또한 TC요법 투여 당일 이후 3일간 배변이 없고 복부팽만, 구역질에 의해 경구 섭취 불량이 되어 체중이 3kg 감소했다. 근육통·관절통도 출현했기 때문에 아세트아미노펜(카로날 등)을 사용했지

난소암

> **증례1 [처방전1] TC 요법 투여 당일 (day1)**
>
> ① 【일반】아프레피탄트 캡슐 80mg 1회 1캡슐 (1일 1캡슐)
>   1일 1회 아침식사 후 2일분 TC요법 2, 3일째
>
> ② 【일반】돔페리돈정 10mg 1회 1정
>   구역질 시 10회분
>
> ③ 【일반】아세트아미노펜정 500mg 1회 1정
>   동통 시, 발열 시 10회분
>
> ※ TC요법 투여 당일은 파클리탁셀 투여 1시간~1시간 30분 전에 아프레피탄트 캡슐 125mg을 복용

증례1 **[처방전2] TC요법 2코스째 외래 진찰 시**

① 【일반】 아프레피탄트 캡슐 80mg 1회 1캡슐 (1일 1캡슐)
    1일 1회 아침식사 후 2일분 TC요법 2, 3일째

② 【일반】 돔페리돈정 10mg 1회 1정
    구역질 시 10회분

③ 【일반】 올란자핀정 5mg 1회 1정(1일 1정)
    1일 1회 취침 전 5일분 TC요법 당일부터 5일째

④ 【일반】 록소프로펜 Na정 60mg 1회 1정
    동통 시 10회분

⑤ 【일반】 산화 마그네슘정 330mg 1회 1정(1일 3정)
    1일 3회 아침 · 점심 · 저녁식사 후 21일분

⑥ 【일반】 피코술파트 Na정 2.5mg 1회 1정
    변비 시 10회분

※ TC요법 투여 당일은 파클리탁셀 투여 1시간~1시간 30분 전에 아프레피탄트 캡슐
   125mg을 복용

증례1 **[처방전3] TC요법 3코스째 외래 진찰 시**

① 【일반】 아프레피탄트 캡슐 80mg 1회 1캡슐 (1일 1캡슐)
    1일 1회 아침식사 후 2일분 TC요법 2, 3일째

② 【일반】 돔페리돈정 10mg 1회 1정
    구역질 시 10회분

③ 【일반】 올란자핀정 2.5mg 1회 1정(1일 1정)
    1일 1회 취침 전 5일분 TC요법 당일부터 5일째

  【일반】 록소프로펜 Na정 60mg 1회 1정
    동통 시 10회분

⑤ 【일반】 산화 마그네슘정 330mg 1회 2정 (1일 6정)
    1일 3회 아침 · 점심 · 저녁식사 후 21일분

⑥ 【일반】피코술파트 Na정 2.5mg 1회 1정
    변비 시 10회분

⑦ 구피스정 5mg 1회 2정 (1일 2정)
    1일 1회 아침식사 전 21일분

⑧ 【일반】 둘록세틴 캡슐 20mg 1회 1캡슐 (1일 1캡슐)
    1일 1회 취침 전 21일분

※ TC요법 투여 당일은 파클리탁셀 투여 1시간~1시간 30분 전에 아프레피탄트 캡슐
   125mg을 복용

만 경감하지 않아, TC요법 투여 후 1주일은 일상생활에 지장이 있었다.

TC요법 2코스째의 치료 목적으로 진찰받을 때, 환자로부터 이러한 상황을 듣고 올란자핀(자이프렉사 등)과 완하제 등을 추가 처방했다(**처방전2**).

2코스째의 TC요법 투여 당일부터 올란자핀정 5mg을 취침 전에 내복한 결과, 구역질은 경감했지만 다음날까지 졸음, 휘청거림을 자각. 환자로부터 약제를 교부한 약국에 상담 문의가 있었고, 약국에서 병원으로 전화에 의한 정보 공유가 있었다. 2.5mg으로 감량하여 사용하기로 하고, 2.5mg정을 새롭게 처방했다.

올란자핀 2.5mg 사용에 의해 구역질은 경감하고, 또한 다음날의 졸음, 휘청거림은 없었다. 관절통·근육통에 대해서는 록소프로펜나트륨 수화물(록소닌 등)을 사용한 결과 경감하였다. 변비에 대해서는 TC요법 당일부터 산화 마그네슘을 내복하고 있었는데, 3일째가 되어도 배변이 없어 피코술파트 나트륨 수화물(락소베론 등)을 사용했다. 그러나 배변은 보이지 않고 복부 팽만은 계속. 5일째에 딱딱한 변을 배출했다. 또한 2코스째 도중부터 손발 말초에 감각장애·동통을 자각하게 되었다.

TC요법 3코스째를 위한 외래 진찰 시 이상사례에 대해 이러한 호소가 있어 지지요법약으로 대응하기로 했다. 새로 발증한 말초신경 장애에 대해서는 둘록세틴 염산염(심발타 등)을 처방했다(**처방전3**).

TC요법 3코스째 투여 당일부터 올란자핀 2.5mg을 취침 전에 내복, 또한 관절통·근육통에 대해서는 록소프로펜을 사용하였다. 변비 예방으로는 2코스째부터 복용하고 있던 산화 마그네슘을 증량하고, 또한 본 코스부터 구피스(일반명 엘로빅시바트 수화물)를 사용하게 하여 변비는 발생하지 않고 경과했다. 둘록세틴은 초기 용량 20mg/일로 시작하고 그 후 40mg으로 증량했다. 감각 장애는 자각했지만 일상생활에 지장을 초래할 정도는 아니었다. 그 후, TC요법을 6코스까지 실시하고 치료 종료가 되었다.

증례 1의 포인트

난소암을 포함한 부인과 악성 종양의 치료에는 TC요법이 자주 이용된다. TC요법에서 자주 발생하는 이상사례에 대한 대응을 이해하는 것은 중요하다.

TC요법의 구역질·구토는 「National Comprehensive Cancer Network (NCCN) 가이드라인」의 구토 유발 위험 카테고리 분류에서는 중등도이지만, 환자의 배경 요인에 따라서는 고도 위험에 준하여 대응하는 경우도 있다. 부인과에서는 여성 환자라는 것, 원질환의 영향 등으로 구역질이 심해질 위험이 있기 때문에 아프레피탄트를 사용하는 경우도 있다.

파클리탁셀에 특징적인 이상사례에는 관절통·근육통이 있기 때문에 첫회 치료 개시 시에 진통제를 처방해 둔다. 또한 원병, 수술 개입, 그리고 진토제 등의 영향으로 TC요법 개시 후 1주일은 배변 컨트롤이 어려워 심한 변비를 발증하는 증례도 있다. 그렇기 때문에 완하제 처방과 환자 교육도 중요하다.

말초신경 장애는 파클리탁셀의 특징적인 이상사례인데, 관리가 어려운 경우도 많다. 둘록세틴, 우차신기환, 비타민제제 등을 처방하는 경우도 있는데, 경감이 어려우면 파클리탁셀의 감량, 중지 등을 검토한다. 감각 장애여서 객관적인 평가가 어렵기 때문에 환자의 호소를 청취하고 대처할 필요가 있다.

증례 2

55세, 여성. 난소암 IIIC기, 고악성도 장액성암

치료 올라파립 유지 요법

55세 여성. 복부 팽만을 주소(主訴)로 내과 클리닉을 진찰하고, CT로 난소의 종대, 복수 저류를 지적받아 우리 병원을 소개받고 진찰받게 되었다. 정밀검사에서 왼쪽 난소 종대, 복막 파종, 복수 저류, 혈청 CA125값은 3020U/ml로 높았다. 또한 복강 세포진에서 양성(선암)이 확인되고 임상 진단에서 난소암 III기로 진단되어 수

증례2 **[처방전1] 유지 요법 개시**

① 린파자정 150mg 1회 2정 (1일 4정)
  1일 2회 아침·저녁식사 후 14일분

②【일반】메토클로프라미드정 5mg
  1회 1정(1일 3정)
  하루 3회 아침·점심·저녁식사 후 14일분

증례2 **[처방전2] 유지 요법 개시 후 2주째**

① 린파자정 150mg 1회 2정 (1일 4정)
  1일 2회 아침·저녁식사 후 14일분

②【일반】메토클로프라미드정 5mg 1회 1정
  구역질 시 20회분

증례2 **[처방전3] 유지 요법 개시 후 4주째**

① 린파자정 150mg 1회 2정 (1일 4정)
  1일 2회 아침·저녁식사 후 28일분

②【일반】아세트아미노펜정 500mg 1회 1정
  동통 시 20회분

술이 시행되었다. 수술로 완전 절제, 또한 종양 조직을 이용한 유전자 검사(myChoice 진단 시스템 검사)에서 종양의 BRCA1 유전자 변이가 있으며, 게놈DNA의 게놈 불안정성 상태(GIS)는 53점(42점 이상이 양성)이었다. 또한 추가로 시행한 BRACAnalysis 진단 시스템 검사 결과, 생식세포 계열의 BRCA1 유전자 변이도 확인되었다. 수술 후 TC요법을 6코스 시행 후 영상에서 악화가 없는 것이 확인되어 유지요법으로 PARP 억제제인 올라파립(상품명 린파자)을 2년간 복용하는 것으로 하였다.

올라파립 내복 개시 시부터 진토제로 메토클로프라미드(프림페란 등)도 복용을 개시하였다(**처방전1**). 구역질은 경도지만 지속되었다. 또한 경도의 권태감도 자각하여 회사에 출근하지 못하는 날도 있었다.

그 후, 올라파립 유지 요법 개시 후 2주째의 외래 진찰 시에는 구역질은 서서히 경감되어 왔다. 그 때문에 메토클로프라미드를 정기 내복에서 돈복 처방으로 변경

하였다(**처방전2**). 공복 시에 올라파립을 내복하면 구역질이 있다는 호소가 있기 때문에 간식 섭취 후 내복할 것을 제안했다. 권태감에 관해서는 처방약으로 대응하는 것이 어려우므로 운동 등으로 기분 전환할 것, 또한 1~2개월 후에 경감된다는 것을 전했다.

올라파립 유지 요법 개시 후, 4주째의 외래 진찰 시에는 혈액 검사에서 헤모글로빈(Hb) 9.0g/dL로 경도의 빈혈을 확인되었다. 단, 다른 혈구는 이상이 없어 올라파립 복용은 계속했다. 구역질도 경감하여 메토클로프라미드도 사용하고 있지 않은 것을 확인했다. 미각 장애, 두통 등 호소가 있어 돈용으로 진통제는 처방했다(**처방전3**). 앞으로는 월 1회의 외래 진찰이 되는데, 도중 빈혈의 자각 증상인 호흡 곤란, 휘청거림 등이 심해지는 경우에는 연락하도록 환자에게 전했다.

증례 2의 포인트

진행 난소암에 대한 유지요법은 myChoice 진단 시스템 검사와 BRACAnalysis 진단 시스템 검사 등의 동반 진단을 실시하여 BRCA 유전자 변이, HRD 상태를 확인한 후 PARP 억제제 사용의 적합 여부를 판단한다. 본 증례는 종양·생식세포 계열의 BRCA1 유전자 변이가 확인되었기 때문에 PARP 억제제의 유효성이 높다고 판단하여 올라파립에 의한 유지 요법을 권장했다.

PARP 억제제의 이상사례

일본 국내에서 승인된 PARP 억제제에는 올라파립과 니라파립 토실산염 수화물(제줄라)이 있다. 두 약물의 주요 이상사례를 **표1**에 나타냈다.

가장 빈번한 부작용은 소화기 독성이다. 많은 환자가 내복 시작 조기부터 구역질을 자각한다. 올라파립과 니라파립은 「NCCN 가이드 라인」의 구토 유발 위험 범주 분류에서 중등도이다. 대부분은 약 1~2개월 후에 소화기 독성이 경감되는 경우가 많은 것도 특징이다. 그 때문에 시작 시부터 진토제 병용이 권장된다. 또한 간식 섭취 후 내복에 의해 구역질이 경감하기 때문에 내복 전 환자 교육도 중요하다. 권태감은 어떤 PARP 억제제

표1. 일본에서 사용 가능한 PARP 억제제의 주요 이상사례 빈도 (%)

일반명 (상품명)	올라파립 (린파자)		니라파립 토실산염 수화물 (제줄라)	
이상사례	전체 Grade	Grade 3/4	전체 Grade	Grade 3/4
빈혈	44	19	50	25
혈소판 감소	14	1	61	34
호중구 감소	19	5	30	20
구역질	76	3	74	3
구토	37	3	34	2
설사	33	1	20	1
전신 권태감	66	4	59	8
고혈압	—	—	16	1

(Lancet Oncol.2019; 20: e15-28. N Engl J Med.2019;381:2391-402. N Engl J Med.2018;379:2495-505.로부터 저자 작성)

에서도 빈도가 높은 이상사례이다. Grade 1, 2의 일상생활을 변화시키지 않는 경도에서 중등도의 빈도가 높고, 소화기 독성과 마찬가지로 대부분은 약 1~2개월 후에 경감하는 경우가 많다. 생활지도로는 운동, 마사지, 릴렉제이션 등이 권장된다.

PARP 억제제도 혈액 독성이 있으며 위중해질 가능성도 있다. 특히 화학요법 후 유지요법에서 사용될 때는 이전 치료의 혈액 독성이 충분히 회복된 후 시작할 필요가 있다. 내복약이지만 한 달에 1회 정도는 정기적으로 채혈하여 위중해지기 전에 휴약·감량을 할 수 있도록 대응한다.

특히 본 증례에서도 보인 빈혈은 어떤 PARP 억제제에서도 확인되는 이상사례이다. 평균 적혈구 용적이 105fL보다 큰 대구성 빈혈이 주(主)라고 하는데, 비타민 B12 결핍과는 다르다고 한다. 빈혈은 급격히 진행되는 경우도 있고 서서히 경과하는 경우도 있다. 급격하게 진행하는 경우에는 호흡 곤란, 휘청거림 등의 자각 증상이 나타나기 때문에 자택에서 이러한 증상이 있는 경우에는 긴급하게 연락하도록 전달해 둔다. 증상이 있는 빈혈

(미국임상종양학회[ASCO]의 가이드라인에서는 Hb값이 8.0g/dL 미만이라고 기재)에 대해서는 수혈이 권장되지만, 무증상이고 완만하다면 우선은 PARP 억제제를 휴약한다. 또한 빈혈이 반복되는 경우에는 감량한다.

혈소판 감소 빈도가 가장 높은 PARP 억제제는 니라파립이다. 체중 77kg 미만 또는 혈소판 수 15만/μL 미만이면 200mg/일로 시작하는 것이 권장된다. 또한 Grade 3, 4의 혈소판 감소(5만/μL 미만)를 확인한 경우에는 휴약하고, 재개 시의 감량이 권장된다.

그 외, 미각 장애, 두통, 설사, 간장애, 신장애, 고혈압(니라파립), 또한 빈도는 낮지만 약제성 폐렴, 2차 암 등의 위중한 이상사례를 발병할 가능성도 있으므로 적절히 대응한다.

또한 PARP 억제제는 고액이기 때문에 사전에 환자에게 설명하여 고액 요양비 제도 등의 안내를 해둘 필요가 있다. 부인과 암에 대한 치료도 PARP 억제제, 면역 체크포인트 억제제를 중심으로 변화하고 있다. 의사, 약사, 간호사 등 다직종이 연계하여 더욱 안전하고 안심되는 의료 제공이 요구된다.

난소암 약물요법의 부작용 관리

소에지마 아즈사 (암연구회 아리아케병원 약제부)

난소암 약물요법에는 수술 전후에 근치를 목적으로 하는 보조 화학요법과, 진행 재발 시에 연명과 QOL 향상을 목적으로 하는 화학요법이 있다. 이번에 다루는 파클리탁셀(상품명 탁솔 등)과 카보플라틴(파라플라틴 등)의 병용요법(TC요법) 및 올라파립(린파자)은 어떤 목적에도 사용되는 약제로, 치료 목적에 맞는 대응이 필요합니다. 보조 화학요법에서는 안이한 감량이나 휴약 기간 연장은 하지 않고 치료 강도를 유지하는 것이 요구된다. 한편, 진행 재발암에 대한 치료에서는 환자의 희망에 대응하여 부작용이 적은 치료를 선택하거나 휴약 기간을 설정하는 경우도 있다.

다루는 치료

◎ 파클리탁셀(탁솔 등)+카보플라틴(파라플라틴 등)
　병용요법(TC요법)
◎ 올라파립(린파자)

주로 다루는 부작용

관절통 · 근육통, 구역질 · 구토

약학 관리 포인트

▶ TC 요법에서 자각 증상이 있는 부작용(구역질 · 구토, 관절통 · 근육통 등)의 대부분은 처음 1주일이 호발 시기이다. 약사는 부작용 호발 시기를 환자와 공유하고, 그 기간에 지지요법약을 충분한 양 사용하여 컨트롤할 수 있는지가 치료 강도를 유지하는 데 중요해진다.

▶ 올라파립은 구역질 · 구토가 높은 빈도로 발현되지만, 그 누적 발현률은 투여 개시 후 3개월 이후에 변동이 없어진다[1].

▶ 경구 항암제인 올라파립과 니라파립 토실산염 수화물(제줄라)은 복약 순응도 평가가 중요하다. 순응도 불량인 경우에는 그 요인을 확인하고 복용할 수 있도록 대책을 강구한다.

TC요법은 난소암 외에 자궁체암, 자궁경부암에서도 표준 화학요법의 하나로 사용되는 대표적인 레지멘이다.

◎ **투여 스케줄(1코스 3주간)**

다양한 투여 스케줄이 있지만, 이번에는 1코스 3주간 파클리탁셀과 카보플라틴을 day1에 투여하는 레지멘을 다룬다.

◎ **어떤 환자에게 사용하는가?**

(난소암의 경우) 수술 전 · 수술 후 보조 화학요법, 또는 진행 재발암

◎ **주의해야 할 부작용은?**

구역질 · 구토, 관절통 · 근육통, 호중구 감소, 말초신경 장애, 알레르기 등

여기에서는 **관절통 · 근육통** 관리에 대해 상세히 설명한다(구역질 · 구토에 대해서는 24페이지, 발열성 호중구 감소에 대해서는 81페이지, 말초신경 장애에 대해서는 44페이지).

관절통 · 근육통

발생 빈도 · 특징

● 파클리탁셀에 있어서 관절통 · 근육통의 발현 빈도는 각각 32.3%, 28.8%라고 보고되고 있다. 난소암에서는 관절통 35.5%(Grade 3 이상: 0.8%), 근육통 33.9%(Grade 3 이상: 0.8%), 자궁체암의 보고는 대상 증례가 23례로 소수이지만 관절통 · 근육통 모두 69.9%(Grade 3 이상: 4.3%)라고 보고되고 있다[2]. 위중해지는 경우는 적지만 고빈도로 발생하는 부작용이다.

평가 포인트

● 파클리탁셀에 있어서 관절통 · 근육통은 조기(1~3코스째)에 발현하는 경향이 있어[2] 투여 후 2, 3일째에 나타나는 경우가 많다. 이 기간은 구역질과 권태감의 호발 시기이기도 하기 때문에 감별하면서 대응을 검토한다.

● 관절통 · 근육통은 환자가 부작용으로 인식하지 않아 의료자에게 보고하지 않는 경우도 있다. 약사는 사전 정보 제공뿐 아니라 투여 시작 후 발현 상태를 확인한다.

치료

● 관절통 · 근육통에 대한 대응으로 진통제(비스테로이드 항염증제[NSAIDs]와 아세트아미노펜[카로날 등] 등)가 처방되지만, 증상이 있어도 진통제를 사용하고 있지 않거나 사용해도 효과가 없는 환자도 있기 때문에 약사는 진통제 사용 상황을 청취하고 통증을 평가한다.

● 아세트아미노펜은 동통에 대해 1회 상한 1000mg의 적응이 있지만, 실제로는 1회 200~600mg으로 처방되는 경우도 많다. 필요량을 사용하기 전에 효과가 없다고 판단되는 경우도 있기 때문에 사용이 불충분하다고 평가한 경우에는 증량을 검토한다.

● 아세트아미노펜을 충분한 양으로 사용해도 효과가 부족한 경우에는 NSAIDs를 검토하는데, 부인과암 환자는 종양에 의한 영향으로 신장 기능이 저하되고 있는 경우도 있기 때문에 적응에는 주의가 필요하다.

● 관절통과 근육통은 다른 부작용과 비교하여 의료자에게 경시되는 경향이 있는데, 일상생활이나 일에 지장을 초래하고 있는 경우도 있어 적극적으로 개입해야 할 부작용 중 하나이다.

난소암

◎ **투여 스케줄(1코스 3주간)**

　보통, 성인에게는 올라파립으로 1회 300mg을 1일 2회 경구 투여

　또한 환자의 상태에 따라 적절히 감량한다.

◎ **어떤 환자에게 사용하는가?**

· 백금계 항악성종양제 감수성의 재발 난소암에 있어서 유지요법

· BRCA 유전자 돌연변이 양성 난소암에서 첫회 화학요법 후 유지요법

· 상동 재조합 결핍을 가진 난소암에서 베바시주맙을 포함한 첫회 화학요법 후 유지요법

◎ **주의해야 할 부작용은?**

　구역질 · 구토, 빈혈, 권태감 등

　여기에서는 **구역질 · 구토**의 부작용 관리에 대해 상세하게 설명한다(빈혈에 대해서는 97페이지).

- -

구역질 · 구토

발생 빈도 · 특징

● 올라파립에서 구역질 · 구토의 발현율은 일본인 8례를 포함한 195례를 대상으로 한 국제 공동 제3상 시험(SOLO2 시험)에 있어서 구역질(75.9%[Grade 3 이상 2.6%]), 구토(37.4%[Grade 3 이상:2.6%])라고 고빈도로 보고되고 있다[3].

● 올라파립에서의 구역질은 투여 개시 후 1개월 이내에 발현되는 경우가 많고, 구역질 · 구토의 지속기간(중간값)은 SOLO2 시험에서 54.2일이었다[1, 3].

예방 · 치료

● 올라파립의 구토 유발 위험은 「NCCN(National Comprehensive Cancer Network) 가이드라인(2020년판)」에서 moderate to high emetic risk(구토 유발 빈도≥ 30%)로 분류되고, 예방 진토제로 5-HT3 수용체 길항제(그라니세트론 염산염[카이트릴 등], 온단세트론 염산염 수화물 등)의 단독 투여가 권장된다.

● 한편, 5-HT3 수용체 길항제에는 변비 부작용이 있으며, 일본의 보험 적응에 있어서도 매일 투여하기 어렵다. 실제로는 도파민 D2 수용체 길항제(돔페리돈[나우젤린 등], 메토클로프라미드[프림페란 등] 등)로 대응하는 경우가 많지만, 매일 사용하는 경우에는 특히 추체외로 증상에 유의한다. 약사는 명확한 운동 마비가 없는 것을 확인한 후, 자신의 의사와 무관한 불수의운동이나 근긴장 이상이 출현하고 있지 않은지 주의하여 환자를 팔로우업해 나간다.

● 도파민 D2 수용체 길항제로 대응 곤란한 경우에는 올란자핀(자이프렉사 등)을 검토하는데, 당뇨병에는 금기가 되기 때문에 투여 개시 전 HbA1c 확인과 개시 후 정기적인 평가가 필요하다. 졸음을 일으킬 가능성도 있기 때문에 수면제 병용 유무에 대해서도 확인한다.

관리의 핵심 포인트

● 올라파립에서 구역질 · 구토는 복용 중지나 감량의 한 가지 원인이 된다[4]. 이 약은 매일 내복하는 약제이기 때문에 구역질 · 구토를 경험한 환자로부터는 계속에 대한 불안을 듣는 경우도 있는데, 임상시험 결과에서는 투여 개시 후 3개월을 기준으로 구역질 · 구토 증상의 회복이 기대된다[1]. 호발 시기를 환자와 공유하고 그 시기에 충분한 양의 진토제를 사

용하는 것이 중요하다.

- 구역질·구토가 있는 것 같으면 진토제 사용 상황을 확인하고, 불충분하면 의사에게 피드백하고 또한 추가 진토제 제안 및 복약지도를 실시한다.
- 올라파립은 식사 섭취에 관계없이 내복 가능한 약제이기 때문에 환자의 라이프스타일에 맞는 용법을 제안하는 것도 필요하다. 예를 들어, 기상이 늦어 아침 식사 후 복용을 잊어버리는 일이 많은 환자에게 아침·저녁식사 후에서 점심식사 후·취침 전으로 용법 변경을 검토한다.

인용문헌

1) 「린파자 적정 사용을 위한 가이드(난소암)」
2) 탁솔 인터뷰폼, 2022년 7월 개정(제11판)
3) Lancet Oncol. 2017:18:1274~84.
4) 「린파자 사용 성적 조사 최종 보고서(백금계 항악성종양제 감수성의 재발 난소암을 대상으로 한 사용 성적 조사)」

약국에서 팔로우업의 포인트는?

최근 난소암 치료제는 다양합니다. 그 중에서도 핵심 약제가 되는 백금제제를 포함한 TC요법은 여전히 중요한 치료 중 하나입니다. 그러나 자각하는 부작용이 많기 때문에 치료 도중 감량이나 중지를 희망하는 환자도 있습니다. TC요법에서는 투여 후 1주일 이내가 구역질·구토, 관절통·근육통, 말초신경 장애의 호발시기가 되기 때문에 약국에서도 팔로우업을 해야 합니다. 그 때, 부작용 유무뿐만 아니라, ① "식사는 평소의 몇 % 먹을 수 있었는가", "집안일이나 회사일은 가능했는가" 등 구체적인 상황 청취, ②지지요법약 사용 상황과 효과 평가 등이 그 후의 팔로우업에 도움됩니다. 만일 위중화가 예상되는 경우에는 병원에 피드백을 해야 합니다.

난소암

간세포암 약물요법의 기초지식

카스가 아키요시 (암연구회 아리아케병원 간담췌내과)

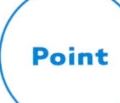
Point

▶ 간세포암 환자는 간경변에 의한 간 예비능 저하 예가 많다. 치료에 의한 간부전 발증 위험이 있어 치료 선택에는 신중한 판단이 필요하다.

▶ 외과적 절제 이외의 치료법으로 라디오파 소작요법(RFA)과 간동맥화학 색전요법(TACE), 약물요법이 있다.

▶ 약물요법은 수술이나 RFA, TACE 등의 확립된 치료법의 적응외 사례에서 대상이 된다.

들어가며

간세포암은 B형 간염과 C형 간염 등의 바이러스성 간염, 알코올성 간염, 이전에는 지방간이라고 불리던 NAFLD(nonalcoholic fatty liver disease) 등의 만성 간질환 염증 등에 의해 섬유화한 배경 간(back ground liver, 암이 아닌 간)에서 발생하는 악성 종양이다.

간세포암 치료에서는 외과적 절제 이외의 확립된 치료법으로 라디오파 소작요법(RFA) 등의 천자국소요법과 간동맥화학 색전요법(TACE), 약물요법이 있다. 초발 시에는 수술이나 RFA, TACE로 근치가 가능하더라도 섬유화된 배경 간을 모지(母地)로 하여 다중심성(多中心性)으로 재발을 반복하여 국소 치료를 할 수 없게 된다. 간외 전이를 하는 경우에는 약물요법이 실시된다.

간세포암의 증례는 애초에 만성 간질환에 의한 간경변으로 간 예비능 저하를 일으키는 경우가 많다. 수술, RFA, TACE, 약물요법은 모두 추가적인 간 예비능 저하를 초래하여 간부전을 일으킬 위험이 있어 치료선택 시에는 간기능 등을 고려한 신중한 대응이 요구된다(**표1**).

간세포암에 대한 약물요법은 멀티키나아제 억제제인 소라페닙 토실산염(상품명 넥사바)이 2009년에 보험 적용이 된 이후 신규 약제 등장이 없는 기간이 10년 가까이 계속되었는데, 2017년 이후 레고라페닙 수화물(스티바가), 렌바티닙 메실산염(렌비마), 라무시루맙(유전자 재조합)(사이람자), 카보잔티닙 말산염(카보메틱스) 외에 아테졸리주맙(유전자 재조합)(티센트릭)과 베바시주맙(유전자 재조합)(아바스틴)의 병용요법이 일본 국내에서도 승인되었으며, 6가지 약물요법이 보험 적용이 되어 있다. 2022년 12월에는 더발루맙(유전자 재조합)(임핀지)+트레멜리무맙(유전자 재조합)(임주도) 단회 병용요법과 더발루맙 단제 요법이 일본 국내에서 승인되어 8가지 약물요법이 되어 절제 불능 간세포암의 치료 선택지는 증가하고 있다(118페이지 **표2**).

간세포암에는 수술 및 약물요법 이외의 치료법이 있기 때문에 이 글에서는 약물요법을 포함한 간세포암 치료의 과학적 증거를 정리하면서 간세포암에 대한 치료 방침과 약물요법의 자리매김에 대해서 「간암 진료 가이드라인 2021년판(개정 제5판)」(이하, 간암 진료 가이드라인)과 BCLC(The Barcelona Clinic Liver Cancer) 스테이징 시스템의 치료 알고리즘을 참고로 하면서 개략적으로 설명한다.

1. 스테이지 분류와 표준 치료

BCLC 스테이징 시스템의 치료 알고리즘(116페이지 **그림1**)에서는[1] 단발 또는 종양 개수 3개 이하 및 종양 직경 3cm 이하를 Early stage(조기: 스테이지 A), 종양 개수 4개 이상의 다발을 Intermediate stage(중간기: 스테이지 B), 맥관 침습 양성, 림프절 전이 양성, 간외 전이 양성 등의 증례는 Advanced stage(진행기: 스테이지 C), 간 예비능이 낮은 Child-Pugh 분류 C의 증례는 Terminal stage(종말기: 스테이지 D)로 분류되어 있다.

「간암 진료 가이드라인」의 알고리즘(116페이지 **그림2**)에서도[2] 거의 같은 분류로 치료 알고리즘을 정하고 있다. 간세포암에 대한 직접적인 치료는 추가적으로 간 예비능 저하를 초래하기 때문에 Terminal stage에는 완화 의료를 중심으로 한 치료가 권장되고 있다.

2. 간세포암의 각 치료법

① 수술 · RFA(라디오파 소작요법)

RFA란 종양에 전극침을 찔러 라디오파 전류를 흘려 보냄으로써 종양을 괴사시키는 치료법이다.

병변 3개 이하 및 병변 직경 3cm 이하의 간세포암을 대상으로 한 외과 절제와 RFA를 비교한 제3상 시험(SURF trial)에서는[3] 두 그룹 모두 양호한 치료 성적이었기 때문에 Early stage에 대해서는 수술 또는 RFA가 권장되고 있다. Intermediate stage에 대해서는 TACE 또는 약물요법이 권장되고 있다. Advanced stage에 대해서는 약물요법이 권장되는데, 「간암 진료 가이드라인」에서는 Child-Pugh 분류 A에만 권장되고 있다.

② TACE(간동맥 화학 색전 요법)

중분화~저분화형 간세포암 등의 고전적 간세포암은 동맥을 풍부하게 가지고 있으며 다혈성 종양의 대표격이다. 카테터를 이용하여 에피루비신 염산염(파모루비신) 등의 세포독성 항암제를 종양 국소에 직접 주입한 후에 색전 물질(젤라틴 스폰지 등)을 주입하고, 물리적으로 종양 혈관을 폐색시켜 저혈(阻血) 상태로 만드는

표1. 간 예비능 판정을 위한 Child-Pugh 분류

	1점	2점	3점
뇌증	없음	경도	가끔 혼수
복수	없음	소량	중등량
혈청 빌리루빈 수치(mg/dL)	2.0미만	2.0~3.0	3.0이상
혈청 알부민 수치(g/dL)	3.5초과	2.8~3.5	2.8미만
프로트롬빈 활성치(%)	70초과	40~70	40미만

각 항목의 포인트를 가산하여 그 총점으로 분류한다.
그레이드 A: 5~6점(대상성)
그레이드 B: 7~9점(비대상성)
그레이드 C: 10~15점(비대상성)

※그레이드 A에서 그레이드 C로 진행됨에 따라 간 장애 정도는 강해진다.

(Br J Surg. 1973;60:646.을 바탕으로 작성)

간세포암

그림 1. BCLC 스테이징 시스템의 치료 알고리즘

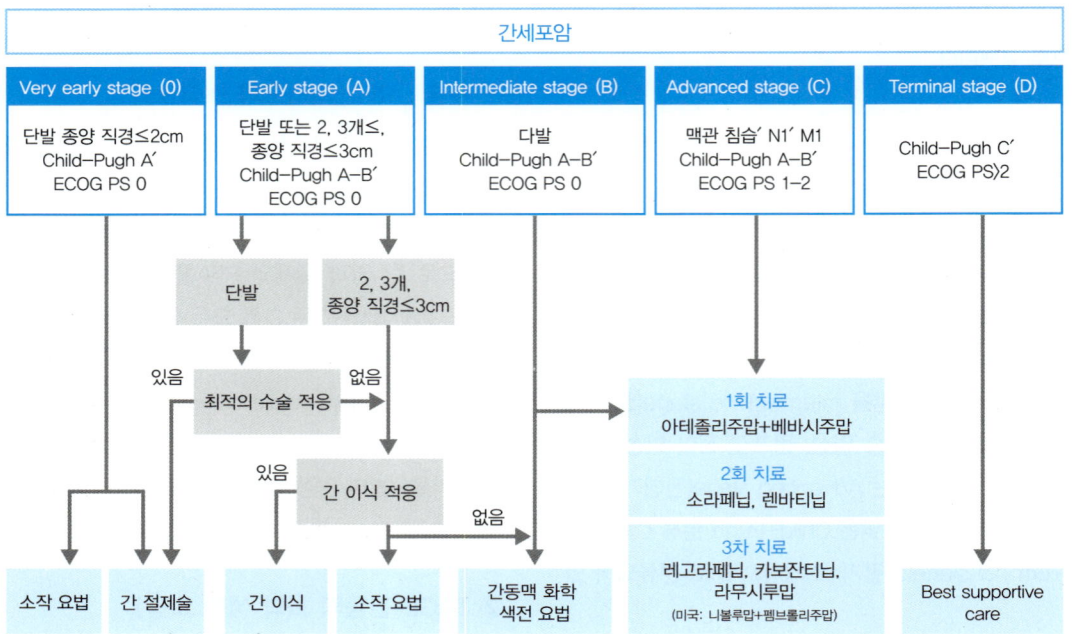

그림 2. 「간암 진료 가이드라인 2021년판(개정 제 5판)」의 치료 알고리즘

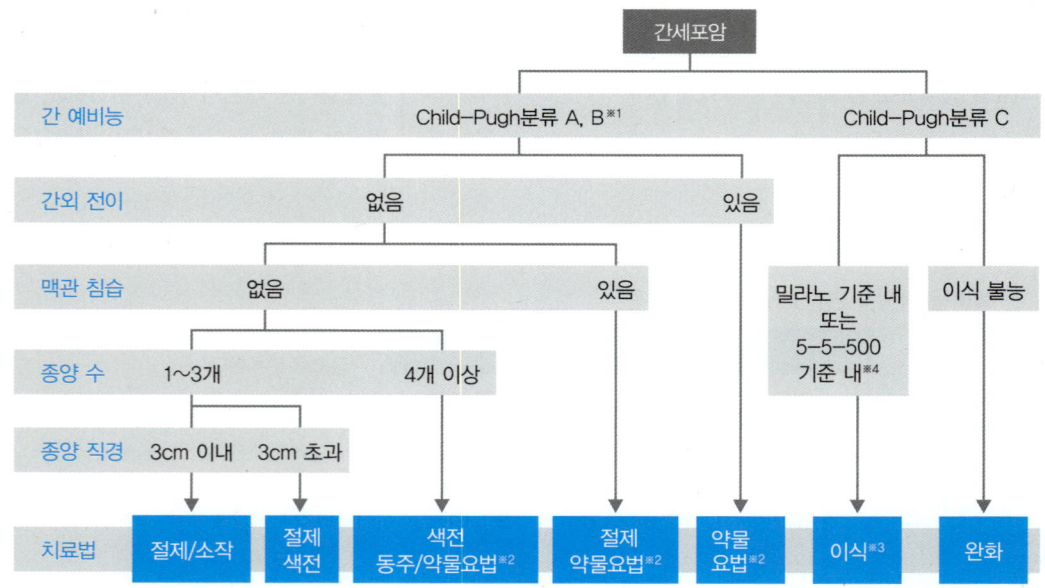

치료법에서 2줄로 되어 있는 것은 윗줄이 우선된다. 슬래시는 양쪽 동등하게 권장된다.
※ 1: 간 절제의 경우는 간 장애도에 의한 평가를 권장
※ 2: Child-Pugh 분류 A만
※ 3: 환자 연령은 65세 이하
※ 4: 원격 전이와 맥관 침습 없음. 종양 직경 5cm 이내 및 종양 수 5개 이내 및 AFP500ng/mL 이하

(일본간학회 편 「간암 진료 가이드라인 2021년판 제5판」 [가네하라출판]에서 작성)

것에 의해 암세포를 괴사시키는 것이 TACE이다.

또한 간세포암은 혈관 내피 증식 인자(VEGF) 등에 의한 혈관 신생이 활발한 종양이어서 약물요법에서는 화학적으로 저혈 상태로 만드는 것을 목표로 혈관 신생 억제제를 이용한다.

TACE 단독과 TACE+소라페닙 병용요법을 비교한 랜덤화 제2상 시험(TACTICS 시험4))에서는, TACE 단독군에서의 항종양 효과는 완전 반응(CR) 27.6%, 부분 반응(PR) 34.2%, 객관적 반응율(ORR) 61.8%에, 무증악 생존기간(PFS) 중간값 13.5개월, 전체 생존기간(OS) 중간값 30.8개월, 2년 생존율 64.6%로, TACE 단독으로도 양호한 치료 성적이었다.

Intermediate stage의 경우 BCLC 스테이징 시스템의 치료 알고리즘에서는 TACE 또는 약물요법이 권장되며, 「간암 진료 가이드라인」의 CQ12에서는 제1선택으로 TACE, 제2선택으로 약물요법이 권장되고 있다(강한 권장, 과학적 증거의 강도 B). TACE는 널리 시행되고 있는 치료이지만, 간 예비능 저하라는 단점을 갖고 있기 때문에 최근에는 TACE 부적절이라고 간주되는 집단이 제기되고 있다(**별도 게시 기사**).

③ TACE 병용 약물 요법

「간암 진료 가이드라인」에서는 CQ36에서 "색전 요법과 분자 표적 치료제 병용은 실시하는 것을 고려해도 좋다(약한 권장, 과학적 증거의 강도 B)"라고 기재되어 있는데, TACE 단독이 아니라 조기부터 분자 표적 약물을 병용함으로써 혈관 신생 저해 작용에 의한 종양 혈관의 정상화에 따라 TACE의 효과를 극대화할 수 있음이 시사되고 있다.

TACTICS-L 시험은 TACE와 렌바티닙을 병용한 단일군 임상시험인데, TACTICS 시험의 병용군에서 소라페닙을 렌바티닙으로 치환한 시험이다6). CR은 53.2%이고 ORR이 79.0%로 매우 높은 종양 축소 효과와 종양 괴사 효과를 나타냈다. 그 밖에 TACE와 면역 체크포인트 억제제(ICI: immune checkpoint inhibitor) 병용요법도 TACE 단독과 비교하여 임상시험이 이루어지고 있어 결과가 기대된다.

④ 약물요법

「간암 진료 가이드라인」에서는 CQ38에서 "약물 요법은 어떤 환자에게 실시하는 것이 적당한가?"가 제5판에서 새롭게 추가되어 있는데, 공식 설명으로 "약물요법은 외과 치료와 간 이식, 국소 요법, TACE 등이 적응이 되지 않는 진행 간세포암에서 전신 상태의 평가 지표인 전신수행상태(PS)가 양호하고 간 예비능이 양호한 Child-Pugh 분류 A에 실시하는 것을 권장한다(강한 권장, 과학적 근거의 강도 A)"라고 기재되어 있다.

즉, 앞서 언급한, 수술이나 RFA, TACE 등의 확립된

TACE 부적절이라고 간주되는 집단이란?

TACE(간동맥 화학 색전 요법)는 널리 시행되고 있는 치료이지만, 간 예비능 저하라는 단점을 갖고 있기 때문에 최근에는 TACE 부적절이라고 간주되는 집단이 제기되고 있다.

Intermediate stage를 종양 최대 직경(cm)과 종양 수의 합이 7을 초과하는지 여부로 분류하는 Up-to-7 criteria를 이용하여 Up-to-7 IN 및 UP-to-7 OUT으로 나누는데, UP-to-7 OUT은 TACE 불응이 되기 쉬운 병태이며 또한 TACE에 의해 간 예비능 저하를 초래하기 쉬운 병태라고 생각되어 TACE 부적합이라고 생각되고 있다5). 따라서 최근에는 간세포암의 Intermediate stage에서 Up-to-7 OUT 증례에 관해서는 조기부터 약물요법을 도입하는 것이 제안되고 있다.

표 2. 일본 국내에서 승인된 간세포암의 주요 약물요법 및 임상시험 결과(저자 작성)

	치료법	임상시험명	대상	증례 수	OS 중간값 (개월)	위험 비율 (95% 신뢰 구간)	p값	PFS 중간값 (월)	ORR
1 차 약 물 요 법	소라페닙	SHARP	소라페닙	299	10.7	0.69 (0.55-0.87)	〈0.001	5.5	2.3%
			플라시보	303	7.9			2.8	0.7%
		Asia-Pacific	소라페닙	150	6.5	0.68 (0.50-0.93)	0.014	2.8	3.3%
			플라시보	76	4.2			1.4	1.3%
	렌바티닙	REFLECT	렌바티닙	478	13.6	0.92 (0.79-1.06)	Non-inferior margin 1.08	7.4	40.6%
			소라페닙	476	12.3			3.7	12.4%
	아테졸리주맙 + 베바시주맙	IMbrave 150	아테졸리주맙 + 베바시주맙	336	19.2	0.66 (0.52-0.85)	〈0.001	6.9	30%
			소라페닙	165	13.4			4.3	11%
	트레멜리무맙 + 더발루맙	HIMALAYA	트레멜리무맙 + 더발루맙	393	16.4	0.78 (0.65-0.92)	0.0035	3.78	20.1%
	더발루맙		더발루맙	389	16.6	0.86 (0.73-1.03)	Non-inferior margin 1.08	3.65	17%
			소라페닙	389	13.8			4.07	5.1%
2 차 약 물 요 법	레고라페닙	RESORCE	레고라페닙	379	10.6	0.63 (0.50-0.79)	〈0.0001	3.1	10.6%
			플라시보	194	7.8			1.5	4.1%
	라무시루맙	REACH-2	라무시루맙	197	8.5	0.71 (0.53-0.95)	0.019	2.8	4.6%
			플라시보	95	7.3			1.6	1.1%
	카보잔티닙	CELESTIAL	카보잔티닙	420	10.2	0.76 (0.63-0.92)	0.005	5.2	3.8%
			플라시보	237	8			1.9	0.4%

※ OS: 전체 생존 기간, PFS: 무증악 생존 기간, ORR: 객관적 반응율

치료법의 적응외 증례가 약물요법의 대상이 된다. 또한 앞으로는 TACE 병용 약물요법도 주목받고 있는 한편, 종양량이 많은 Up-to-7 OUT과 같은, TACE 부적합 증례도 제기되고 있어 치료 효과를 극대화하면서 간 예비능 저하를 최소화하는 것이 중요하다고 생각된다.

표2에 나타낸 바와 같이, 현재 승인되어 있는 약물요법의 선택지가 8레지멘 있는데, 1차 치료의 약물요법 도입으로 이어지기 위해서는 간 예비능이 양호하다는 것이 전제이며, 신중한 치료 선택이 필수적이다.

3. 간세포암 약물요법의 각론

① 1차 치료

현재, 1차 치료로 일본 국내에서 승인되고 있는 것은 아테졸리주맙+베바시주맙 병용요법, 소라페닙, 렌바티닙이다.

「간암 진료 가이드라인」의 CQ39에서는 제3상 연구(IMbrave 150)의 결과에 따라, 1차 치료는 아테졸리주맙+베바시주맙 병용 요법을 권장하고 있다(강한 권장, 과학적 증거의 강도 A). 또한 자가 면역 질환 등 병존 질환 때문에 이 병용요법이 적합하지 않은 경우에는 소라페닙 또는 렌바티닙을 권장하고 있다(강력한 권장, 과학적 증거의 강도 A).

소라페닙

소라페닙은 혈관 내피 증식 인자 수용체(VEGFR) 1, 2, 3, 혈소판 유래 증식 인자 수용체β(PDGFR-β), FLT3(fms-related tyrosine kinase 3), RET(rearranged during transfection), MAP kinase 경로의 Raf 등의 티로신 키나아제를 억제하여 혈관 신생과 종양 증식 신호를 억제함으로써 항종양 효과를 발휘하는 경구 멀티 키나아제 억제제이다.

1차 치료에서 플라시보와 소라페닙의 제3상 시험인 SHARP 시험[7]에서 소라페닙의 유효성이 제시되었기 때문에 국소 치료 불능 간세포암에 대한 1차 치료의 표준 치료는 소라페닙이 되었으며, 일본 국내에서도 이 약은 2009년에 승인받았다.

그러나 반응율이 낮고 독성이 비교적 강한 것 등으로 인해 신규 분자 표적 약물의 개발이 요구되었다. 그 후 10년간, 많은 1차 치료의 임상시험에서 소라페닙을 대조군으로 한 랜덤화 비교시험이 실시되었는데, 신규 치료제는 효능이 나타나지 않고 부정적인 결과가 계속되고 있었다. 현재는 다른 치료 선택지가 증가했기 때문에 소라페닙의 사용 빈도가 적어졌다.

렌바티닙

렌바니팁은 VEGFR 1, 2, 3, 섬유 아세포 증식 인자 수용체(FGFR) 1, 2, 3, 4, PDGFRα, KIT, RET 등의 혈관 신생 및 종양 증식 신호를 억제하는 경구 멀티 키나아제 억제제이다. FGFR4에 대한 저해 활성이 강하기 때문에 간세포암의 고악성도화 및 진행에 대해서 유효할 것으로 기대되고 있었다.

1차 치료에서 렌바티닙의 소라페닙에 대한 비열성(非劣性)을 검증한 REFLECT 시험이 수행되었다. 렌바티닙의 소라페닙에 대한 비열성(non-inferiority)이 증명되어, 일본 국내에서는 2018년 3월에 간세포암에 대해 승인되었다.

종양 감소 효과는 소라페닙군과 비교하여 렌바티닙군에서 유의하게 양호했다. 소라페닙군과 비교하여 렌바티닙군에서는 장기간 내복이 가능하며, 수족 증후군, 설사 등 자각할 수 있는 부작용 빈도가 적고, 내약성이 뛰어났다. 뒤에 언급하는 아테졸리주맙+베바시주맙 병용요법과 렌파티닙의 직접적인 비교는 이루어지지 않았기 때문에 그 우열은 불분명하지만, 렌바티닙은 소라페닙에 대해 비열성(非劣性)만을 나타내고 있다. 또한 네트워크 메타분석에서는, 아테졸리주맙+베바시주맙 병용요법은 렌바티닙에 비해 우월성이 제시되었다[10].

아테졸리주맙＋베바시주맙 병용요법

아테졸리주맙은 항PD-L1 항체로, 면역 체크포인트를 억제함으로써 종양 특이적인 T세포 반응을 향상시킨다. 베바시주맙은 항VEGF-A 항체로, 혈관 신생 억제제이다. 베바시주맙은 VEGF-A의 신호 전달 억제에 의한 직접적인 항종양 효과에 의하여 암항원의 방출 증가와 종양 혈관의 정상화에 의한 CD8 양성 세포의 종양 내 침윤 항진 등에 의해 면역을 활성화시킨다. 또한 아테졸리주맙과의 병용으로 항종양 활성을 높일 것으로 기대되고 있다.

절제 불능 간세포암의 1차 치료를 대상으로 하여 아테졸리주맙+베바시주맙 병용요법과 소라페닙을 비교한 제3상 시험(IMbrave150)에서는 아테졸리주맙+베바시주맙 병용요법은 소라페닙에 대해 우월성이 증명되었다[11]. 일본 국내에서는 2020년 9월에 간세포암에 대해 승인되어 표준적인 1차 약물요법이 되었다.

그 외, 제3상 시험(HIMALAYA 시험)의 결과에 따라, 항PD-1 항체인 더발루맙과 항CTLA-4 항체인 트레멜리무맙의 병용 요법, 더발루맙 단제 요법이 절제 불능 간세포암에 대해 2022년 12월에 보험 승인되어 치료 선택지가 늘었다.

② 2차 치료

현재, 1차 치료 소라페닙 불응 증례 또는 불내 증례의 2차 치료로는, 3상 시험의 긍정적인 결과에 따라, 레고라페닙, 라무시루맙, 카보잔티닙이 승인되었다.

단, 1차 치료인 아테졸리주맙+베바시주맙 병용요법과 렌파티닙 후의 2차 치료로 권장할 수 있는 과학적 증거 수준이 충분히 높은 보고는 없다.

「간암 진료 가이드라인」의 CQ40에서는 ①Child-Pugh 분류A의 간 예비능이 유지된 증례에서 소라페닙 치료 후 영상 진행을 확인하여 소라페닙 내약성을 보여준 증례, ②레고라페닙, 소라페닙 치료 후 영상 진행 혹은 소라페닙 불내 증례에서 AFP(α-페토 단백질) 400ng/mL 이상의 증례, ③라무시루맙, 소라페닙 치료 이력이 있고 전신 약물요법 후 악화된 증례 - 등의 케이스에 카보잔티닙을 권장하고 있다(강한 권장, 과학적 증거의 강도 A).

「간암 진료 가이드라인」의 약물요법 알고리즘에는 아테졸리주맙+베바시주맙 병용요법 후 치료 선택지로 소라페닙, 렌바티닙, 레고라페닙, 라무시루맙, 카보잔티닙, 렌바티닙 후 치료 선택지로 소라페닙, 레고라페닙, 라무시루맙, 카보잔티닙이 기재되어 있다. 앞으로는 이러한 1차 치료 후 2차 치료 선택과 관련된 과학적 증거 보고가 기대된다.

레고라페닙

레고라페닙은 VEGFR1, 2, 3, TIE2, PDGFRβ, FGFR, KIT, RET RAF-1, BRAF 등 여러 티로신 키나아제를 억제하여 혈관 신생과 종양 증식 신호를 억제한다. 레고라페닙은 소라페닙에 불소를 결합한 약제로, 소라페닙과 분자 구조가 거의 동일하다. 약물 독성 프로파일은 소라페닙과 레고라페닙이 매우 유사하기 때문에 간세포암의 2차 치료에서 플라시보 대조군 제3상 시험(RESORCE 시험)에서는[12] 소라페닙 불내 증례를 제외하고 소라페닙 치료 후 영상 진행을 확인하여 소라페닙에 내약성을 나타낸 증례만을 대상으로 하였다. OS 중간값은 레고라페닙군 10.6개월, 플라시보군 7.8개월 (위험 비율 0.63, 95% 신뢰구간 10.50-0.79, p<0.0001), PFS 중간값은 레고라페닙군 3.1개월, 플라시보군 1.5개월(위험 비율 0.45, 95% 신뢰구간 0.37-0.56, p<0.0001)로, 레로나페닙에 의한 예후 연장 효과가 있음이 제시되어 2017년 6월 승인되었다.

라무시루맙

라무시루맙은 VEGFR2에 대한 항체 약물로, VEGF-A, C, D의 VEGFR2에 대한 결합을 억제하여 VEGFR2에 의한 종양 혈관 신생을 억제함으로써 항종양 효과를 발휘한다.

라무시루맙은 선행하는 플라시보 대조 제3상 시험(REACH 시험)에서는[13], 소라페닙 불응 · 불내 증례에 대해서 예후 연장 효과를 증명할 수 없었지만, 하위 그룹 해석에 있어서 AFP 400ng/mL 이상의 집단에 한정하면 예후 개선 효과가 인정되었기 때문에 REACH-2 시험이 실시되었다[14].

이 시험에서는 AFP 400ng/mL 이상의 집단에 한정하여 소라페닙 불응 · 불내 증례에 대해서 시행되었다. OS 중간값은 라무시루맙군 8.5개월, 플라시보군 7.3개월(위험 비율 0.71, 95% 신뢰구간 0.53-0.95, p=0.019), PFS 중간값은 라무시루맙군 2.8개월, 플라시보군 1.6개월(위험 비율 0.45, 95% 신뢰구간 0.33-0.60, p=0.0199). 라무시루맙의 예후 연장 효과가 나타나 2019년 6월에 일본 국내에서도 승인되었다. 라무시루맙은 75세 이상의 고령자에서도 75세 미만의 사례와 비교하여 치료 강도나 치료 성적도 동등하며, 치료 중 간 예비능을 거의 저하시키지 않는 것으로 보고되고 있다.

카보잔티닙

카보잔티닙은 MET, VEGFR, AXL 등의 수용체 활성을 저해하여 혈관 신생 저해와 증식 신호 억제를 하는 멀티 키나아제 저해제이다. MET 고발현은 소라페닙 저항성 요인 중 하나라고 생각되고 있다.

소라페닙 치료력이 있고 전신 약물요법 후 악화된 증례를 대상으로 실시한 플라시보 대조 제3상 시험(CELESTIAL 시험)에서는 OS 중간값은 카보잔티닙군 10.2개월, 플라시보군 8.0개월(위험 비율 0.76, 95% 신뢰구간 0.63-0.92, p=0.005), PFS 중간값은 카보잔티닙군 5.2개월, 플라시보군 1.9개월(위험 비율 0.44, 95% 신뢰구간 0.33-0.60, p<0.0001)로, 플라시보군과 비교하여 유의한 생존기간 개선을 보였다[15].

일본인을 대상으로 유효성과 안전성을 평가한 Cabozantinib-2003 시험 후 2020년 11월에 일본에서도 승인되었다.

인용문헌

1) J Hepatol.2022;76:681-93.
2) 일본간학회 「간암 진료 가이드라인 2021년판(개정 제5판)」(카네하라출판)
3) Liver cancer.2022;11:209-18.
4) Gut.2020;69:1492-501.
5) Dig Dis.2015;33:751-8.
6) J Clin Oncol.2022;40:417.
7) N Engl J Med.2008;359:378-90.
8) Lancet Oncol.2009;10:25-34.
9) Lancet.2018;391:1163-73.
10) JAMA Oncol.2020;6:e204930.
11) N Engl J Med.2020;382:1894-905.
12) Lancet.2017;389:56-66.
13) Lancet Oncol.2015;16:859-70.
14) Lancet Oncol.2019;20:282-96.
15) N Engl J Med.2018;379:54-63.

증례에서 배우는
간세포암 약물요법

카스가 아키요시(암연구회 아리아케병원 간담췌내과)

여기에서는 간세포암의 대표적인 약물요법을 다루고, 전형적인 증례의 경과와 외래에서의 관리에 대해 소개한다.

증례 1

77세, 남성.
다발성 간세포암

치료 렌파티닙 병용 TACE

건강진단 복부 초음파 검사에서 간 종양을 지적받아 우리 병원에서 전신 정밀검사를 실시했다. 최대 병변은 50mm로, 10mm 병변 2곳을 포함한 다발의 간세포암으로 진단되었다.

최대 병변은 우전구역지(right anterior segmental branch)·고(高)구역지에 침윤되어 있어 절제 불능이었다. BCLC 스테이징 시스템에서 Intermediate stage(중간기: 스테이지B)로, 간동맥 화학 색전 요법(TACE) 또는 약물요법의 적응이었다. 렌바티닙 메실산염(상품명 렌비마)과 TACE 병용요법의 유효성이 보고되고 있기 때문에 이 치료 방침이 되었다. 외래에서 렌바티닙을 도입하여 렌바티닙을 3주간 내복한 후 입원에서 TACE 예정이 되었다.

【렌바티닙 도입 전 평가】

간세포암 환자는 만성 간질환과 간경변으로 인해 간 예비능이 저하해 있는 경우가 많다. 렌바티닙에 의한 위중한 간 기능 장애 발증을 막기 위해서는 간 예비능을

증례1 [처방전1] 첫회 외래 시

① 렌비마 캡슐 4mg
  1회 2캡슐 (1일 2캡슐)
  1일 1회 아침식사 후 21일분

② [일반] 헤파린 유사물질 연고 0.3% 25g
  케라티나민 코와 크림 20% 25g
  하루 2회 사지(四肢) 아침, 목욕 후

※ 다른 과 처방에서 아질사르탄(아질바) 40mg/일, 암로디핀 베실산염(암로딘, 노바스크 등) 10mg/일이 처방되고 있다.

치료 시작 전에 충분히 평가하는 것이 중요하다. 또한 간경변 합병 예에서는 식도 정맥류를 합병하고 있는 경우도 많다. 렌바티닙은 혈관 신생 억제 작용으로 인해 출혈 위험이 높아지기 때문에 내시경으로 치료 적응이 있는 식도 정맥류가 없는 것을 확인하는 것이 중요하다.

본 증례는, 치료 시작 전에 간 예비능은 Child-Pugh 분류 5점에서 그레이드 A였다는 것, 내시경에 의하여 식도 정맥류가 없다는 것을 확인했다.

본 증례는 고령이어서 간 질환 이외의 병존증에도 주의가 필요했다. 당뇨병이 있고, 진구성 심근경색·고혈압의 기왕력이 있고, 클로피도그렐 황산염(플라빅스)을 복용 중이었다. 렌바티닙은 VEGF 억제에 의한 혈전증에 주의가 필요한데, REFLECT 시험에서 심근경색 0.6%, 뇌경색 0.4%, 문맥혈전증이 0.8%, 폐색전증이

0.6%라고 보고되었다. 혈전증 위험은 기왕력이 있으면 높아진다고 여겨지고 있다. 본 증례는 진구성 심근 경색의 병존이 있기 때문에 주의가 필요했다.

렌바티닙에서 빈도가 높은 이상사례로 고혈압이 있다. REFLECT 시험에서 모든 예에서는 이상사례 공통 용어 표준(CTCAE)의 전체 Grade에서 39.7%, 일본인 증례에서는 49.4%에서 고혈압이 확인되었다. Grade 3의 고혈압(수축기 혈압≥160mmHg 또는 이완기 혈압≥100mmHg, 또는 2종류 이상의 약물 치료 또는 이전보다 강한 치료가 필요함)은 전체에서 22.1%, 일본인 증례에서는 32.1%를 확인했다.

본 증례는 애초에 고혈압이 있고, 이미 안지오텐신 수용체 길항제(ARB)인 아질사르탄(아질바) 40mg, 칼슘(Ca) 길항제인 암로디핀 베실산염(암로딘, 노바스크 등) 10mg을 내복하고 있었다. ARB, Ca 길항제 모두 극량(極量)을 내복하고 있어 향후 추가 혈압 컨트롤 불량 가능성에 대해서 충분히 배려가 필요했다.

간세포암에서 렌바티닙은 체중이 60kg 이상인 경우 12mg/일, 60kg 미만인 경우에는 8mg/일의 용량 설정이다.

본 증례는 60kg였지만, 위에 언급한 병존증 때문에 8mg/일부터 개시하는 방침이 되었다(처방전1).

수족증후군도 렌바티닙에서 빈도가 높은 부작용으로, REFLECT 시험에서 전체 예에서는, 전체 Grade에서 26.5%(Grade 3: 2.9%), 일본인에서는, 전체 Grade에서

51.9%(Grade 3: 7.4%)에서 확인되었다. 소라페닙에 비해 빈도는 낮아지지만, 현저하게 생활의 질(QOL)을 저하시키는 요인이 되므로 그 관리가 중요하다.

수족 증후군은 손바닥과 발바닥의 각화 비후, 피부 경결 부분에 호발하는데, 피부에 대한 물리적 자극도 위험 요인이 될 수 있다. 물리적 자극을 줄이기 위해 발에는 두꺼운 양말을 착용한다. 발바닥에 대한 압력을 줄이기 위해 부드러운 소재가 이용되는 것이 바람직하다. 또한 피부를 청결하게 유지하고 장갑을 착용하는 등 피부에 대해 압력, 열, 마찰을 주지 않는 생활이 중요하다.

수족 증후군은 표피의 건조에 의해 악화되는 것으로 알려져 있기 때문에 수족의 건조를 막기 위해 보습제와 요소 배합제 도포가 효과적이다. 또한, 각질이 비후한 부위에 발생하기 쉽기 때문에 각질 케어가 중요한데, 요소 배합약은 각질 연화 작용도 있기 때문에 사용이 권장되고 있다. 통증을 동반하는 Grade 2 이상의 수족 증후군은 매우 강한 등급의 스테로이드 연고 도포가 권장되고 있다. 일상생활에 지장이 있는 Grade 3의 수족 증후군에서는 렌바티닙을 휴약하고 수족 증후군의 케어를 우선한다.

본 증례에서는 렌바티닙 8mg 복용을 개시하고 나서 혈압은 상승하지 않고, 건조 예방과 물리적 자극을 피하는 생활지도만으로 수족 증후군을 일으키지 않고 경과. 치료 시작 3주 후에 TACE를 시행하였다. TACE에 동반하는 합병증(담관 침윤 증례였기 때문에 TACE 후에 담

증례1 **[처방전2] 치료 개시 9주 후 외래**

① 렌비마 캡슐 4mg
   1회 3캡슐 (1일 3캡슐)
   1일 1회 아침식사 후 21일분

② [일반] 헤파린 유사물질 연고 0.3% 25g
   케라티나민 코와 크림 20% 25g
   하루 2회 사지(四肢) 아침, 목욕 후

증례1 **[처방전3] 치료 개시 11주 후 외래**

① 렌비마 캡슐 4mg
   1회 3캡슐 (1일 3캡슐)
   1일 1회 아침식사 후 21일분

② [일반] 헤파린 유사물질 연고 0.3% 100g
   하루 2회 사지(四肢) 아침, 목욕 후

③ 마이저 연고 0.05% 5g
   1일 2회 증상이나 통증이 있는 부위 아침, 목욕 후

도 출혈을 일으켜 ERCP [내시경 역행성 담관 췌장관 조영술]에서 내시경적 배액이 필요했다)를 일으켰지만 개선되었다.

TACE 후, 담도 출혈 후의 경과도 양호했기 때문에 치료 개시 7주 후에 렌바티닙 8mg 복용을 재개하였다.

치료 개시로부터 9주 후의 외래 진찰 시, 통증을 동반하지 않는 손바닥의 발적(수족 증후군 Grade 1)이 보였지만 내약성은 양호. 환자는 렌바티닙을 8mg에서 보통 양인 12mg로 증량하기를 희망하였다. 8mg에서는 내약성이 양호했기 때문에 체중에 맞는 규정 용량 설정인 12mg로 증량했다(123페이지 **처방전2**).

치료 개시로부터 11주일 후의 외래 진찰 시, 렌바티닙을 증량하고 나서 손가락 사이의 통증을 동반하는 발적과 발바닥의 통증(수족 증후군 Grade 2)의 이상사례를 확인했지만, 일상생활에 지장은 없다고 해서 같은 양으로 렌바티닙을 처방. 수족 증후군은 통증을 동반하고 있어 동통 등의 증상 부위에는 매우 강한 등급의 스테로이드 연고를 처방하였다(123페이지 **처방전3**).

치료 개시 13주 후, 발바닥 통증이 악화하여 수족 증후군은 Grade 3이라고 판단. 보행 시 동통 등 일상생활에 지장이 생겼기 때문에 렌바티닙을 휴약했다. 휴약에 더하여 보습과 매우 강한 등급의 스테로이드 도포를 실시해, 치료 개시로부터 14주간 후에는 손가락 사이와 발바닥의 통증은 개선되고 수족 증후군은 Grade 1까지 개선. 렌바티닙 12mg에서는 내약성이 불량하여 렌바티닙은 8mg에서 재개하고, 그 후 특별히 큰 이상사례 없이 경과하고 있다.

증례 1의 포인트

렌바티닙의 수족 증후군은 앞서 언급한 매일의 생활 지도에 더해 보습을 중심으로 한 수족 스킨케어가 중요해진다. 각질이 딱딱하면 수족 증후군 악화 인자가 되기 때문에, 요소 배합약의 보습 및 각화 연화 작용은 수족 증후군 예방에 유효하다.

요소 배합제는 피부가 얇아지면 따끔따끔 아픈 감각이 일어나는 경우가 있기 때문에 이 경우에는 헤파린 유사 물질만의 보습이 유효해진다. 또한 렌바티닙에 의한 수족 증후군 증상이 강하고 통증이 있는 경우에는 매우 강한 등급의 스테로이드 연고가 효과적인데, 그래도 개선이 없는 경우에는 렌바티닙 휴약 또는 감량이 필요해진다.

증례 2

53세, 여성. 간외 전이를 동반한 간세포암

치료 | 카보잔티닙

53세 여성. 간외 전이를 동반하는 간세포암에 대해서 1차 치료로 렌바티닙에 의한 치료를 1년 4개월간, 2차 치료로 아테졸리주맙(유전자 재조합)(티센트릭)과 베바시주맙(유전자 재조합)(아바스틴)의 병용요법을 1년간 받았지만, 악화되었기 때문에 3차 치료로 카보잔티닙 말산염(카보메틱스)을 도입할 방침이 되었다.

【카보잔티닙 도입 전 평가】

카보잔티닙에서도 간 예비능을 치료 개시 전에 충분히 평가하는 것이 중요하다. 처방 전에 간 예비능은 Child-Pugh 분류 5점, 등급 A임을 확인하였다. 카보잔티닙은 이미 치료력이 있는 렌바티닙과 같은 멀티키나

> **증례2 [처방전1] 첫회 치료 개시 시**
>
> ① 카보메틱스정 60mg 1회 1정 (1일 1정)
>
> 　티라딘 S정 50μg 1회 1정 (1일 1정)
>
> 　아질바정 40mg 1회 1정 (1일 1정)
>
> 　　1회 3캡슐 (1일 3캡슐)
>
> 　　1일 1회 아침식사 후　21일분
>
> ② 【일반】 헤파린 유사물질 연고 0.3% 25g
>
> 　　케라티나민 코와 크림 20% 25g
>
> 　　하루 2회 사지(四肢) 아침, 목욕 후

① 카보메틱스정 60mg 1회 1정 (1일 1정)

　　티라딘 S정 50㎍ 1회 1정 (1일 1정)

　　아질바정 40mg 1회 1정 (1일 1정)

　　암로디핀정 5mg 1회 1정(1일 1정)

　　　　1일 1회 아침식사 후　14일분

②【일반】 헤파린 유사물질 연고 0.3% 25g

　　　　1일 2회, 사지(四肢), 아침, 목욕 후

③ 마이저 연고 0.05% 5g

　　　　1일 2회 증상이나 통증이 있는 부위　아침, 목욕 후

---

① 카보메틱스정 60mg 1회 1정 (1일 1정)

　　티라딘 S정 50㎍ 1회 1정 (1일 1정)

　　아질바정 40mg 1회 1정 (1일 1정)

　　암로디핀정 5mg 1회 1정(1일 1정)

　　　　1일 1회 아침식사 후　14일분

②【일반】 헤파린 유사물질 연고 0.3% 25g

　　　　1일 2회, 사지(四肢), 아침, 목욕 후

③ 마이저 연고 0.05% 5g

　　　　1일 2회 증상이나 통증이 있는 부위　아침, 목욕 후

④【일반】 로페라미드 염산염 캡슐 1mg

　　　　1회 1～2캡슐

　　　　설사 시 하루 3～4회까지　20회분

아제 억제제이기 때문에 유사한 이상사례가 발생할 가능성이 있다.

환자는 1차 치료에서 렌바티닙에 의한 치료를 받았기 때문에 수족 증후군 관리의 중요성은 이해하고 있었다. 또한 렌바티닙 치료 중에 검사 소견만의 갑상선 기능 저하증을 일으켜 갑상선 호르몬 제제인 레보티록신 나트륨 수화물(티라딘S) 내복 보충을 실시하여 상태는 안정되어 있었다. 티로신 키나아제 억제제에서는 VEGF 억제에 의한 갑상선에 대한 혈류 장애와 RET 단백질의 키나아제 억제에 의해 갑상선 방여포 C세포로의 분화가 억제되어 갑상선 기능 저하가 일어난다고 추정되고 있다. 치료 개시 시의 처방이 **처방전1**이다.

치료 개시 1주일 후의 외래에서 손바닥·발바닥 통증을 수반하는 수족 증후군 Grade 2를 확인했기 때문에 매우 강한 등급의 스테로이드 연고를 처방하고 도포 방법에 대해 설명했다. 혈압에 대해서는, 아질사르탄을 최대 용량인 40mg/일로 내복하고 있는데, 수축기 혈압 140mmHg를 넘었기 때문에 암로디핀 5mg을 추가 처방.

또한 요단백 정량에서 2532mg/일로, Grade 2의 요단백을 확인하였다. 카보잔티닙은 60mg/일로 내약성이

낮다고 판단하여 40mg/일로 감량하는 방침이 되었다(**처방전2**).

수족 증후군은 CELESTIAL 시험에서 카보잔티닙 그룹 전체 Grade에서 46%(Grade 3: 17%), 일본 국내 제2상 시험 Cabozantinib-2003 시험에서는 전체 Grade에서 76%(Grade 3: 26%)로, 높은 빈도로 확인되었기 때문에 대책이 필수적이다. 고혈압도 CELESTIAL 시험에서 카보잔티닙군 전체 Grade에서 29%(Grade 3: 16%), Cabozantinib-2003 시험에서는 전체 Grade에서 47%(Grade 3: 23.5%)로, 고빈도로 확인되었기 때문에 대책이 요구된다.

치료 개시 3주 후, 카보잔티닙 감량과 수족 케어에 의해 손바닥·발바닥 통증은 개선되어 수족 증후군은 Grade 1까지 개선되었다. 요단백은 3250mg/일로, Grade 2였기 때문에 신중하게 카보잔티닙 40mg으로 계속해 나갈 방침이 되었다.

갑상선 기능 저하 증상은 없지만, 갑상선 자극 호르몬(TSH)의 값이 21μU/mL로 상승하고 있었기 때문에 레보티록신 증량이 필요했다. 또한 설사가 출현하여 하루 3회 정도의 설사 (Grade 1)를 확인했기 때문에 로페라미드 염산염(로페민 등)을 처방했다(**처방전3**). 로페라미드

1mg을 내복해도 설사 개선이 보이지 않을 때는 2시간 간격을 두고 다시 2mg을 내복. 그 후에는 적절히 변비에 주의해 조정하면서 1~2mg을 하루 3~4회 내복하도록 전했다.

카보잔티닙은 VEGFR1, 2, 3 이외에도 RET 키나아제 활성을 억제하여 갑상선 여포 세포의 분화를 억제하기 때문에 갑상선 기능 저하를 일으키는 것으로 생각된다. 갑상선 기능 저하증은 Cabozantinib-2003 시험에서 전체 Grade에서 29%(Grade 3: 0%)였다. 다른 티로신 키나아제 억제제에서의 관리와 마찬가지로 TSH가 10μU/mL 이상인 경우에는 레보티록신을 보충하고 모니터링을 계속하는 것이 필요하다.

또한 CELESTIAL 시험에서 설사는 카보잔티닙군 전체 Grade에서 54%(Grade 3: 10%)에서 확인되고, Cabozantinib-2003 시험에서는 전체 Grade에서 56%(Grade 3: 3%)로, 고빈도로 발생하는 이상사례 중 하나이다. 베이스라인에 비해 4~6회/일의 배변 횟수 증가까지로 설사(Grade 2) 이하이고 음수(飮水) 가능하면 로페라미드를 처방하고 카포잔티닙은 같은 양으로 계속하는 것이 가능하다.

본 증례에서는 레보티록신 증량 후, TSH는 정상화하고 갑상선 기능은 안정되었다. 설사는 로페라미드를 돈용으로 복용하여 컨트롤 양호가 되어 카보잔티닙 40mg/일은 계속 가능했다.

치료 개시 7주 후, 요단백이 4000mg/일로, Grade 3이었기 때문에 휴약이 필요하게 되었다. 요단백은 Cabozantinib-2003 시험에서는 전체 Grade에서 21%(Grade 3: 9%)로, Grade 3 이상에서는 휴약이 필요하다.

치료 개시 9주 후, 카보잔티닙 휴약으로 요단백은 1150mg/일로, Grade 1까지 개선되었기 때문에 카포잔티닙 20mg/일로 감량하여 재개할 방침이 되었다. 이후 혈압은 ARB만으로 컨트롤 양호가 되고, 수족 증후군도 Grade 1, 요단백은 1g 전후/일로 Grade 1에서 안정되었기 때문에 카보잔티닙 20mg/일로 계속하고 있다.

증례 2의 포인트

앞에서 설명한 수족 증후군에 더하여, 멀티 키나아제 억제제에서는 다양한 부작용이 일어난다. 고혈압도 빈도가 높은 부작용이며, 혈압 상승에 의한 승압 증상 등을 일으키기 전에 강압약 투여가 필요하기 때문에 매일의 혈압 기록이 중요해진다.

무증후성 부작용은 혈액 검사, 소변 검사 등을 하지 않으면 조기에 깨닫지 못하는 경우도 많다. 그중에서도 갑상선 기능 저하증은 혈액 검사의 TSH와 갑상선 호르몬의 값으로 판명하는데, 권태감 등이 있을 때는 그 증상이 갑상선 기능 저하에 기인하고 있는지 여부를 확인하는 것이 필요해진다.

간세포암 약물요법의 부작용 관리

고바야시 카즈오(암연구회 아리아케병원 약제부)

절제 불능한 간세포암에서 사용하는 경구 항암제로는 렌바티닙 메실산염(상품명 렌비마)과 카보잔티닙 말산염(카보메틱스) 등이 있다. 이 약제들은 혈관 내피 증식 인자 수용체(VEGFR) 등의 종양 혈관 신생에 관여하는 키나아제와 상피 성장 인자 수용체(EGFR) 등의 종양 미세 환경에 관여하는 키나아제를 저해하는 멀티 키나아제 억제제이며, 고혈압증, 수족 증후군, 설사, 단백뇨, 갑상선 기능 저하증 등 다양한 부작용 위험이 있다. 치료를 계속하는 데 있어 이러한 이상사례의 관리가 필수적이다.

다루는 치료

◎ 렌바티닙 메실산염(렌비마)
◎ 카보잔티닙 말산염(카보메틱스)

주로 다루는 부작용

수족 증후군, 고혈압, 단백뇨

약학 관리 포인트

▶ 렌바티닙은 REFLECT 시험에서도 비교적 고빈도로 수족 증후군, 고혈압, 단백뇨 등의 부작용이 확인되었으며, 특히 일본인에서 발현률이 높다[1]. 호발 시기는 다양하고 재연을 반복하는 경우도 있기 때문에 장기적인 모니터링이 요구된다.

▶ 멀티 키나아제 억제제인 소라페닙에서는 고혈압, 수족 증후군, 설사 등의 부작용 발현과 전체 생존 기간 사이에 관련이 있다는 보고[2, 3, 4]도 있다. 멀티 키나아제 억제제에서는 부작용을 관리하여 부작용으로 인한 치료 중단을 줄이는 것이 중요하다.

▶ 렌바티닙의 순응도 저하 요인으로 저체중, 고혈압 기왕력, 수족 증후군이 보고되고 있다[5, 6]. 렌바티닙과 카보잔티닙을 계속하기 위해 이러한 것들에 대한 지지요법 약물을 적극적으로 사용한다.

간세포암

127

렌바티닙 (렌비마), 카보잔티닙 (카보메틱스)

간세포암에 대한 렌바티닙의 용량은 체중별로 되어 있다. 항종양 효과의 관점에서 감량 개시는 권장되지 않는다. 기본적으로 시작 용량은 첨부문서와 같은데, 부작용이 발생한 경우에 감량 · 휴약을 검토한다.

◎ **투여 스케줄(1코스 3주간)**

· 렌바티닙

체중 60kg 이상인 경우는 12mg/일, 체중 60kg 미만인 경우에는 8mg/일을 1일 1회 경구 투여(환자의 상태에 따라 적절히 감량). 주 5일 투여, 2일 휴약7)하는 것도 검토되고 있다.

· 카보잔티닙

1일 1회 60mg을 공복 시에 경구 투여(환자의 상태에 따라 적절히 감량)

◎ **어떤 환자에게 사용하는가?**

절제 불능 간세포 암

◎ **주의해야 할 부작용은?**

고혈압증, 수족 증후군, 설사, 단백뇨, 갑상선 기능 저하증 등

여기에서는 **수족 증후군, 고혈압, 단백뇨** 관리에 대해 자세히 설명한다(설사는 77 페이지).

수족 증후군

발생 빈도 · 특징

● 일본인의 렌바티닙, 카보잔티닙에서의 수족 증후군 발현율은 각각 51.9%, 76.5%(Grade 3 이상: 7.4%, 26.5%)라고 보고되고 있다[1, 8]. 카보잔티닙의 수족 증후군 발현 빈도는 렌바티닙보다 높다.

● 수족 증후군은 손과 발의 자극을 받기 쉬운 부분에 생기기 쉽다고 알려져 있다(129페이지 **표1**). 물리적 자극 등이 생기기 쉬운 부분을 확인하고 장시간 또는 반복하여 같은 부분에 자극이 가지 않도록 환자에게 지도한다.

예방 · 치료

● 수족 증후군은 약제 투여 초기부터 출현하는 경우가 있기 때문에 평소부터 예방책으로 압력 제거(수족 보호), 보습 크림 도포 등에 의한 보습을 계속할 수 있도록 지도한다.

● 렌바티닙의 수족 증후군은 과각화를 확인하는 경우가 많은데, 국제 공동 제3상 시험의 일본인 집단에서 가장 많이 이용된 보습제는 요소 제제이다[1].

● 수족 증후군 등의 증상 출현 시에는 스킨케어(보습 크림 도포, 자극 제거)를 실시하고 외용 스테로이드와 진통제 투여를 검토한다. 일단 항암약을 휴약 · 감량하고, 증상 개선 후에 재개를 검토한다.

● 통증, 피부 박리, 수포 등의 피부 변화가 출현했을 때는(Grade 2) 클로베타솔 프로피온산 에스테르 연고(더모베이트 등) 등의 매우 강한 등급 이상의 외용 스테로이드를 사용하고(**처방예1**), 내약성이 없는 경우에는 항암제를 휴약한다.

● 수족 증후군 발현 시의 휴약 · 감량

수족 증후군의 Grade 3에서는 Grade 1 이하가 될 때까지 항암제를 휴약하고, 그 후에 항암제를 1단계 감량하여 치료 재개한다. Grade 2의 경우에는 1회째이면 Grade 1 이하가 될 때까지 항암제를 휴약하고, 그 후에는 휴약 전 용량으로 항암제 치료를 개시한다. Grade 2의 발현이 2회째 이후이면 Grade 1 이하가 될 때까지 항암제를 휴약한 후에 1단계 감량하여 시작한다.

표1. 불화 피리미딘계 항암제와 멀티 키나아제 억제제의 수족 증후군 차이

원인이 되는 주요 약물	불화 피리미딘계 항암제 시타라빈 독소루비신 리포솜 제제	멀티 키나아제 억제제 (렌바티닙, 카보잔티닙 등)
임상 증상의 특징	◎ 확산성 ◎ 좌우 대칭성 ◎ 색소 침착 ◎ 균열 ◎ 홍반, 부종	◎ 국한성 ◎ 압력이 가해진 부위나 마찰이 있던 부위에 국한적으로 홍반·벗겨짐 ◎ 벗겨지기 전에 노랗게 된다 ◎ 수포 ◎ 각화 항진
발현 시기	상대적으로 늦다 (투여 후 3~10개월 후가 많다)	비교적 빠르다 (투여 1, 2주 후 ~ 12주 후, 피크는 1개월 이내)
증상 회복	중지 후, 완만하게 회복	중지 후, 신속한 회복

(후생노동성 「중증 부작용 질환별 대응 매뉴얼 수족 증후군 2019년 개정」을 바탕으로 필자 작성)

[Grade 2 (동통 있음) 때의 처방예 1]

① 케라티나민 코와 크림 20% 20g 3개
    팔다리에 하루 3회 이상 도포

② 【일반】 클로베타솔 프로피온산 에스테르 연고 0.05% 5g 3개
    수족에 하루 수차례 도포

관리의 핵심 포인트

45페이지 대장암 참조

고혈압

발생 빈도 · 특징

● 멀티 키나아제 억제제에 의한 고혈압은 VEGFR을 저해함으로써 발병한다고 생각되고 있다. 일본인에 있어서 렌바티닙, 카보잔티닙의 고혈압 발현율은 각각 49.4%, 47.1%(Grade 3 이상: 32.1%, 23.5%)라고 보고되고 있다[1, 8]. 호발 시기에 있어서는 렌바티

닙 및 카보잔티닙 모두 첫 발현까지의 기간은 일본인에서는 15.0일이었다.

평가의 포인트

● 병원에서 측정하는 혈압은 의사 앞에서 긴장하여 올라가거나(백의 고혈압), 대기실에서 기다리는 동안 릴랙스해서 내려가거나(가면 고혈압) 하여 실제 혈압을 정확하게 파악할 수 없는 경우가 있다. 혈압은 진찰 시 혈압뿐 아니라 가정 혈압 평가가 중요해지기 때문에 환자에게 치료 일지를 건네주고 하루 2회 아침저녁 혈압 측정을 하고 기록해 두도록 지도한다.

치료

● 휴약 · 감약의 기준은 약제마다 마련되어 있는데, 렌바티닙(렌비마)의 경우, "수축기 혈압 140mmHg 이상 또는 확장기 혈압 90mmHg 이상"(CTCAE의 Grade 2에 해당)에서 강압약을 투여한다.

● 렌바티닙 투여 시에, 강압 치료에도 불구하고 "수축기 혈압 160mmHg 이상 또는 확장기 혈압 100mmHg 이상"(Grade 3에 해당)이 되었을 경우에는, "수축기 혈압 150mmHg 이하 및 확장기 혈압 95mmHg 이하"가 될 때까지 휴약하고 강압제에 의한 치료

를 실시한다(**처방예 2**). 혈압이 컨트롤되면 1단계 감량하여 렌바티닙 투여를 재개한다(**그림 1**).

- 사용하는 강압제에 대해서는, 다른 혈관 신생 저해 작용을 갖는 약제의 고혈압 대책으로 신장 보호 작용을 갖는 안지오텐신Ⅱ 수용체 길항제(ARB)가 빈번히 이용되고 있는데, ARB는 강압 작용 발현까지 1주일 이상 걸리는 경우도 있다. 특히 렌바티닙 개시 전부터 고혈압을 합병하고 있는 예에서는 칼슘(Ca) 길항제에 의한 고혈압 치료를 선행하는 등 상황에 따라 강압작용이 신속한 강압제를 고려한다.
- 단제로 컨트롤할 수 없는 경우, 다른 등급의 강압제를 병용한다. 동일한 약 증량 투여보다 강압 효과가 크다는 것이 제시되었다.

[Grade 3일 때의 처방예 2]
【일반】 아질사르탄정 20mg
    1회 1정(1일 1정)
【일반】 실니디핀정 10mg 1회 1정(1일 1정)
    1일 1회 아침식사 후 14일분

- 또한 렌바티닙에서 REFLECT 시험의 일본 인구 집단의 주요 혈압약 사용 상황에서는 Ca 길항약은 61.7%, ARB 42%, 이뇨제는 42%였다[1].

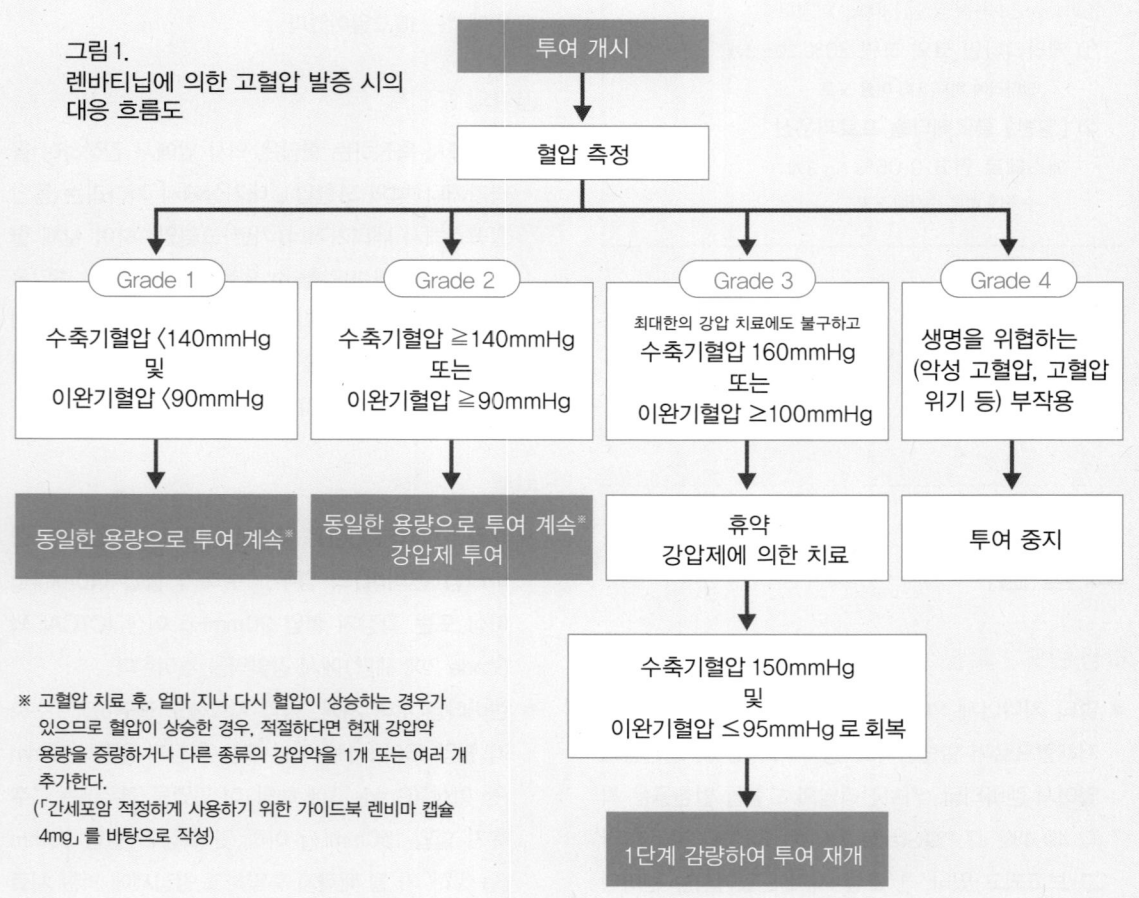

그림 1.
렌바티닙에 의한 고혈압 발증 시의 대응 흐름도

투여 개시

혈압 측정

Grade 1	Grade 2	Grade 3	Grade 4
수축기혈압 〈140mmHg 및 이완기혈압 〈90mmHg	수축기혈압 ≧140mmHg 또는 이완기혈압 ≧90mmHg	최대한의 강압 치료에도 불구하고 수축기혈압 160mmHg 또는 이완기혈압 ≧100mmHg	생명을 위협하는 (악성 고혈압, 고혈압 위기 등) 부작용
동일한 용량으로 투여 계속※	동일한 용량으로 투여 계속※ 강압제 투여	휴약 강압제에 의한 치료	투여 중지

수축기혈압 150mmHg 및 이완기혈압 ≦95mmHg 로 회복

1단계 감량하여 투여 재개

※ 고혈압 치료 후, 얼마 지나 다시 혈압이 상승하는 경우가 있으므로 혈압이 상승한 경우, 적절하다면 현재 강압약 용량을 증량하거나 다른 종류의 강압약을 1개 또는 여러 개 추가한다.
(「간세포암 적정하게 사용하기 위한 가이드북 렌비마 캡슐 4mg」를 바탕으로 작성)

단백뇨

발생 빈도 · 특징

- 단백뇨는 자각 증상이 부족하여 소변검사를 하지 않으면 놓치기 쉽다. 고혈압에 더하여 단백뇨가 있음으로 해서 신장 장애 악화 속도가 더욱 빨라진다.
- 일본인에서 렌바티닙, 카보잔티닙의 단백뇨 발현율은 각각 45.7%, 20.6%(Grade 3 이상: 8.6%, 8.8%)라고 보고되고 있다 [1, 8].
- 소변이 거품을 일으키는 경우가 있으며, 축뇨는 필요하지 않다. 2주에 1번을 기준으로 소변단백 정성을 실시하여 단백뇨 2+ 이상에서 신속하게 요단백 정량 검사를 실시한다. 렌바티닙 및 카보잔티닙의 경우, 요단백이 3.5g/일 이상 또는 요단백/크레아티닌 비율(UPCR)이 3.5g/gCr 이상인 경우(Grade 3)에는 휴약한다.

치료

- 단백뇨 Grade 3이 발현한 경우에는 렌바티닙, 카보잔티닙 모두 일단 휴약한다. 렌바티닙은 투여 개시 전 상태 또는 단백뇨가 Grade 2 이하(요단백이 1~3.5g/일 미만)까지 개선되면 감량하여 재개한다 [9, 10]. 카보잔티닙은 UPCR 2g/Cr로 저하된 경우에는 감량하여 재개한다.
- 단백뇨에 고혈압을 합병하고 있는 경우에는 일단 강압 치료를 우선한다. 신장 보호 작용을 기대하여 ACE 억제제나 ARB가 권장된다 [11]. 두 약물 병용은 신장 장애 발현 위험이 상승하기 때문에 [12] 혈압 조절이 어려운 등의 경우에는 Ca 길항제 등 다른 강압제도 고려한다.
- 치료 효과가 확인된 경우에는 위험과 이익을 고려하여 단백뇨가 보여도 렌바티닙, 카보잔티닙은 투여를 계속하는 것도 검토한다.

인용문헌

1) Lancet. 2018;391:1163-73.
2) Liver Int. 2013;33:6950-7.
3) Hepatol Res. 2012;42:879-86.
4) Future Oncol. 2015;11:943-51.
5) J Clin Pharmacol. 2017;57:1138-47.
6) 「순응도에 주목한 경구 항암약 복약 지원 매뉴얼 1판」 (난잔도, 2019)
7) J Gastroenterol Hepatol. 2022;37: 428-39.
8) N Engl J Med. 2018;379:54-63.
9) 「렌비마 캡슐 적정 사용 가이드 (간세포암)」 (2021년 3월)
10) 「카보메틱스정 적정 사용 안내 (간세포암)」 (2020년 3월)
11) Eur J Cancer. 2010;46:439-48.
12) Lancet. 2017;389:2226-37.

약국에서 팔로업의 포인트는?

렌바티닙과 카보잔티닙에 의한 수족 증후군, 고혈압, 단백뇨는 복용 개시 후 28일 이내에 발현하는 경우가 많기 때문에 부작용 발현 타임 코스를 의식하여 환자에 대응할 필요가 있습니다. 예를 들어, 수족 증후군은 약물 투여 초기부터 발현하기 때문에 약국에서는 약물 교부 직후부터 팔로우가 요구됩니다. 중증도를 평가할 때는 환자의 호소에만 의존하지 말고, 손바닥, 가능하면 발바닥도 약사가 직접 확인하는 것이 중요합니다. 또한 고혈압은 항암제 휴약 기간 중에 개선되는 경우가 많기 때문에 강압약 복용을 계속하면서 휴약 기간이 길어지는 경우에는 과도한 강압에도 주의가 필요합니다.

악성 림프종 약물요법의 기초지식

아사이 히로마사 (암연구회 아리아케병원 혈액종양과)

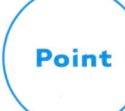
Point

▶ 초발 진행기의 확산성 대세포형 B세포 림프종, 고전적 호지킨 림프종은 치유를 목표로 한 약물요법이 시행된다.

▶ 각각 항체 약물 복합체인 폴라투주맙 베도틴, 브렌툭시맙 베도틴을 포함하는 병용요법이 표준 치료 중 하나가 되었다.

▶ 이러한 신약 병용 시에는 발열성 호중구 감소증에 대한 지지요법과, 말초신경 장애 평가 및 적절한 감량·휴약이 요구된다.

들어가며

악성 림프종은 림프 조직에서 발생하는 성숙 림프구에 의한 조혈기 종양이며, 일본의 2018년 통계 데이터에서는 이환율은 인구 10만명당 28.3명(남성 31.1, 여성 25.7), 전체 암종에서 차지하는 비율은 3% 정도(백혈병 1% 정도, 다발성 골수종 1% 이하)라고 한다. 70대가 발병의 피크인데, 이환율은 해마다 증가 경향에 있다[1].

초진 시, 환자는 경부, 겨드랑이, 사타구니 등의 림프절 부종을 주소(主訴)로 진찰받는 경우가 많은데, 드물게 발열, 체중 감소, 심한 식은땀(도한(盜汗)) 등의 증상을 호소해 내원하는 경우도 있다. 병력 청취, 전신 상태 파악에 더해 혈액·소변 검사, 흉복부 X선 검사 등의 스크리닝 검사를 실시하는데, 진단에는 생검에 의한 병리 조직 검사가 필수이며, 그 진단 기준은 WHO 분류 개정 제4판(2017년)이 널리 이용되고 있다. 2022년 6월에 WHO 분류 제5판의 요지가 논문 발표[2]되어 앞으로는 제5판으로 이행할 것으로 보인다.

악성 림프종은 크게 ①호지킨 림프종, ②성숙 B세포 림프종, ③성숙 T세포 및 NK 세포 종양으로 분류되며 아형을 포함하면 50종류를 넘는다. 최근에는 분자 표적제를 중심으로 한 신규 치료제 개발에 의해 조직형과 세포 표면 항원(CD20, CD30 📖 P.136)의 발현에 따른 치료 전략 층별화가 진행되고 있다.

이 글에서는 전체 림프종 환자의 약 40%로 가장 많은 병형인 확산성 대세포형 B세포 림프종(diffuse large B−cell lymphoma: DLBCL), 5∼10% 정도로 일본 국내에서는 이환율은 적지만 치유를 치료 목표로 하는 고전적 호지킨 림프종(classical Hodgkin lymphoma: cHL)에 대한 초발 시의 진단·치료에 대해 해설하고, 증례를 소개한다.

1. 스테이지 분류와 표준 치료

진단에서 치료 방침 결정까지의 흐름은 앞에서 언급했지만, 그외에도 병원 등에서는 B형 간염 바이러스 재활성화 리스크 평가와 바이러스 재활성화 팔로업을 위한 검사를 실시한다. 또한 암 약물 요법 개시 전에는 치료 후 점막 장애와, 감염원이 되는 충치 평가를 목적으로 치과 검진·구강 케어를 의뢰하고, 심부전 위험이 있는 환자는 종양순환기과에 컨설팅한다. 신종 코로나 바이러스 감염증(COVID-19) 유행기의 경우, 림프종에 대한 약물 요법 개시 후의 백신 접종은 항체 생산이 저하한다고 보고[3]되고 있기 때문에 가능한 한 림프종 치료 개시 전 백신 접종을 권장하고 있다.

병기(病期)는 림프절이 원발인 경우, Lugano 분류[4]에 근거하여 FDG-PET/CT 검사 등으로 결정된다. 대략 1개소의 림프절 영역 병변만을 I기, 횡격막을 경계로 상반신 또는 하반신에만 2개소 이상의 림프절 영역 병변은 II기, 상반신 하반신 양측에 걸친 림프절 영역 병변을 III기, 림프절 이외에 비연속성의 장기 병변(골수, 간, 폐, 소화관, 중추신경 등)을 확인하는 경우는 IV기이며, 일반적으로 I~II기가 국한기, III~IV기가 진행기로 간주된다.

특히, 초발 DLBCL과 초발 cHL에서는 고형암과 달리 국한기라도 치료의 중심은 약물요법이며, 비록 병기가 IV기인 진행기에도 치료 목표는 치유이다. 그 때문에 환자, 가족이 치료 의욕을 훼손하지 않도록 "진행기는 종말기와 다르다"고 그 치료 목표를 신중하게 설명할 필요가 있다.

악성 림프종 치료 방침은 병기와 예후 인자에 근거하여 결정한다. DLBCL의 대표적인 예후 인자 스코어링

표 1. 초발 확산성 대세포형 B세포 림프종(DLBCL)의 병기, 예후 인자를 근거로 한 치료 지침

국제 예후 지표 (IPI)	① 연령 ≥ 61세 ② PS 2~4 ③ 임상병기 III~IV ④ 혈청 LDH ≧ 기준치 상한 ⑤ 절외 병변수 ≥ 2	(각각 해당하는 경우에 1포인트씩 가산한다) 점수 0~1 : Low risk 점수 2 : Low-Intermediate risk 점수 3 : High-Intermediate risk 점수 4~5 : High risk

1) 국한기		
① I기 또는 II기 및 이하 i)~v) 모두 만족 i) 60세 이하, ii)거대 병변(7.5cm 이상) 없음, iii) PS 0~1, iv)LDH 상승 없음(≤기준치 상한), v)절외로 직접 침윤 병변 없음		· R-CHOP 요법 4코스 + 리툭시맙 단제 2코스
② I기 또는 연속성 II기 및 거대 병변(7.5cm 이상) 없음		a) R-CHOP 요법 6(~8) 과정(±림프절 영역 방사선 조사) (카테고리 1) b) R-CHOP 요법 3 코스 ⇒ 림프절 영역 방사선 조사(카테고리 2A)
③ II기이지만 비연속성 또는 거대 병변(7.5cm 이상)이 있는 I~II기		· R-CHOP 요법 6(~8) 코스(±림프절 영역 방사선 조사) (IPI ≧ 2[그리고 80세 이하 및 PS 2 이하]※의 경우, pola-R-CHP 요법 6코스 + 리툭시맙 단제 2코스도 검토)
2) 진행기(III~IV기)		
IPI ≦ 1		R-CHOP 요법 6(~8) 코스
IPI ≧ 2 (그리고 80세 이하 및 PS 2 이하)※		pola-R-CHP 치료 6코스 + 리툭시맙 단제 2코스

※ IPI ≧ 2 중에서도 81세 이상의 초고령자, PS 3~4(특히 림프종 이외의 원인에 의한 PS 저하예)는 POLARIX 시험에서는 제외되었다. 그 환자들에 대해 pola-R-CHP 요법의 유효성/안전성이 제시되지 않아, 적어도 현시점에서는 권장되지 않는다.

(일본혈액학회 편 「조혈기 종양 진료 가이드라인 2018년판 보정판」을 바탕으로 저자가 일부 수정)

표 2. 초발 고전적 호지킨 림프종(cHL)의 병기, 예후 인자에 근거한 치료 지침

1) 국한기(병기 I~II)	
GHSG에 따른 국한기 예후 인자	
위험 인자	1) 종격 병변(흉곽/횡경비 ≧ 1/3) 있음 2) 절외 장기로 직접 침윤하는 병변 있음 3) 혈침 항진(A[=B증상※ 없음] ≧ 50mm/시, B증상※ 있음≧ 30mm/시) 4) 3개소 이상의 림프절 영역
① 리스크 인자 해당 없음	예후 양호군
	권장되는 치료: ABVD요법 2코스 ⇒ 림프절 영역 방사선 조사 20Gy
② 리스크 인자 해당 있음	예후 불량군
	권장되는 치료: ABVD 요법 4코스 ⇒ 림프절 영역 방사선 조사 30Gy
병기 IIB기에서 종격 거대 병변 또는 절외로 직접 침윤하는 병변 있음 ⇒ "진행기"로 취급	
2) 진행기(병기 III~IV 또는 IIB에서 종격 거대 병변/절외 직접 침윤 병변 있음)	
권장되는 치료: BV-AVD요법 6코스 또는 ABVD요법 6-8코스	

※ B증상: 38℃를 넘는 발열, 과거 6개월에 10%를 넘는 원인 불명의 체중 감소, 야간 발한 중 어느 하나를 확인하는 경우, 'B증상 있음'으로 한다.

(일본혈액학회 편 「조혈기 종양 진료 가이드라인 2018년판 보정판」을 바탕으로 저자가 일부 수정)

표 3. 확산성 대세포 B세포 림프종(DLBCL)에 대한 암 약물요법 레지멘(저자 작성)

약	1일 투여량	투여 방법	투여 시간	pola-R-CHP요법 투여 순서/투여일		R-CHP요법 투여 순서/투여일	
폴라투주맙 베도틴	1.8mg/kg	점적 정주	첫회 90분 2회째 이후 30분	③	첫회 day2 2회째 이후 day1	—	—
리툭시맙	375mg/m²	점증 투여법	—	②	day1	②	day1
시클로 포스파미드	750mg/m²	점적 정주	30분	⑤	day1	⑤	day1
독소루비신	50mg/m²	점적 정주	5분	④	day1	③	day1
빈크리스틴	1.4mg/m² (최대 2mg)	점적 정주	15분	—	—	④	day1
프레드니솔론	100mg/body	점적 정주/내복	5분	①	day1~5	①	day1~5
1코스 기간				21일		21일	
주입 관련 반응에 대한 사전 투약(해열 진통제+항히스타민 약 등)				필수		필수	
구토 유발 위험				고위험		고위험	
발열성 호중구 감소증에 대한 G-CSF에 의한 1차 예방				필수		권장	
주폐포자충 폐렴에 대한 ST합제 예방 내복				권장		권장	

중 하나에 국제 예후 지표(IPI)[5]가 있다(133 페이지 **표1**). 국한기 cHL의 예후 불량 인자는 여러 연구 그룹에서 제창되었는데, 일본에서 가장 범용되는 독일을 중심으로 한 GHSG 예후 불량 인자[6]를 나타낸다(**표2**). 진행기 cHL은 국제 예후 점수가 있지만 치료 층별화에 대한 유용성은 제시되지 않았다.

2. DLBCL 약물요법의 실제

초발 DLBCL의 치료 지침(**표1**)과 약물요법 레지멘(**표3**)을 보여준다. DLBCL의 국한기에서는 리툭시맙(유전자 재조합)(상품명 리툭산), 시클로 포스파마이드 수화물(엔독산), 독소루비신 염산염(아드리아신 등), 빈크리스틴 황산염(온코빈)에 프레드니솔론을 조합한 치료인 R-CHOP요법과 림프절 영역 방사선 조사 병용이 표준 요법이었지만, 현재는 R-CHOP요법 6코스도 표준 치료의 하나가 되었다. 화학요법 8코스와의 랜덤화 비교 시험의 중간값 17년을 넘는 장기 추적[7]의 결과, 림프절 영역 방사선 조사 병용군에서 방사선 조사 외에서의 재발에 의해 생존에 대한 우위성이 사라졌기 때문이다. 또한

거대 병변이 없고 IPI에 해당 항목이 없는(예후 악화 위험이 적은) 60세 이하의 국한기 환자에서는 FLYER시험[8]에서 R-CHOP요법의 코스 수를 단축하는 것의 비열성(non-inferiority)이 제시되어 치료 독성 경감이 도모되고 있다.

진행기에 대해서도 R-CHOP요법이 표준 치료였는데, 신약으로 B림프구 표면 항원의 하나인 CD79b에 대한 항체에 미소관 중합 억제제인 monomethyl auristatin E(MMAE)에 결합한 항체 약물 복합체(antibody-drug conjugate: ADC) 제제인 폴라투주맙 베도틴(유전자 재조합)(폴라이비)(pola)가 개발되었다.

이 약을 병용하는 pola-R-CHP 요법은 20~80세, 전신수행상태(PS) 0~2, IPI 2 이상의 초발 DLBCL 환자를 대상으로 R-CHOP 요법과 비교한 제3상 임상 시험(POLARIX 시험)[9]에서 2년 무증악 생존율을 유의하게 연장하여(70.2% vs 76.7%, 위험 비율 0.73, p=0.02), 2022년 8월 초발 DLBCL 환자에 대해 보험 승인되었다.

폴라투주맙 베도틴 병용군에서는 발열성 호중구 감소증이 증가하기 때문에 과립구 집락자극인자(G-CSF) 등

표4. 고전적 호지킨 림프종(cHL)에 대한 암 약물요법 레지멘(저자 작성)

약	1일 투여량	투여 방법	투여 시간	BV-AVD 요법 투여 순서/투여일		ABVD 요법 투여 순서/투여일	
브렌툭시맙	1.2mg/kg	점적 정주	30분	④	day1,15	—	—
베도틴	25mg/m²	점적 정주	30분	③	day1,15	③	day1,15
독소루비신	10mg/m² (최대 15mg)	점적 정주	30분	—	—	④	day1,15
블레오마이신	6mg/m² (최대 10mg)	점적 정주	15분	②	day1,15	②	day1,15
빈블라스틴	375mg/m²	점적 정주	60분	①	day1,15	①	day1,15

	BV-AVD 요법	ABVD 요법
1코스 기간	28일	28일
주입 관련 반응에 대한 사전 투약(해열 진통제+항히스타민 약 등)	불필요	불필요
구토 유발 위험	고위험	고위험
발열성 호중구 감소증에 대한 G-CSF에 의한 1차 예방	필수	하지 않음
주폐포자충 폐렴에 대한 ST합제 예방 내복	권장	권장

에 의한 1차 예방이 권장된다. 구역질, 설사, 빈혈도 폴라투주맙 베도틴 병용군에서 증가하기 때문에 충분한 지지요법 하에서 치료 완수를 목표로 하는 것이 중요하다. 부작용이 증가할 위험이 있기 때문에 80세를 넘는 고령자와 PS 불량 환자에 대한 투여는 신중한 판단이 바람직하다.

3. cHL 약물요법의 실제

초발 cHL의 치료 지침과 약물요법 레지멘을 보여준다(134 페이지 표2, 135페이지 표4). cHL은 중노년뿐만 아니라 20~30대의 젊은이에게도 발병의 피크가 있는데, 표준치료인 ABVD 요법(독소루비신 염산염[아드리아신 등], 블레오마이신 염산염[블레오], 빈블라스틴 황산염[엑살], 다카바진[다카바진])의 4종류의 항암제를 병용하는 레지멘)과 림프절 영역 방사선 조사 병용요법을 실시한 후의 2차 암이나 심혈관 이벤트 등 만기 독성 경감이 임상 과제였다. 그러나 독일을 중심으로 실시된 HD10 시험[6])에서는 국한기 예후 양호군에 대해서 치료를 경감하는 것의 비열성(non-inferiority)이 제시되었다.

또한 최근에는 신약인 브렌툭시맙 베도틴(유전자 재조합)(애드세트리스)(BV)을 병용한 BV-AVD 요법(독소루비신, 빈블라스틴, 다카바진에 브렌툭시맙 베도틴을 병용하는 요법)도 표준 치료의 하나로 확립되어 보험 적용이 되고 있다. cHL의 종양 조직 내에는 CD30 항원이 고발현되어 있는데, 브렌툭시맙 베도틴은 CD30 항원을 치료 표적으로 한 항CD30 항체에 MMAE를 결합한 ADC제제이다.

BV-AVD 요법은 초발 진행기 cHL을 대상으로 ABVD 요법과 비교한 제3상 임상시험(ECHELON-1 시험)[10])에서 2년 수정 무증악 생존기간을 유의하게 연장시켜 2018년 9월에 초발 진행기 cHL에 대해 보험 승인을 받았다. 6년간의 추적 결과[11])에서는 전체 생존율도 브렌툭시맙 베도틴 병용군에서 나은 것으로 나타나(93.9% vs 89.4%, 위험 비율 0.59, p=0.009), 표준치료로 확립되었다.

MMAE는 말초신경 장애를 일으키기 때문에 환자의 호소를 경청하여, 돌이킬 수 없는 증상이 되지 않도록 조기에 대응한다. 이상사례 공통 용어 표준(Common Terminology Criteria for Adverse Events: CTCAE)에 기반한 Grade 평가를 적절히 실시하여 Grade 2 이상이 되면 감량·휴약을 고려하는 것이 중요하다.

인용문헌

1) 국립암연구센터 암정보서비스「암통계」
   (https://ganjoho.jp/reg_stat/statistics/stat/cancer/25_ml.html)
2) Leukemia.2022;36:1720-48.
3) Blood Adv.2022;14:3230-3.
4) J Clin Oncol.2014;32:3059-68.
5) N Engl J Med.1993;329:987-94.
6) N Engl J Med.2010;363:640-52.
7) J Clin Oncol.2016;34:2997-3004.
8) Lancet.2019;394:2271-81.
9) N Engl J Med.2022;386:351-63.
10) N Engl J Med.2018;378:331-44.
11) N Engl J Med.2022;387:310-20.

📖 용어 해설

[세포 표면 항원 CD20, CD30]

CD는 cluster of differentiation의 약자로, 단클론 항체에서 인식되는 백혈구 분화에 관여하는 항원 분자이다. CD20은 B세포 림프종에 발현되고 있는데, 리툭시맙(유전자 재조합)(리툭산), 오비누투주맙(유전자 재조합)(가싸이바) 등이 단클론 항체 제제로 승인되어 있다. CD30은 호지킨 림프종, 미분화 대세포 림프종, 일부 T세포 림프종에서 발현되고 있는데, 브렌툭시맙(유전자 재조합)(애드세트리스)이 치료약으로 보험승인되어 있다.

증례에서 배우는
악성 림프종 약물요법

아사이 히로마사(암연구회 아리아케병원 혈액종양과)

여기에서는 악성 림프종의 대표적인 약물요법을 다루고, 전형적인 증례의 경과와 외래에서의 관리에 대해 소개한다.

증례 1

62세, 남성. 확산성 대세포형 B세포 림프종(DLBCL), 스테이지IV

치료 pola-R-CHP 요법

62세 남성. 3주 전부터 오른쪽 요배부 통증이 출현하여 근처 종합병원에서 수진. 조영 CT 검사에서 전신의 림프절 종대, 우신장 종류(腫瘤)를 확인하고, 가용성 인터루킨2 수용체(sIL-2R) 상승으로부터 악성 림프종이 의심되어 정밀검사 가료(加療) 목적으로 우리 병원을 소개받고 수진했다.

오른쪽 서혜 림프절 생검 및 병기 결정 목적의 추가 검사(FDG-PET/CT, 골수 검사 등) 결과, 확산성 대세포형 B세포 림프종(non GCB형), 스테이지IV, 전신수행상태(PS) 0, IPI(국제 예후 지표)는 High-Intermediate risk(연령, LDH 상승, Stage가 해당하여 점수 3)로 진단되었다.

기왕력 없음이라고 자기 신고하였지만, 스크리닝 검사에서 B형 간염 바이러스(HBV) 기왕 감염(HBs 항원 음성, 항HBs 항체 양성, 항HBc 항체 양성, HBV-DNA 검출되지 않음)이 판명되었다. C형 간염 바이러스, 사람 면역 결핍 바이러스, 사람 성인 T세포 백혈병 바이러스1은 모두 음성, 장기 기능(심장, 폐, 간·신장, 혈산)이 유지되고 있었다.

본인과 가족에게 검사 결과를 설명하고, pola-R-CHP 요법※ 6코스와 리툭시맙(유전자 재조합)(상품명 리툭산) 단제 2코스의 치료를 제안하여 동의를 얻었다.

※리툭시맙, 시클로 포스파미드 수화물(엔독산), 독소루비신 염산염(아드리아신 등)에 프레드니솔론을 조합한 치료에 폴라투주맙 베도틴(유전자 재조합)(폴라이비)을 병용하는 레지멘

입원한 상태에서 1코스째를 개시. 아세트 아미노펜(카로날 등) 1000mg과 d-클로르페닐라민 말레산염(폴라라민 등) 2mg의 사전 투약을 실시하고, 리툭시맙, 폴라투주맙 베도틴(유전자 재조합)(폴라이비)에 의한 주입 관련 반응 📖P.141은 확인되지 않았다.

보액에 의해 이뇨관리하고, 페북소스타트(페브릭 등) 60mg/일의 내복을 병용함으로써 암 화학요법용 요산 분해효소 제제인 라스부리카제(유전자 재조합)(라스리텍) 투여 없이, 종양 붕괴증후군 📖P.141을 회피하면서 종양 축소가 얻어졌다. day5에 보액, 페북소스타트를 종료했다.

항암제 투여 종료 후 24시간 이상 간격을 두고, 발열성 호중구 감소증 발병 억제를 목적으로, 페그필그라스팀(유전자 재조합)(지-라스타) 3.6mg 피하주사(단회)를 추가했다. 진토제로 팔로노세트론 염산염(알록시 등), 아프레피탄트(에멘드 등)의 병용에 의해 구토는 확인되지 않고 구역질은 Grade 1에 그쳐 프레드니솔론(프레도닌 등) 내복도 가능했다.

치료 후 조기의 장기 장애는 없었고 전신 상태는 안정적이었기 때문에 1코스째 day6에 퇴원했다. 팔로노세트론에 의한 것으로 생각된 딱딱한 변을 동반한 변비(Grade 1)에 대한 완하제, 주폐포자충 폐렴 예방 목적의 ST합제, 증상 출현 시의 항균제, 해열 진통제를 퇴원 시 처방에 추가하고, 2코스째 이후는 외래 통원에서 치료를 계속할 방침으로 했다. 항균제는 발열 시 1일 1정으로 복약을 시작하고, 2~3일 후에도 증상이 개선되지 않는 경우에는 병원에 연락할 것, 산화 마그네슘(마그미트 등)과는 2시간 간격을 두고 내복할 것, 해열 진통제는 병용 가능하다는 것을 환자에게 설명했다(**처방전1**).

퇴원하고 2일 후(day8)에 불면, 딸꾹질, 속쓰림 증상, 구강 내 위화감(건조 등)을 호소하고 재진했기 때문에 **처방전2**의 지지요법약을 추가했다.

그 후, 외래 통원에서 치료를 계속할 수 있었지만, 3코스째의 약제 투여 후에 Grade 1의 감각성 말초신경 장애가 나타났다. 폴라투주맙 베도틴은 감량 없이 계속했지만, 4코스 투여 후 감각성 말초신경 장애가 Grade 2로 악화되었다. 5코스째 투여를 위한 수진일도 Grade 2로 지속하고 있었기 때문에 5코스째부터 폴라투주맙 베도틴을 1.8mg/kg에서 1.4mg/kg으로 감량하여 치료를 실시하고, 환자의 희망도 있어 신경장애성 동통 치료제인 둘록세틴 염산염(심발타 등)도 추가하였다(**처방전3**).

1주일 후 재진 시 둘록세틴의 효과가 있었고 구역질 등의 이상사례는 확인되지 않았기 때문에 20mg에서 40mg/일로 증량했다. 감각 저하는 잔존한 상태이지만 통증 경감이 얻어져(Grade 2→1로 개선), 둘록세틴은 최대량까지 증량하지 않고 40mg/일을 계속했다. 6코스째 투여 시 말초신경 장애는 Grade 1에서 악화가 없어, 폴라투주맙 베도틴 1.4mg/kg, 둘록세틴 40mg/일을 계속하고, 지지요법약을 병용해 나가면서 예정된 항암약 치료를 완수할 수 있었다.

FDG-PET/CT에 의한 치료 효과 판정에서 대사학적 완전 반응이 확인되어 경과 관찰로 하였다. 항암제 치료 종료 6개월 시점에서 모발도 확인되고 CD4 림프구 수 회복을 확인하여 ST합제 예방 내복을 종료했다.

치료 종료 후 1년 시점에서는 말초신경 장애 자각 증상이 소실되어 둘록세틴 복용도 종료했다. 월 1회 HBV-DNA 검사를 실시하여 팔로우하였는데, 치료 종료 1년 후 HBV-DNA가 2.7Log IU/mL로 증가하였다.

간 일탈효소 상승과 HBs 항원 증가는 확인되지 않았지만, B형 간염 바이러스 재활성화라고 판단. 간내과에 컨설팅하여 핵산 아날로그 제제인 테노포비르 알라페나미드 푸마르산염(베믈리디)을 개시하였다(**처방전4**). 그 후, 극증 간염 발병은 없었고, HBV-DNA는 검출 감도

증례1 **[처방전1] 퇴원 시**

박타 배합정 1회 1정 (1일 1정)
　　1일 1회 아침식사 후　21일분

② 【일반】 메토클로프라미드정 5mg 1회 1정
　　구역질 시 ※식전 예방 내복도 가능　10회분

③ 【일반】 산화 마그네슘정 330mg 1회 1~2정
　　변비 시 ※변의 상태에 따라 자기 조절 가능

④ 【일반】 레보플록사신정 500mg 1회 1정
　　발열 시부터 1일 1회 내복 개시
　　※해열돼도 전부 다 복용　7회분

⑤ 【일반】 아세트아미노펜정 200mg 1회 2~3정
　　발열·동통 시 ※자기 조절 가능　10회분

<table>
<tr><td colspan="2">

증례1 [처방전2] 퇴원 2일 후 재진 시

① 데이비고정 5mg 1회 1정 (1일 1정)
　　1일 1회 취침 전　12일분

② 타케캡정 20mg 1회 1정 (1일 1정)
　　1일 1회 저녁식사 후　12일분

③ 콘토민 당의정 12.5mg 1회 1정
　　딸꾹질 시　10회분

④ 양치질용 하치아즐레 과립 1회 1포
　　물로 희석하여 적절히 양치질　10회분

</td></tr>
</table>

증례1 [처방전3] 5코스째 투여 시

【일반】둘록세틴정 20mg
　　1회 1정 (1일 1정)
　　1일 1회 아침식사 후　7일분

증례1 [처방전4] 치료 종료 1년 후

베믈리디정 25mg 1회 1정 (1일 1정)
　　1일 1회 아침식사 후 (매일)　30일분

미만까지 저하하여 테노포비르를 계속하였다.

증례1의 포인트

본 증례에서는 스테로이드에 의한 부작용이라고 생각되는 딸꾹질, 속쓰림 증상이 출현하여 도파민 수용체 길항제, 프로톤 펌프 억제제 등으로 대응하였다. 이러한 부작용을 경험하는 환자는 비교적 많고 남성에게 많은 인상이다. 또한 리툭시맙, 스테로이드는 B형 간염 바이러스 재활성화 리스크가 되기 때문에 기왕 감염자라도 정기적으로 HBV-DNA 검사를 실시해 모니터링하여 DNA가 증가하는 경우에는 핵산 아날로그 제제의 신속한 시작이 필요하다.

증례2

53세, 남성. 고전적 호지킨 림프종 (cHL), 스테이지IVA

[치료] BV-AVD 요법

53세 남성. 기왕력은 고혈압증(강압약 치료 중). 우리 병원을 수진하기 2개월 전부터 왼쪽 팔의 저림을 자각하고 증상이 악화되었기 때문에 가까운 정형외과를 수진. MRI 검사에서 경추의 이상 신호, 조영 CT 검사에서 경부 림프절, 방대동맥 림프절 종대를 지적받아 우리 병원을 소개받고 수진했다.

경부 림프절 생검과 추가 정밀검사 결과, 고전적 호지킨 림프종 혼합세포형, PS 0, 스테이지 IVA(양측 경부 림프절, 종격동 림프절, 방대동맥 림프절, 뼈: 경추, 쇄골)라고 진단되었다. 왼쪽 팔의 저림은 왼쪽 경부에서 쇄골 상와 림프절 종대로 인한 신경 압박 증상으로 생각되어 프레가발린(리리카 등)이 이전 병원에서 처방되었다.

스크리닝 검사에서는 장기(臟器) 장애 없음, 감염 기왕(B형 간염 바이러스, 사람 면역 결핍 바이러스, C형 간염 바이러스, 사람 T세포 백혈병 바이러스-1형) 없음, 심장 기능은 정상이었다. 왼쪽 팔 저림은 림프종 치료로 반응이 얻어지면 증상 경감을 기대할 수 있기 때문에 BV-AVD 요법* 6코스를 본인, 가족에게 제안해 동의를 얻었다.

※독소루비신, 빈블라스틴 황산염(엑살), 다카바진(다카바진)에 브렌툭시맙 베도틴(유전자 재조합)(애드세트리스)을 병용하는 요법

본 증례는 종양 붕괴 저위험, 고도 구토 유발 위험, 주입 관련 반응 저위험이었다. 1코스째는 입원하여 치료를 실시하고, 진토제로 day1에 팔로노세트론 0.75mg 점적 정주, 아프레피탄트 125mg 내복, 덱사트(일반명 덱사메타손 인산 에스테르 나트륨) 6.6mg 점적 정주, day2~3에 아프레피탄트 80mg 내복 지지요법으로 했다.

혈관통 대책으로 다카바진은 차광하고 굵은 정맥을 확보하여 온엄법을 병용하여 투여했다. 또한 항암제 투

여 종료 후 24시간을 기준으로 발열성 호중구 감소증 발증 억제를 목적으로 페그필그라스팀 3.6mg 피하주사(단회)를 병용하였다.

투여 며칠 후에는 경부 림프절 축소와 함께 저림이 감소하였기 때문에 프레가발린 내복은 종료하였다. 지속되는 Grade 1의 구역질에 대해, 메토클로프라미드(상품명 프림페란 등), 로라제팜(와이파스 등)을 돈용으로 사용하는 것으로 하고, 경구 섭취가 가능했기 때문에 day5에 퇴원했다.

주폐포자충 폐렴 예방 목적의 ST합제, 증상 출현 시의 항균제, 해열 진통약을 퇴원시 처방으로 추가하고, 2코스째 이후는 외래통원 치료 방침으로 했다(**처방전1**). 증례1과 마찬가지로, 발열 시에 레보플록사신 수화물(크라비트 등)을 복용하고, 2~3일 후에도 증상이 개선되지 않는 경우에는 병원에 연락할 것, 산화 마그네슘과는 2시간 간격을 두고 내복할 것, 해열진통약은 병용 가능하다는 것을 설명했다.

항암제 치료 day9부터 37.8℃의 발열이 발생하여 레보플록사신 내복을 개시했지만, 3일이 지나도 발열이 계속되었기 때문에 외래를 재진했다. 바이탈 사인이나 장기 기능은 유지되고 있었지만, 백혈구 900/μL, 호중구수 300/μL, CRP 13.5mg/dL이었다. 정맥혈의 혈액 배양을 2세트 채취하고, 입원 후 세페핌 염산염 수화물(맥시핌 등) 2g/회, 12시간마다 투여를 개시하였다.

세페핌 투여 다음 날에는 해열되었지만, day15의 BV-AVD 치료는 건너뛰었다. 혈액 배양에서 세균은 검출되지 않았는데, 딱딱한 변이 원인으로 발증한 치핵을 계기로 한 감염이라고 생각되었다. 변비 요인으로 진토제인 팔로노세트론과 생활환경 변화 등이 생각되었기 때문에 처방을 추가하여 퇴원했다(**처방전2**).

1코스째 day29에 해당하는 재진 시, 감염증 치유와 혈구 회복을 확인하고 2코스째의 BV-AVD 요법을 개시했다. 지난 번, 구역질 괴로움 호소가 있었기 때문에 1코스째의 진토제에 올란자핀(디플렉사 등) 5mg/일을 추가했다. 그 후 구역질은 통제되었고 감염증 재발 없이 외래 통원에서 치료를 계속할 수 있었다.

3코스째의 15일분 투여 후부터 말초신경 장애 Grade 1이 출현하고 4코스째의 day15 투여일에 Grade 2로 악화되었기 때문에 브렌툭시맙 베도틴을 1.2→0.9mg/kg으로 1단계 감량했다.

또 권태감(Grade 1)이 지속되어 일을 쉬는 경향이 있다는 불안 호소가 있었다. 치료 계속에 대한 노력을 칭찬하고, 항암제 치료가 종료되면 시간이 흐름에 따라 원래의 생활로 돌아갈 수 있는 가능성이 높다는 예측을 전달하고, 암 상담 창구에서 사회복지사들에게 개입을 의뢰. 상병 수당 수급 절차 등을 권장했다.

증례2 [처방전2] 1코스째 day15 퇴원 시

① 【일반】 산화 마그네슘정 330mg
　　1회 2정(1일 6정)
　　1일 3회 아침 · 점심 · 저녁식사 후　14일분　※자기 조절
　　가능
② 보라자G 연고 1회 1개 (1일 2개)
　　1일 2회 아침저녁 항문에 도포, 주입　14일분

증례2 [처방전3]

① 【일반】 프레가발린 구강 내 붕괴정 25mg
　　아침 1정, 밤 2정 (1일 3정)
　　1일 2회 아침 · 저녁식사 후　14일분
② 엔슈어 H 250ml 캔 1회 1캔
　　식사 저하 시 등 적절히 음용　10회분

　미각 장애 Grade 2에 대해서는 가족 동석 아래 영양 지도(식사 개선) 개입을 의뢰했다. 그 후, Grade 2의 말초신경 장애가 계속되었기 때문에 프레가발린 복용을 재개하고, 환자의 희망에 따라 영양제를 처방했다(**처방전3**). 프레가발린 투여 후 말초신경 장애는 잔존하였지만 악화되지 않아 브렌툭시맙 베도틴은 0.9mg/kg으로 유지할 수 있어 예정 치료를 완수할 수 있었다.

증례 2의 포인트

　증례2는 팔로노세트론에 기인한다고 여겨지는 변비에 의해 치질이 발생하여 감염증이 발증한 예이다. 레보플록사신 내복으로 발열 증상이 지속되는 경우는 의료기관에 상담하는 것이 필요하다. 또한 ST합제에 의한 약진(藥疹) 등에도 주의가 필요하다.

　증례1, 2 모두, 폴라투주맙 베도틴, 브렌툭시맙 베도틴 투여 중에는 말초신경 장애를 일으키기 쉽기 때문에 증상을 경청하고 CTCAE의 Grade에 근거한 중증도 평가를 실시하여 적절하게 항암제 감량 · 휴약을 검토하는 것이 요구된다.

🔵 **용어 해설**

【주입 관련 반응】 리툭시맙과 같은 단일 클론 항체 약물 투여 중 또는 투여 시작 후 24시간 이내에 확인되는 반응. 인두 위화감, 오한, 발열, 소양감, 발진 등의 증상을 많이 볼 수 있다. 특히 초기 투여에서 발생하기 쉽고, 위중한 경우, 혈압 저하, 기관지 경련이 발생할 수 있으므로 시간 경과에 따른 주의깊은 관찰이 중요하다.

【종양 붕괴 증후군】 악성 종양 치료 등에 의한 종양 세포의 급격한 사멸(붕괴)에 의해 요산, 칼륨, 인의 상승 등 전해질 이상이나 장기 장애 (신부전, 부정맥, 경련)를 일으키는 병태. 치료 개시 후 48시간 이내의 발생이 많지만, 치료 전에 발생하는 경우도 있다.

악성 림프종 약물요법의 부작용 관리

시바타 나오키(암연구회 아리아케병원 약제부)

악성 림프종은 림프계 종양 중 하나로, 림프구가 '암화'한 질병이다. 조직학적으로는 호지킨 림프종과 비(非)호지킨 림프종으로 분류되며, 비호지킨 림프종이 약 90～95%를 차지한다. 그중에서도 대표적인 질환은 확산성 대세포형 B세포 림프종(DLBCL)이며, 치료법으로는 항CD20 단일 클론 항체인 리툭시맙과 세포독성 항암제의 병용요법이 있다. 주입 관련 반응과 발열성 호중구 감소증과 같은 부작용이 잘 알려져 있는데, 이러한 증상과 대응책을 파악하는 것이 중요하다.

다루는 치료

◎R–CHOP 요법: 리툭시맙(유전자 재조합)(상품명 리툭산 등), 시클로 포스파미드 수화물(엔독산), 독소루비신 염산염(아드리아신 등), 빈크리스틴 황산염(온코빈), 프레드니솔론의 병용요법

◎pola–R–CHP 요법: 폴라투주맙 베도틴(유전자 재조합)(폴라이비), 리툭시맙, 시클로 포스파미드, 독소루비신, 프레드니솔론의 병용요법

주로 다루는 부작용

주입 관련 반응, 발열성 호중구 감소증

약학 관리 포인트

▶ 확산성 대세포형 B세포 림프종(DLBCL)에 대한 표준 치료는 R–CHOP 요법이었지만, 최근에는 pola–R–CHP 요법도 표준 치료가 되었다.

▶ 두 레지멘에서 빈번하게 발현되는 주입 관련 반응, 발열성 호중구 감소증의 증상 및 대응법을 파악하는 것이 환자의 치료 계속을 위해 중요하다.

▶ pola–R–CHP 요법에서는 미세소관 억제제 결합 항CD79b 단일 클론 항체인 폴라투주맙 베도틴을 병용하기 때문에 말초신경 장애 부작용 관리도 중요하다.

R-CHOP 요법, pola-R-CHP 요법

◎ 투여 스케줄

- R-CHOP 요법 (1코스 3주)

  리툭시맙, 독소루비신, 빈크리스틴, 시클로 포스파미드는 day1, 프레드니솔론 day1~5에 투여

- pola-R-CHP 요법 (1코스 3주)

  리툭시맙, 독소루비신, 시클로 포스파미드는 day1, 폴라투주맙 베도틴은 day2, 프레드니솔론은 day1~5에 투여 (2코스째부터는 폴라투주맙 베도틴은 day1 투여)

◎ 어떤 환자에게 사용하는가?

확산성 대세포형 B세포 림프종(DLBCL)

◎ 주의해야 할 부작용은?

주입 관련 반응, 발열성 호중구 감소증, 말초신경 장애, 골수 억제, 구역질, 구토 등

여기에서는 **주입 관련 반응, 발열성 호중구 감소증, 주폐포자충 폐렴 예방**의 관리에 대해 자세히 설명한다 (말초신경 장애에 대해서는 44페이지).

주입 관련 반응

주입 관련 반응은 약물 투여 시의 과민 반응 중 하나로, 사이토카인 방출 증후군과 동의어로 간주된다. 일반적인 알레르기 반응으로 나타나는 과민증은 알레르겐 등에 의해 IgE를 통해 히스타민 등의 화학전달물질이 방출됨으로써 발생하며, 백금(플래티넘) 제제나 탁산계 약 투여로 생기는 경우가 많다.

한편, 주입 관련 반응은 비(非)알레르기성으로 인해 발생한다. 약물에 의해 직접 또는 보체계의 활성화를 통해 사이토카인을 방출함으로써 발생하는 과민 반응이라고 생각되고 있으며, 리툭시맙을 비롯한 단일 클론 항체 투여 시 많이 확인된다.

발생 빈도 · 특징

- R-CHOP 요법의 주입 관련 반응 발현율은 91.7%, Grade 3 이상 8.3%[2]이다.

- Pola-R-CHP 요법의 주입 관련 반응 발현율은 13.3%, Grade 3 이상 1.1%[3]이다.

- 리툭시맙의 주입 관련 반응은 첫회 투여 시 약 80~90%로 발현되며, 다른 단일 클론 항체와 비교해도 고빈도 발현률이다. 첫회 투여 시 가장 빈도가 높고, 2회째 이후의 발현률은 감소하는 경향이 있다.

- 주입 관련 반응의 특징적인 증상으로는 발열, 오한, 소양감, 발진, 인두 위화감 등의 알레르기 같은 증상이 있다. 이러한 증상은 투여 개시 직후~24시간 이내에 발증하는데, 특히 첫회 투여 개시 후 30분~2시간 이내가 많은 경향이 있다.

- 리툭시맙의 주입 관련 반응 발현 위험 인자로 고종양량(>25000/μL), 비장종 등이 보고되고 있다[4].

예방 · 치료

- 예방으로, 리툭시맙 및 폴라투주맙 베도틴 투여 30분 전에 아세트아미노펜정(카로날 등) 1000mg과 d-클로르페니라민 말레산염정(폴라라민 등) 2mg을 복용한다.

- 리툭시맙 투여 시에는 주입 관련 반응 예방을 위해 단계적으로 점적 속도를 올려 간다.

- 주입 관련 반응 발현 시 리툭시맙 일시 중지 및 히드로코르티손 석신산 에스테르 나트륨주(솔루코테프 등) 100mg을 투여한다.

악성림프종

- 첫회 치료에서의 주입 관련 반응은 80% 이상에서 발현되고, 특히 점적 개시 30분부터 60분까지는 고빈도로 발현한다는 것을 설명한다.
- 주입 관련 반응의 주요 증상은 발열, 오한, 소양감, 인두 위화감이라는 것을 설명하고, 증상을 느꼈을 때에는 참지 말고 알리도록 설명한다.
- 환자는 주입 관련 반응을 경험함으로써 치료에 대한 두려움을 느끼는 경우가 있다. 그 때문에 알레르기와 달리 두 번째 이후의 증상 발현 빈도는 낮아지고 증상 정도도 경감한다는 것을 설명한다.
- 치료 후에 아나필락시스의 발현이 드물게 일어나기 때문에 투여 후 24시간 정도는 특히 주의가 필요하다. 주요 초기 증상은 두드러기(주로 경부, 몸통, 복부, 겨드랑이), 복통, 설사 등의 복부 증상이다. 쇼크를 일으키는 경우가 있기 때문에 자택에서 이러한 증상을 깨달았을 때는 즉시 의료기관에 알리도록 지도한다.

발열성 호중구 감소증

발열성 호중구 감소증(FN)은 호중구 수가 500/μL 미만, 또는 1000/μL 미만에서 48시간 이내에 500/μL 미만으로 감소할 것으로 예상되는 상태로, 겨드랑이 온도 37.5℃ 이상(구강내 온도 38℃이상)의 발열을 일으킨 경우라고 정의된다[5]. 진단명이 아니라 상태를 가리키는 말임에 주의한다.

발생 빈도 · 특징

- R-CHOP 요법에서 FN의 발현률은 18-19%[2]이다.
- pola-R-CHP 요법에서 FN의 발현률은 8.0%[3]이다.
- 악성 림프종에서 호중구 감소증의 경우에는 18~48%의 빈도로 발열이 일어난다. 그중에서도 감염 원인을 확정할 수 있는 확률은 20~30%이며, 많은

케이스에서 발열 원인은 확실하지 않다.
- R-CHOP 요법에 포함된 프레드니솔론 투여에 의하여 '세포성 면역'이, 리툭시맙 투여에 의해 '액성 면역'이 감소하기 때문에 감염증이 발생하기 쉽다.

예방 · 치료

- 예방으로, 손가락 소독은 가장 효과적인 감염 예방책이다.
- R-CHOP 요법, pola-R-CHP 요법의 경우는 특히 호중구 감소에 의해 신체의 저항력이 저하되어 감염증이 발병하기 쉬워진다. 호중구 감소만으로는 자각증상은 없고, 감염을 일으키지 않으면 큰 문제는 없지만 발열을 확인하는 경우에는 조기 치료가 필요해진다.
- 고형 종양과 마찬가지로 발열 시 초기 치료로 항녹농균 작용을 가진 레보플록사신 수화물(크라비트 등)이 처방되어 발열 시 복용을 개시하도록 지도한다. 또한 3일간 복용을 계속해도 해열하지 않는 경우는 병원에 연락하도록 전해 둔다.

관리의 핵심 포인트

- 복약지도 시에는, 37.5℃ 이상의 발열 시에는 FN을 의심하여 조기에 레보플록사신을 복용하도록 지도한다. 3일간 복용해도 해열하지 않는 경우에는 진균 감염이나 내성균 감염의 가능성도 있으므로 의료기관에 연락하도록 한다.
- R-CHOP 요법에 의한 호중구 감소 기간은 7일 정도이지만, 그 기간에 FN 예방을 위해 투여하는 과립구집락자극인자(G-CSF) 제제에 의해서도 발열하는 경우가 있다. FN 증상과 구별하기가 어렵기 때문에 G-CSF 제제 투여 후 발열 시에도 레보플록사신을 복용하도록 지도한다.

주폐포자충 폐렴 예방

리툭시맙 등의 단일 클론 항체에 동반하는 그 외의 혈액 독성으로서 림프구 감소도 발생한다. 주폐포자충 폐렴이 발생할 가능성이 있기 때문에 ST합제(설파메톡사졸·트리메토프림[박타 등]) 등의 예방 투여를 실시한다(137페이지 **증례1** 참조).

관리의 핵심 포인트

- 주폐포자충 폐렴 예방을 위해 복용하는 ST합제에서는 부작용인 피진이 출현하여 복용을 계속할 수 없게 되는 경우가 있다. 약제성 과민 증후군은 스티븐스 존슨 증후군과 TEN 등의 중증 약진(藥疹)과 마찬가지로 사망에 이르는 경우도 있기 때문에 복용 개시 후에는 피진 발현 유무를 확인한다.
- ST합제 복용에 의해 피진이 출현했을 경우에는 아토바콘(삼티렐)으로 변경할 것을 제안한다. 아토바콘은 선황색이며 점성이기 때문에 혀가 착색되거나 구강 내로 확산되는 경우가 있다. 복용 시에는 숟가락 등으로 약액을 떠서 가능한 한 구강 내에 머무는 시간을 줄이고 곧바로 삼키도록 지도한다.
- ST합제 복용에 의해 혈청 크레아티닌 수치, 혈청 칼륨(K) 수치가 상승하는 경우가 있다. ST합제를 장기 복용하는 경우나, 스피로노락톤(알닥톤A 등) 등의 고K혈증이 보고되고 있는 약제와 병용하고 있는 경우에는 혈청 K값을 확인한다. 고K혈증이 발현한 경우에는 소변에서 K를 배설시키는 푸로세미드(라식스 등) 등의 이뇨제로의 변경을 검토한다.
- 주폐포자충 폐렴 예방은 리툭시맙 최종 투여 후 6개월 이상 계속하는 것이 권장[3]되기 때문에 계속적으로 복약 순응도를 확인해 나간다.

인용문헌

1) N Engl J Med.2002;346:235-42.
2) Support Care Cancer.2013;21:1145-52.
3) 「리툭산 인터뷰폼」
4) 「폴라이비 적정 사용 가이드」
5) 일본임상종양학회, 「발열성 호중구 감소증(FN) 진료 가이드라인 개정 제2판」(난코도, 2017)

약국에서 팔로업의 포인트는?

R-CHOP요법, pola-R-CHP요법에 있어서는 특히 투여 개시 7〜14일경에 호중구 감소증 부작용 증상이 발현하기 쉽기 때문에 약국에서도 그 시기에 37.5℃를 넘는 발열 증상 출현하지 않았는지 팔로우해 주어야 합니다. 환자로부터 발열 상담이 있을 경우에는 우선은 처방되어 있는 항균제(레보플록사신 등)의 복용을 즉시 시작하도록 지도해 주십시오. 그 후 3일 전후에 팔로우 연락을 하고, 항균제를 복용해도 해열되지 않는 경우에는 병원에 연락하도록 알려 주십시오.

전립선암 약물요법의 기초지식

아사이 히로마사 (암연구회 아리아케병원 혈액종양과)

아사이 히로마사 (암연구회 아리아케병원 혈액종양과)

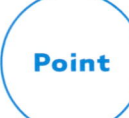

Point

▶ 치료 전략의 근간은 호르몬 요법이며, 국소성, 국소 진행성, 전이성, 모든 단계에서 처방 기회가 있다.

▶ 치료제의 적응은 전이의 유무와 1차 호르몬 요법에 대한 저항성 유무 등에 따라 다르다.

▶ 전이성 전립선암의 초기 치료에는 아비라테론(+프레드니솔론), 엔잘루타미드, 아팔루타미드가 보험 적용되고 있다.

들어가며

전립선암은 미국 남성에서 가장 많은 암으로, 2022년에는 이환 환자가 모든 암의 27%, 26만 8000명, 사망수는 폐암에 이은 2번째인 3만 5000명으로 예상되고 있다. 일본에서도 증가 경향은 현저하여 2019년 암 통계에서는 이환자수는 남성에서 가장 많아 9만 4748명, 사망수(2020년)는 남성에서 7번째인 1만2759명으로 보고되고 있다. 이 이환수와 사망수를 단순히 계산하면, 즉 1년마다 약 8만명의 이환자 증가가 예상된다. 전립선암 진단 시 연령은 약 60%가 65세 이상, 97%가 50세 이상으로, 기본적으로는 고령자에게 많은 암이다.

1. 진단과 병기 분류

혈청 PSA(prostate specific antigen: 전립선 특이 항원)치를 이용한 전립선암 스크리닝이 진단에 유용하여 전립선암 검진에 이용되고 있다. 영상 진단에서는 T2 강조 영상에 확산 강조 영상을 추가한 multiparametric MRI 검사가 유용하며, 이에 따라 전립선암이 의심되면 경직장 초음파 가이드 하에 표적 플러스 계통적 생검 검사가 실시되고, 병리 조직 진단이 수행된다.

전립선 암 진단 시에는 병리 조직 진단에 의한 악성도 평가(글리슨 점수) 및 흉복부 CT검사와 뼈 스캔을 이용한 영상 진단에 의한 병기 분류가 이루어져 치료 방침이 검토된다. 전립선암의 병기 분류 및 치료 선택지는 **그림1**에 나타나 있다.

2. 전립선 암 치료의 표준 치료
(PSA 감시 요법, 전립선 전적, 방사선 치료, 약물 요법)

전립선 암에서는 위험이 적은 경우에는 적극적인 치료를 지연시키고, 필요할 때 근치요법을 시행하는 PSA 감시 요법(active surveillance: AS)이 선택지가 된다. 근치요법에는 수술과 방사선 치료가 있는데, 기본적으로 치료 성적은 동등하다. 수술은 최근에는 로봇 지원

그림 1. 전립선암의 병기 분류 및 치료 선택지 (저자 작성)

병기	국소성 전립선암	국소 진행성 전립선암	진행기(전이성) 전립선암

PSA감시 요법

치료법	수술(로봇 지원 하 전립선 전적술 등)
	방사선 치료(소선원 치료, IMRT, 양자선 치료, 중립자선 치료 등)
	약물 치료(안드로겐 제거 요법, 항안드로겐 약물, 화학요법 등)

하 전립선 전적술이 중심이다. 한편, 방사선 치료는 방사성 동위원소를 전립선에 매립하는 영구 삽입 밀봉 소선원 치료 등 조직 내 조사 요법과, 강도 변조 방사선 치료, 양성자선 치료, 중립자선 치료 등의 외부 조사 요법이 있다.

최근에는 전이소가 적은 일부 진행기 전립선암에 대해서도 약물요법을 병용하여 수술이나 방사선치료를 실시하는 것이 권장되고 있다.

전립선암에서는 안드로겐(남성호르몬) 수용체 신호가 암의 발생, 증식 및 전이에 매우 중요한 역할을 하고 있어 안드로겐의 분비와 작용을 억제함으로써 전립선암세포의 증식을 억제한다. 안드로겐 제거 요법(ADT) 및 항안드로겐 약물을 이용한 안드로겐 수용체 억제 요법은 모든 병기 치료 전략의 골격이다.

진행기 전립선암에 대한 표준 치료는 현재도 항안드로겐 치료인데, 이것은 외과적 치료인 양측 정소 적제, LH-RH(GnRH) 작용제/길항제를 이용한 내과적 치료를 포함하는 안드로겐 제거 요법과, CYP17 억제제와 항안드로겐 약물을 이용한 안드로겐 수용체 신호 억제 요법이다.

또한 진행기 전립선암에서는 골전이가 많다. 뼈 전이에 따른 동통과 병적 골절, 고칼슘혈증 등의 이상사례 예방 목적과, 호르몬 요법에 따른 골밀도 감소에 대한 치료 목적으로 비스포스포네이트 제제와 항RANKL

(receptor activator of nuclear factor k B [RANK] ligand) 항체인 데노수맙(유전자 재조합)(상품명 랜마크, 프랄리아) 등의 뼈 변형제(bone modifying agent: BMA)를 이용한 항골흡수 치료가 병용된다(148 페이지 **표1**).

3. 전립선암의 약물요법

전립선암에 대한 주요 치료제와 안드로겐(남성 호르몬)의 신호축을 148페이지 **표2**, 149페이지 **그림2**에 나타내었다. 안드로겐은 전립선암의 발생, 증식 및 진행에 중요한 역할을 한다. 시상하부에서 성선 자극 호르몬 방출 호르몬(gonadotropin-releasing hormone: GnRH)이 분비되어 뇌하수체 전엽의 성선 자극 세포의 수용체를 자극하여 뇌하수체 전엽에서 황체 호르몬(luteinizing hormone: LH)이 분비되어 고환의 Leidig 세포를 자극하여 안드로겐 합성이 이루어진다.

전립선암 약물요법은 호르몬 치료제에 의해 안드로겐의 분비와 합성, 작용 발현을 억제함으로써 암세포의 증식을 억제하는 '호르몬 요법'과 항암제를 이용한 '화학요법'으로 크게 나뉜다. 이들 치료에 사용되는 약제에 대해서는 아래에서 상세히 서술한다.

전립선암

표 1. 전립선암 치료에 사용하는 주요 뼈 변형제(저자 작성)

분류	약제명(주요 상품명)	복용량
비스포스포네이트	졸레드론산 수화물(조메타)	4mg, 3~4주에 1회 점적 (신기능에 따라 용량 조절)
항RANKL 항체	데노수맙(유전자 재조합) (랜마크)	120mg, 4주에 1회 피하주사

표 2. 전립선암에 대한 주요 치료제(저자 작성)

분류	약제명(주요 상품명)	적응※
LH-RH (GnRH) 작용제	류프로렐린 초산염(루프린)	전립선암 전반
	고세렐린 초산염(졸라덱스)	전립선암 전반
LH-RH (GnRH) 길항제	데갈렐릭스 초산염(고낙스)	전립선암 전반
항안드로겐 약물	비칼루타미드(카소덱스)	전립선암 전반
	플루타미드(오다인)	전립선암 전반
	엔잘루타미드(엑스탄디)	전이성 호르몬 민감성 전립선암 거세 저항성 전립선암
	아팔루타미드(얼리다)	전이성 호르몬 감수성 전립선암 전이가 없는 거세 저항성 전립선암
	다롤루타미드(누베카)	전이가 없는 거세 저항성 전립선암 전이성 호르몬 민감성 전립선암
CYP17 억제제	아비라테론 아세트산 에스테르 (자이티가)	고위험 전이성 호르몬 민감성 전립선암, 거세 저항성 전립선암
탁산계 항암제	도세탁셀(탁소테일)	전이성 호르몬 민감성 전립선암 거세 저항성 전립선암
	카바지탁셀 아세톤 부가물(제브타나)	거세 저항성 전립선암
방사선 동위원소	염화 라듐(223Ra)(조피고)	골 전이가 있고 내장 전이가 없는 거세 저항성 전립선 암
PARP 억제제	올라파립(린파자)	BRCA1/2 유전자 변이가 있는 전이성 거세 저항성 전립선암
면역 체크포인트 억제제	펨브롤리주맙(유전자 재조합) (키트루다)	MSI-high 또는 TMB-high의 전이성 거세 저항성 전립선암

※ 2023년 3월 12일 현재

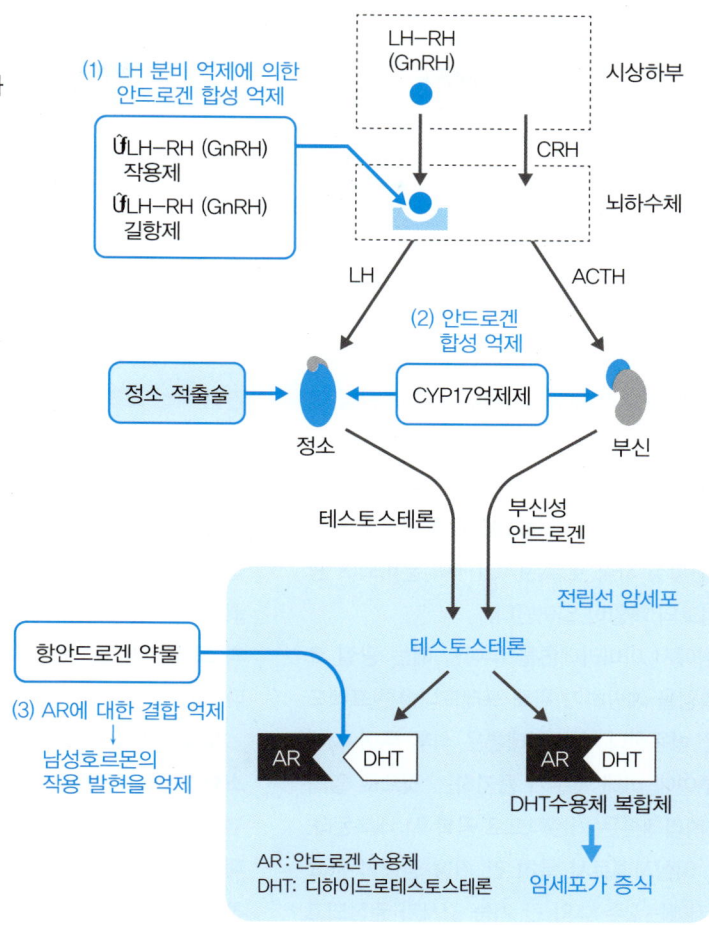

그림 2.
남성호르몬(안드로겐) 신호와
전립선암에 대한 호르몬요법

(1) LH 분비 억제에 의한
안드로겐 합성 억제

⇧LH–RH (GnRH)
작용제
⇧LH–RH (GnRH)
길항제

LH–RH
(GnRH)

시상하부

CRH

뇌하수체

LH

ACTH

(2) 안드로겐
합성 억제

정소 적출술 → CYP17억제제

정소

부신

테스토스테론

부신성
안드로겐

전립선 암세포

항안드로겐 약물

테스토스테론

(3) AR에 대한 결합 억제
남성호르몬의
작용 발현을 억제

AR ◀ DHT

AR DHT

DHT수용체 복합체

AR : 안드로겐 수용체
DHT: 디하이드로테스토스테론

암세포가 증식

① 호르몬(내분비)요법

호르몬 요법에 이용되는 약제에는 **표2**에 보이는 'LH
–RH(GnRH) 작용제' 'LH–RH (GnRH) 길항제', '항안드
로겐제', 'CYP17 억제제' 등이 있다.

합성된 안드로겐은 전립선암세포에 작용하여 암의 증
식 · 진행을 가져온다. 그 때문에 전립선암 세포의 증식
을 억제하는 방법에는 그림2에 보이는 바와 같이, (1)뇌
하수체 전엽으로부터의 LH 분비를 억제하는 방법, (2)안
드로겐 합성을 저해하는 방법, (3)전립선 암세포 내에서
안드로겐의 작용 발현을 억제하는 방법 등이 있는데,
LH–RH 작용제와 LH–RH 길항제는 (1)의 방법, CYP17
억제제는 (2), 항안드로겐 약은 (3)의 방법으로 각각 암
세포의 증식을 억제한다.

안드로겐 제거 요법

(androgen deprivation therapy : ADT)

안드로겐 제거 요법(ADT)은 양측 정소 적제술에 의한
외과적 거세(안드로겐 제거) 및 LH–RH 작용제인 류프
로렐린 초산염(루프린), 고세렐린 초산염(졸라덱스),
LH–RH 길항제를 이용한 뇌하수체 억제(LH 분비 억제
에 의한 안드로겐 생산 억제)이다. LH–RH 작용제에서
는 뇌하수체 전엽을 과잉으로 자극하여 일시적으로 LH
를 분비시켜 이후에는 성선 자극 호르몬 방출 호르몬
수용체의 down regulation ⑪P.152에 의해 LH 분비 억
제가 일어난다. LH–RH 길항제인 데갈렐릭스 초산염(고
낙스)는 최초의 일과성 테스토스테론 플레어 현상 ⑪

P.152을 일으키지 않는다. ADT는 전립선암 호르몬 요법의 근간이며, 단독으로도 시행되지만, 이하의 치료약과 병용되는 경우도 많다.

CYP17 억제제

약물 대사 효소 시토크롬 P450의 효소, 17α-hydroxylase/C17, 20-lyase(CYP17)는 안드로겐 합성에 필수적인 효소이다. CYP17 억제제인 아비라테론 초산염 에스테르(자이티가)는 이러한 효소 활성을 억제함으로써 안드로겐 합성을 억제한다. 또한 아비라테론 투여에서는 부신피질 스테로이드 합성 억제에 의한 긍정적 피드백에 의해 부신피질 자극 호르몬(ACTH)이 분비되어 광질 코르티코이드의 과잉이 일어난다.

따라서 임상에서 아비라테론을 투여할 때는 광질 코르티코이드 과잉을 예방하기 위해 프레드니솔론(프레드닌 등) 내복을 병용한다. 아비라테론은 식후 투여 시에는 공복 시 투여에 비해 흡수가 증가하는 것으로 알려져 있는데, 아비라테론은 기본적으로 공복 시 내복된다. 아비라테론의 이상사례로서 특히 간 기능 장애가 중요하여 투여 초기에는 2주 후의 간 기능 검사가 권장되고 있다.

안드로겐 수용체(androgen receptor : AR) 억제제(항안드로겐 약물)

항안드로겐 제제는 단독으로도 투여되지만 LH-RH 길항제와 병용으로 투여하는 경우가 많다. 초기 항안드로겐 약물인 비칼루타미드(카소덱스 등) 및 플루타미드(오다인 등)는 ADT와 병용된 경우, combined androgen blockade(CAB)라고도 불렸지만, ADT 단독 요법에 비해 한정적인 임상적 효과를 확인할 뿐이었다.

2014년부터 신규 비스테로이드성 항안드로겐 약인 엔잘루타미드(엑스탄디), 그 후 아팔루타미드(얼리다), 다롤루타미드(누베카)의 임상 투여가 개시되었다. 이러한 약물들은 종래의 안드로겐 약물에 비해 안드로겐 수용체와의 친화성이 높고 치료 효과가 높아 CYP17 억제제인 아비라테론과 함께 '신규 호르몬제'라고도 불린다.

② 항암제 치료(화학요법)

도세탁셀

도세탁셀(탁소텔 등)은 식물인 주목속(Taxus)에서 발견된 탁산 고리를 가져 탁산계 항암제의 일종으로 간주되며, 그 항종양 기전 때문에 미세 소관 억제제 또는 튜불린 억제제라고도 불린다. 2개의 대규모 국제 제3상 임상시험(TAX327 및 SWOG9916) 결과, 거세저항성 전립선암에 대한 표준치료로 빈번히 이용되어 온 약인데, 최근, 전이성 전립선암에 대한 1차 치료로서 통상 6코스의 도세탁셀 단독요법이 일본에서도 보험적용이 되었다.

도세탁셀의 주요 부작용은 설사, 구역질, 구토 등의 소화기 증상과 탈모, 발진 등이 일반적인데, 특징적인 부작용으로 간질성 폐렴과 부종에 의한 심장 탐포나데, 폐수종 등 중증례도 보고되고 있어 신중한 투여가 필요하다.

혈액 독성은 백혈구 감소, 호중구 감소가 중심이며, 투여 후 7~10일경에 nadir(최하점; 화학요법 후에 조혈능이 저하하여 백혈구수와 혈소판수가 최저치가 되어 있는 상태)가 있어 발열성 호중구 감소증 등의 감염증에 주의가 필요하다.

또한 용매는 보통은 알코올이지만, 알코올 과민 반응이 있는 증례에서는 도세탁셀을 알코올이 아니라 5% 포도당 용액으로 용해한다. 도세탁셀 투여 후 승용차 운전은 음주 운전이 되므로 금기이다.

카바지탁셀

카바지탁셀 아세톤 부가물(제브타나)은 세포내 트랜스포터인 P당 단백과의 친화성이 약하기 때문에 세포외로 배출되지 않고 암세포 내에서 높은 약제 농도가 유지됨으로써 강한 항종양 효과가 있다고 한다.

카바지탁셀은 강한 혈액 독성이 보이는 경우가 있어 투여 시에는 과립구 집락자극인자(G-CSF) 제제인 페그필그라스팀(유전자 재조합)(지-라스타)의 투여가 바람직하다. 신경 독성과 탈모 등의 부작용은 도세탁셀보다 경도라고 간주된다.

③ 기타 치료

라듐-223

2016년, 전립선암 골전이에 대한 신규 치료제로서 방사성 의약품인 염화 라듐(223Ra)(조피고)의 임상 투여가 개시되었다.

라듐-223은 칼슘과 같은 체내 분포를 나타내며, 골대사가 활발한 골전이소에 집적되어 α선을 방출하여 전립선암세포의 증식을 억제한다.

골전이를 확인하는 전이성 전립선암의 동통을 완화할 뿐만 아니라, 생존기간 연장도 확인되며 비교적 이상사례도 적다고 한다. 라듐-223을 사용할 때는 데노수맙과 같은 뼈 변형제(BMA)의 병용이 권장된다.

PARP(poly ADP ribose polymerase) 억제제

전이성 거세 저항성 전립선암에서 BRCA1/2 유전자 변이가 있는 증례에 대하여 PARP 억제제인 올라파립(린파자)이 효과적이어서 2021년에 보험적용이 되었다.

올라파립은 DNA 단일 사슬 절단에 결합하는 PARP를 포착하여 DNA 복제를 저해함으로써 DNA 이중 사슬 절단을 일으켜 암세포 사멸을 유도한다고 한다. BRCA1/2 유전자 변이의 유무는 혈액을 이용한 'BRACAnalysis 진단 시스템' 또는 조직을 이용한 'FoundationOne'으로 조사할 수 있다.

면역 체크포인트 억제제

모든 악성 종양 횡단적으로 조직에서 고빈도 미세부수체 불안정성(MSI-High)이거나 종양 유전자 변이량(tumor mutation burden: TMB)이 high이면, 면역 체크포인트 억제제인 펨브롤리주맙(유전자 재조합)(키트루다)의 효과를 기대할 수 있다는 것이 알려지게 되어 임상 투여가 개시되고 있다.

전이성 거세 저항성 전립선암에서는 빈도는 3% 정도로 적지만, 그 효과는 기대된다.

4. 가까운 장래에 임상 투여가 예상되는 약물 요법

ARASENS 제3상 임상시험 결과, 전이성 호르몬 민감성 전립선암의 1차 치료로서 ADT 및 도세탁셀, 다롤루타미드의 3제 치료, 소위 트리플렛 요법의 유용성이 밝혀져 임상 사용이 개시되었다. 또한 PROpel 시험은 전이성 거세 저항성 전립선암에 대한 제3상 임상시험에서 PARP 억제제인 올라파립과 CYP17 억제제인 아비라테론 병용요법의 유용성이 나타났다. 이러한 병용요법은 승인 신청 중이라고 한다(2023년 3월 12일 현재).

또 하나 현재 임상시험 진행 중인 치료로 PSMA-루테슘 내용(內用)요법이 있다. 이것은 전립선암에 발현하는 PSMA(prostate specific membrane antigen)를 표적으로 하여 동위원소인 루테슘을 전달하는 내용(內用) 방사선 치료인데, 거세 저항성 전립선암 치료로 기대되고 있다.

5. 정리

전립선암 약물요법의 근간은 안드로겐 신호 전달 억제이다. 한편, 면역 체크포인트 억제제와 PARP 억제제, 동위원소 내용(內用) 요법 등 다양한 치료제가 임상 현장에서 사용되고 있다. 또한 약물 병용요법을 포함한 여러 임상시험이 진행되고 있어 치료체계가 크게 변화하려 하고 있다.

실제 임상에서 가장 큰 이익을 얻어질 수 있도록 이러한 약물의 특성과 이상사례를 정확하게 이해하고 약학 관리에 임하는 것이 중요하다.

인용문헌 ─────────

1) 『최신 화학요법 레지멘(비뇨기암)』 감수: 후쿠이 이와오, 편집: 유아사 타케시(메디컬뷰사, 2011)
2) Front Oncol.2022;12:746922.

📖 **용어 해설** ──────────────────────────────

【down regulation】 지속적이거나 과도한 자극에 의해 신경 전달 물질과 호르몬 등에 대한 응답능이 저하되는 것.

【테스토스테론 플레어 현상】 황체 호르몬 (LH)에 의한 자극 때문에 일과성으로 테스토스테론 합성이 촉진되어 혈청 테스토스테론 수치가 올라가는 것.

증례에서 배우는
전립선암 약물요법

유아사 타케시(암연구회 아리아케병원 비뇨기과)

여기에서는 전립선암의 대표적인 약물요법을 다루고, 전형적인 증례의 경과와 외래에서의 관리에 대해 소개한다.

증례 1

68세, 남성.
고위험 전이성 전립선암

[치료] 아비라테론에 의한 1차 치료

증례는 68세 남성으로, 특별한 기왕력 없음. 격렬한 골통과 요폐를 주소(主訴)로 비뇨기과 외래를 수진했다. 직장진에서는 돌 같은 딱딱함의, 명백하게 암을 시사하는 종대(腫大)한 전립선을 확인했다. 그 후 수행된 흉복부 CT와 뼈 스캔 영상 검사에서 늑골, 견갑골 및 추골에 다발성 골 전이소와 골반 내 림프절 전이가 보였다. 척수압 배상(排像)은 보이지 않았지만, 혈청 PSA 값은 720ng/mL로 이상(異常) 고(高)수치를 확인했다. 이러한 것들로부터 임상적으로 전이가 인정되는 진행기 전립선암으로 진단되었다.

비뇨기과 외래에서 당일 LH-RH 길항제 데가렐릭스 초산염(상품명 고낙스) 120mg을 2바이알 피하주사하고, 4곳의 경회음 전립선 생검을 실시하였다. 병리조직 진단에서는 글리슨 점수 4+4=8의 전립선암이라고 조직학적으로 진단. 외래에서 데가렐릭스 4주마다 투여(2회째부터는 80mg 1바이알 투여)를 계속하고, CYP17 억제제인 아비라테론 아세트산 에스테르(자이티가) 1000mg의 공복투여, 프레드니솔론(프레드닌 등) 5mg 2회 분할 투여가 개시되었다(**처방전1**).

그 후, 본 증례에서는 데가렐릭스에 의한 안드로겐 제거 요법과 아비라테론 투여를 계속하여 5년 경과했다. 데가렐릭스는 그 후, LH-RH 작용제인 류프로렐린 초산염의 24주 지속 서방성 제제(루프린 PRO)로 변경되었는데, 혈청 PSA 값도 안정되어 있어 아비라테론 투여는

증례1 **[처방전1] 치료 개시 시**

① 자이티가정 250mg 1회 4정 (1일 4정)
   1일 1회 공복 시 14일분
【일반】 프레드니솔론정 5mg 1회 0.5정(1일 1정)
   1일 2회 아침·점심식사 후 14일분

계속하고 있다.

데가레릭스는 신속하게 혈청 테스토스테론 수치를 낮추는 것이 가능하여 유용하지만, 국소의 발적·동통이 많고 6개월 지속의 장기 제제가 없기 때문에 3개월 정도 후에 루프린 PRO로 변경되는 경우가 많다.

증례 1의 포인트

일반적으로 전립선암 진단에는 T2 강조 영상에 확산 강조 영상을 더한 multiparametric MRI가 유용하며, 이것에 의하여 표적을 정하고 경직장 초음파 가이드로 표적 플러스 계통적 생검 검사를 실시한다. 그러나 본 증례는 긴급 대응이 필요했던 케이스이고, 임상적으로 명백한 전립선암을 확인했기 때문에 생검과 치료 개시가 급무였다.

데가렐릭스는 LH-RH 길항제이며, LH-RH 작용제 사용 시에 보이는 투여 초기의 혈청 테스토스테론 수치의 상승(소위 플레어 현상)이 인정되지 않는다. 따라서 신속하게 혈청 테스토스테론 수치를 낮추는 것이 필요할 때 유용하다.

CYP17 억제제인 아비라테론은 거세 저항성 전립선암뿐만 아니라 3가지 예후 인자인 (1)글리슨 점수가 8 이상, (2)뼈 스캔에서 3곳 이상의 뼈 병변 있음, (3)내장 전이 있음(림프절 전이 제외) 중 2가지 이상을 가진 고위험 전이성 전립선암에 대한 초기 치료로도 보험 적용되고 있다.

아비라테론은 식후에 내복하면 흡수되어 혈중 농도가 높아지기 때문에 식사 전 1시간과 식사 후 2시간을 피하고 공복 시에 내복한다. 또한 광질 코르티코이드 과잉을 예방하기 위해 프레드니솔론 내복을 병용한다. 아비라테론과 프레드니솔론은 동시에 내복하지 않아도 되고, 고위험 전이성 전립선암에 대해서는 프레드닌 5mg정 1정을 2분할(아침·점심식사 후), 거세 저항성 전립선암에서는 프레드닌 5mg정 2정을 2분할(아침·점심식사 후)하여 병용하는 경우가 많다.

아비라테론의 부작용으로 저칼륨 혈증이 발생하는 경우가 있다. 탈력감 등의 근육 증상이나 구역질 등 소화

기 증상 등을 일으키는 경우가 있으므로 이러한 증상이 보이면 병원 수진을 권장한다.

73세, 남성.
전이가 없는 거세 저항성 전립선 암

치료 | 아팔루타미드

73세 남성. 5년 전에 로봇 지원 하 전립선 전적술을 받았지만, 혈청 PSA치가 서서히 상승하고 PSA재발(생화학적 재발)을 확인했기 때문에, LH-RH 길항제인 류프로렐린 피하 주사와 비칼루타미드(카소덱스 등) 80mg정에 의한 내복 치료가 행해지고 있었다.

그 후 2년간 혈청 PSA값은 안정되어 있었는데, 최근에 PSA값의 재상승을 확인했다. 흉복부 CT 검사 및 뼈 스캔 영상 검사에서는 명백한 전이소가 확인되지 않았다. 환자는 전이가 없는 거세 저항성 전립선암(non-metastatic castration refractory prostate cancer : nmCRPC 또는 MOCRPC)으로 진단되고 류프로렐린 피하 주사를 계속하고 항안드로겐 약물인 아팔루타미드(얼리다) 240mg 1분할 투입이 시작되었다.

아팔루타미드는 안드로겐 수용체 신호의 강력한 억제제이지만, 피진 등의 피부 장애를 확인하는 경우가 있으며, 때로는 중증화되기 때문에 주의가 필요하다. 피진이나 소양감이 출현했을 때를 대비하여 레스타민코와 크림(일반명 디펜히드라민)이 처방되었다(**처방전1**).

현재, 아팔루타미드는 전이성 전립선암의 초기 치료

증례2 [**처방전1**]

① 얼리다 60mg정 1회 4정 (1일 4정)
　　1일 1회 아침식사 후 14일분
② 레스타민코와 크림 1% 50g
　　하루 2~3회 소양감을 확인하는 곳에 도포

와 전이가 없는 거세 저항성 전립선암에 보험 적용이 있다.

아팔루타미드를 시작한 지 2년이 경과하여 혈청 PSA 값이 서서히 상승했다. 뼈 스캔 검사에서도 골 전이 출현이 보였기 때문에 병세 진행(progressive disease: PD)이라고 생각되었다. BRCA1/2 유전자 검사(BRACAnalysis 진단 시스템 검사)를 받았지만, 음성이었기 때문에 탁산계 항암제 도세탁셀(탁소텔 등) 투여가 개시되었다.

도세탁셀의 이상사례 완화를 위해 프레드니솔론 5mg정 1정을 아침·점심식사 후 1일 2회(1일 10mg)로 투여가 개시되었다.

증례 2의 포인트

아팔루타미드는 강력한 안드로겐 수용체 신호 억제제로, 전립선암 치료에 유용하지만, 피진이나 소양감 등 피부 장애가 보이는 경우가 비교적 많아 레스타민코와 크림 등이 동시에 처방되는 경우가 있다. 피부 장애는 때로는 중독성 표피 괴사 융해(TEN)(빈도 불명)나 다형 홍반(0.3%) 등 중도 피부 장애를 확인하는 경우가 있어 주의를 요한다.

피부 장애는 경도일 때 대처하는 것이 중요하다. 복약 지도 시에는 "피진이나 소양감 등이 있고 레스타민코와

크림으로 개선되지 않는 경우에는 원인 약제를 한 번 휴약·감량하고 나서 재개하는 경우도 있으므로 병원을 수진해 주십시오" 등이라고 전해 두면 좋다. 또한 아팔루타미드는 엔잘루타미드(엑스탄디)의 구조와 매우 유사하여 엔잘루타미드에서 주의 환기되고 있는 경련 발작 등의 중추 신경계 이상사례에도, 드물지만 주의가 필요하다.

증례 3

56세, 남성. BRCA 변이가 인정되는 전이성 거세 저항성 전립선암

치료 올라파립

증례는 56세 남성. 3년 전에 전립선암과 골 전이 진단을 받고, LH-RH 길항제인 고세렐린 초산염(졸라덱스)의 3개월에 1회 피하주사와, 항안드로겐약인 엔잘루타미드 160mg 1분할 내복으로 치료했었는데(처방전1) 혈청 PSA값 상승과 뼈 스캔 검사에서 골 전이 증가가 안정되어 전이성 거세 저항성 전립선암으로 진단되었다.

환자는 엔잘루타미드를 계속함과 함께 2차 치료 선택지로, 혈액으로 BRCA1/2 유전자 검사를 받았다.

증례3 **[처방전1] 1차 치료**

엑스탄디정 40mg 1회 4정 (1일 4정)
　　　1일 1회 아침식사 후　14일분

증례3 **[처방전2] 2차 치료**

①린파자정 150mg 1회 2정 (1일 4정)
　　　1일 2회 아침·저녁식사 후　14일분
②데노타스 추어블 배합정 1회 2정 (1일 2정)
　　　1일 1회 아침식사 후　14일분

BRCA1/2 유전자 변이 양성이라면 PARP 저해제인 올라파립(린파자), 음성이면 탁산계 항암제인 도세탁셀, 전이성 거세 저항성 전립선암에 대해 승인되어 있는 또 하나의 안드로겐 수용체 신호 억제제인 아비라테론(+프레드니솔론) 등의 선택지를 제시했다. 유전자 검사 결과, BRCA1/2 유전자 변이 양성으로 진단되어 올라파립 600mg 2분할로 처방되었다(155페이지 **처방전2**).

올라파립은 신규 PARP 억제제로, 전립선암뿐만 아니라 유방암이나 자궁체암 등에도 보험 적용이 되어 있다. 처방 의사는 환자에게 향후 방침으로서 (1)강한 부작용이 없고 암 진행이 억제되고 있는 것 같으면 그대로 올라파립 복용을 계속하고, 빈혈 등의 부작용이 출현하고 증상을 억제하지 못하는 경우에는 이 약을 감량하거나 휴약·중지를 고려한다. (2)부작용에 의해 치료가 중단되었을 때, 또는 올라파립의 치료 효과가 부족해졌을 때는 다른 약제에 의한 순차 요법을 검토한다는 점을 전달했다.

또한 거세 저항성 전립선암의 골전이에 대해서는 외래에서 데노수맙(유전자 재조합)(랜마크) 120mg을 4주에 1회 피하주사하는 치료를 개시하고, 항RANKL 항체 투여에 동반하는 저칼슘혈증의 치료 및 예방을 위해 데노타스 추어블 배합정(일반명 침강 탄산칼슘 콜레칼시페롤 탄산마그네슘)이 처방되었다(**처방전2**). 데노수맙은 뼈 변형제 중 하나로, 뼈에 있는 파골세포의 작용을 저해하여 뼈 흡수를 억제하기 때문에 뼈 전이에 동반하는 동통과 병적 골절 등의 이상사례(뼈 관련 사례)를 억제한다고 한다.

그 후, 이 환자는 혈청 PSA치가 저하하고 뼈스캔 검사에서도 뼈 전이의 개선을 확인하였는데, 1년을 경과한 현재도 올라파립 치료는 계속하고 있다. 그러나 헤모글로빈 수치 저하로 인한 빈혈을 확인했기 때문에 한 번 휴약하고, 250mg 1일 2회(1일 500mg), 200 mg 1일 2회(1일 400mg)로 2단계 감량하여 치료를 재개했다.

증례 3의 포인트

데노수맙은 파골 세포에 작용하여 뼈 흡수를 억제하

는데, 저칼슘 혈증의 이상사례가 보이는 경우가 있다. 그렇기 때문에 칼슘과 비타민D의 합제인 데노타스 추어블 배합정을 동시에 처방하는 것이 권장되고 있다. 저칼슘 혈증이 일어나면 손끝과 입술의 저림, 근력 저하 등이 보이고, 특히 데노수맙 개시 후 초기에 이러한 증상이 보이면 병원을 수진하도록 지도한다. 한편, 올라파립의 주요 이상사례는 빈혈인데, 초기 증상으로서 노작 시의 호흡 곤란, 빈맥, 권태감을 들 수 있기 때문에 이러한 증상이 보이면 병원을 수진하도록 지도한다.

전립선암 약물요법의 부작용 관리

하시모토 코키(암연구회 아리아케병원 약제부)

전립선암은 서서히 진행되기 때문에 진단 시의 위험에 따라 PSA 감시요법, Focal therapy, 수술, 방사선 치료, 호르몬(내분비) 요법이 선택된다. 진단 시 전이가 있는 경우 등에는 화학요법도 선택지로 들 수 있다. 비교적 긴 예후가 기대되는 경우가 많은 전립선암에서는 호르몬 요법에 의한 치료는 장기화하기 때문에 환자의 QOL을 유지하는 것이 중요해진다. 한편, 고위험 전립선암이나 호르몬 치료 저항성이 생긴 거세 저항성 전립선암에 대해서는 신규 호르몬제에 의한 치료가 등장하여 약사에게 는 그 부작용 관리도 요구되고 있다.

다루는 치료

◎ 황체 형성 호르몬 방출 호르몬(LH-RH) 작용제, LH-RH 길항제의 단독 치료
◎ 신규 호르몬제인 항안드로겐제와의 병용

주로 다루는 부작용

뼈에 대한 영향, 당뇨병, 경련 발작, 피진 등

약학 관리 포인트

▶ 호르몬제는 크게 나누어 ①주사약인 LH-RH(GnRH) 작용제, LH-RH 길항제, ②경구약인 항안드로겐제가 있다. ①과 ②는 병용되는 경우도 있는데, 진행한 증례나 신규 호르몬제 사용예에서 는 기본적으로 병용하여 치료가 실시되는 경우가 많다.

▶ 신규 호르몬제인 아비라테론 아세트산 에스테르(상 품명 자이티가)는 프레드니솔론(프레드닌 등)과의 병용이 필수이며, 조제·감사 시에는 반드시 체크 할 필요가 있다.

▶ 호르몬 요법은 홍조, 골다공증, 골절 위험 증가 등 과 같은 이상사례가 알려져 있으며, QOL의 저하 가 문제가 된다. 일반적으로 호르몬 요법 기간이 길어질수록 이상사례는 증가하기 때문에 치료 개 시 전에 설명하고 증상의 유무를 팔로우한다.

전립선암

157

LH-RH 작용제, LH-RH 길항제의 단독 치료
신규 호르몬제와의 병용

호르몬 요법은 남성 호르몬인 안드로겐의 작용을 억제하는 치료를 말하는데, 안드로겐 차단 요법이라고도 불린다. 호르몬 요법의 적응은 국소성 전립선암에 대한 방사선 치료와의 병용 보조 요법과, 전이예 혹은 진행예에 대한 1차 전신 요법이 있다.

호르몬제는 크게 나누어 ①주사약인 LH-RH(GnRH) 작용제, LH-RH 길항제, ②경구약인 항안드로겐제가 있다. LH-RH 작용제/길항제와 항안드로겐 약물은 병용될 수 있으며 진행된 사례 혹은 신규 호르몬제(160 페이지 **표1**)를 사용하고 있는 케이스에서는 기본적으로 병용하여 치료가 이루어지는 경우가 많다.

호르몬 요법에서는 **그림1**에 나타낸 것과 같은 다양한 이상사례가 알려져 있으며, QOL 저하가 문제가 된다. 여기에서는 특히 주의해야 할 부작용으로 **뼈에 대한 영향, 당뇨병, 신규 호르몬제에 특징적인 부작용** 등에 대해 소개한다.

뼈에 대한 영향

발생 빈도 · 특징

- 호르몬 요법에 의해 골밀도가 저하된다. LH-RH 작용제를 기본으로 하는 호르몬 요법에서는 12개월에서 2.29~5.55%의 감소가 확인되었는데, 최초의 12개월만큼 저하는 아니지만, 골밀도의 저하는 24개월이나 계속되고 있었다[1]. 또한 10년간과 2년간의 비교에서도 10년간에서 더 높은 비율로 골밀도 저하가 확인되어 치료기간에 따라 골절 위험은 증가한다고 생각되고 있다[2].
- 골절에 관해서도, 호르몬 요법을 받고 있는 환자에서는 19.4%로, 받지 않은 환자(12.9%)에 비해 유의하게 많았던 것이 보고되고 있다[3]. 골절 위험에 관해

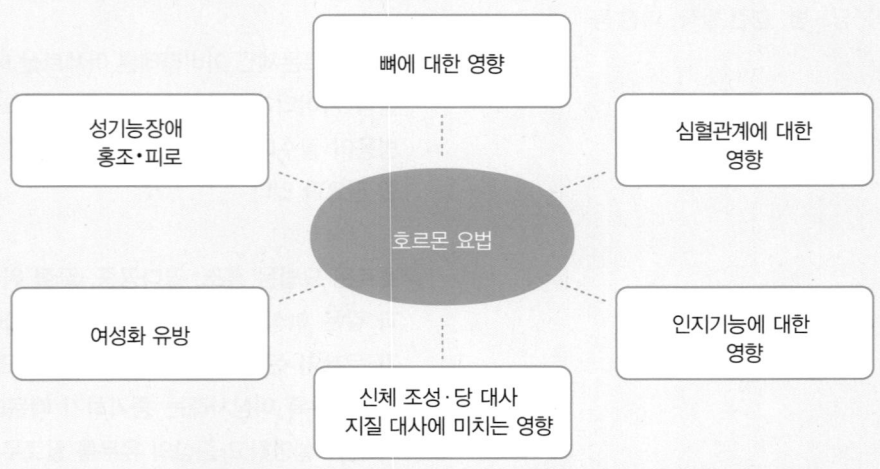

그림 1. 호르몬 요법에 의한 주요 이상사례

성기능장애 홍조·피로

뼈에 대한 영향

심혈관계에 대한 영향

호르몬 요법

여성화 유방

인지기능에 대한 영향

신체 조성·당 대사 지질 대사에 미치는 영향

(일본비뇨기과학회 편, 「전립선암 진료 가이드라인 2106년판」[메디컬리뷰사]를 참고로 저자 작성)

서는 진단 후 1년간의 LH-RH 작용제의 사용 횟수에 비례하여 높아지는 것으로 나타났다[3].

예방 · 치료

● 골밀도가 저하된 경우에는 골 흡수를 억제하기 위해 뼈 변형제로 비스포스포네이트제제나 항RANKL 항체인 데노수맙(유전자 재조합)(랜마크, 프랄리아)을 투여하는 경우가 있다.

● 비스포스포네이트 제제를 병용함으로써 골밀도 저하나 골밀도를 증가시킨다는 보고가 있다[4~7]. 또한 메타 분석에서는 골절 위험을 낮춘다는 보고가 있다[8]. 단, 임상시험에서는 리세드론산 나트륨 수화물(35mg/주), 알렌드론산 나트륨 수화물(70mg/주), 졸레드론산 수화물(4mg/1년)로 설정되어 있어 일본에서 보험 적용되어 있는 골다공증의 용법 · 용량과 다르다. 또한 졸레드론산은 골다공증의 적응이 없기 때문에 골밀도 저하 시에 사용하는 경우는 적고, 일반적으로 골전이가 있는 경우에 사용된다.

● 항RANKL 항체인 데노수맙은 호르몬 요법 개시 후 24개월 지나 요추의 골밀도를 5.6% 상승시키고, 36개월 시점에서 신규 추체 골절의 위험을 62% 감소시켰다[9]. 임상시험에서 설정된 데노수맙(60mg/6개월)은 일본 국내에서 적응이 되어 있는 프랄리아 피하주와 용법 · 용량이 동일하다. 프랄리아 피하주 투여 중에는 저칼슘 혈증의 발현에 주의하고, 필요하다면 칼슘이나 비타민 D를 보충한다.

관리의 핵심 포인트

● 생활상의 주의점으로, 저칼슘 혈증의 초기 증상인 손발의 저림이나 경련이 있으면 의료기관이나 약국에 연락하도록 설명한다. 또한 비스포스포네이트 제제, 항RANKL 항체의 복용으로 턱뼈 괴사의 보고가 있다. 치료기간 중에 침습적인 치과 치료를 할 예정이 있는 경우에는 반드시 치과 의사에게 병용하고 있는 약제에 대해 전달하도록 지도한다.

당뇨병

발현 빈도 · 특징

● 호르몬 요법에 의하여 남성 호르몬인 안드로겐 생산에 영향을 미침으로써 당대사에 영향을 미치고 당뇨병 위험이 증가한다는 것이 보고되고 있다[10~12]. 그렇기 때문에 당뇨병 기왕력이 있는 환자의 경우에는 혈당 조절 악화가 우려되기 때문에 주의가 필요하다.

● 특히 신규 호르몬제인 CYP17 억제제인 아비라테론은 프레드니솔론과의 병용이 필요해지기 때문에 더욱 당뇨병 악화에 주의할 필요가 있다. 엔잘루타미드(엑스탄디)와 이상사례, QOL을 비교하는 시험에서 아비라테론은 엔잘루타미드보다 유의하게 HbA1c를 상승시킨 것으로 보고되고 있다[13].

관리의 핵심 포인트

● 약국에서의 복약지도 시에는 구갈과 빈뇨 등의 증상을 모니터링한다. 증상이 있을 경우, 그 정보를 상세히 듣고, 트레이싱 리포트로 병원에 통보하고, 환자에게 수진을 권한다.

신규 호르몬제에 특징적인 부작용

● 항안드로겐제에는 비칼루타미드(카소덱스 등)를 중심으로 한, 이전부터 사용되어 온 빈티지 호르몬과, 2014년 이후에 등장한 '신규 호르몬제'가 있다.

● 신규 호르몬제에는 CYP17을 저해하여 안드로겐 합성을 저해하는 아비라테론과 신규 안드로겐수용체(AR) 저해제인 엔잘루타미드, 아팔루타미드(얼리

표 1. 신규 호르몬제 비교(각 약제의 인터뷰폼 등으로부터 저자 작성)

약제명 (상품명)	아비라테론 아세트산 에스테르(자이티가)	엔잘루타미드 (엑스탄디)	아팔루타미드 (얼리다)	다롤루타미드 (뉴베카)
분류	CYP17 억제제	신규 AR 억제제		
용법	1일 1회	1일 1회	1일 1회	1일 2회
식사의 영향	있음(공복 시 내복)	없음	없음	있음(식후 투여)
반감기	14.2~16.6시간	113~202시간	130~169시간	14~15시간
대사 효소	주로 CYP3A4, 그 밖에 CYP2C8, 2D6의 억제 작용 등	주로 CYP2C8, 그 외 CYP3A4, 2C9, 2C19의 유도 작용 등	주로 CYP2C8, CYP3A 및 카복실 에스테라제, 그 외 CYP2C9, CYP2C19, CYP3A, P-gp, BCRP에 대한 유도 작용	주로 CYP3A4, 그 외 BCRP, OATP1B1 및 OATP1B3 억제 작용
배설 경로	소변(5.3%) 대변(87.9%)	소변(71.0%) 대변(13.6%)	소변(65%) 대변(24%)	소변(63.4%) 대변(32.4%)
간 기능 장애가 있는 환자	중등도(Child-Pugh 분류 B)는 신중하게 투여, 중도(Child-Pugh 분류 C)는 금기	설정 없음	중도(Child-Pugh 분류 C)에서는 신중하게 투여	중도(Child-Pugh 분류 C)에서는 투여를 권장되지 않는다.
신장 기능 장애가 있는 환자	설정 없음	설정 없음 ※CCr<30은 데이터 없음	설정 없음 ※CCr<30은 데이터 없음	설정 없음 ※eGFR 15~29에서는 AUC 약 2.5배
주의가 필요한 부작용※	간 기능 장애, 광질 코르티코이드 관련 부작용(저칼륨, 고혈압, 부종 등)	피로, 낙상, 경련, 고혈압 등	피진, 낙상, 골절, 갑상선 기능 저하, 경련 등	피로, 열감, 구역질 등
특기사항	프레드니솔론과의 병용			

※임상시험 결과, 적정 사용 가이드의 기재 등으로부터 임상 현장에서 특히 주의가 필요한 부작용

다), 다롤루타미드(뉴베카)로 대별된다. 4제의 특징을 160페이지 표1에 나타낸다.

【아비라테론】

- 아비라테론은 CYP17을 억제함으로써 당질 코르티코이드의 합성도 억제하고 그 영향으로 광질 코르티코이드가 과잉이 되어 저칼륨 혈증, 고혈압, 부종 등의 증상이 발현한다. 그 증상을 완화하기 위해서 당질 코르티코이드의 보충으로서 프레드니솔론 병용이 필요하며, 조제나 처방 감사 시에는 반드시 확인한다.

- 아비라테론은 대변 중 배설형이며 간기능 장애의 영향을 받기 쉽다. 또한 아비라테론 자체에도 간기능 장애가 일어나기 쉽기 때문에 투여 중에는 간기능의 변동에 주의가 필요하다.
  "ALT, AST값〉 시설 기준치 상한의 5배" 또는 "빌리루빈 값〉 시설 기준치 상한의 3배 이상"에서는 아비라테론을 휴약하고, 검사치 개선 후 1000mg/일에서 750mg/일로 감량하여 재개한다.

【신규 AR(안드로겐 수용체) 억제제】

- 신규 AR 억제제 사용에 있어서 주의해야 할 부작용에 경련 발작이 있다. 이 때문에 간질 기왕력이나 경련 발작이 일어나기 쉬운 배경을 가진 환자에게는 주의가 필요하다. 복약 지도에서는 자동차 운전 등 위험을 수반하는 기계 조작에 주의한다는 점을 설명한다.
- 엔잘루타미드의 부작용은 PROSPER 시험에서 피로(46%), 낙상(18%), 골절(18%), 고혈압(18%), 경련 발작(1% 미만)으로 보고되었다 [14].
- 아팔루타미드의 부작용은 SPARTAN 시험에서 피진(26%), 낙상(22%), 골절(18%), 갑상선 기능 저하(9.8%), 경련 발작(0.6%)으로 보고되었다 [15]. 특히 피진은 신규 AR 억제제 중 아팔루타미드에 특징적이다.
- 아팔루타미드의 피진은 일본인에게 발현하기 쉽다고 여겨지고 있는데, SPARTAN 시험 TITAN 시험, PCR1008 시험을 병합해석한 일본인 환자에서의 발현률은 51.5%, Grade 3은 14.7%였다 [16]. Grade 3 피진의 90%는 개시 후 4개월 이내에 발현하고, 관해까지의 기간은 1개월이었다 [16].
- 아팔루타미드의 피진 대처 방법은, 첨부 문서에서는 Grade 3 이상에서 휴약으로 되어 있는데, 임상시험의 설정에서는 Grade 2에서도 의사의 판단으로 휴약으로 되어 있다. 정해진 처치는 없고 일반적인 약진(藥疹)에 대한 치료로 스테로이드 제제(외용, 경구), 항히스타민제(외용, 경구) 등이 사용된다.
- 다롤루타미드의 부작용은 ARAMIS 시험에서 피로(13.2%), 골절(5.5%), 낙상(5.2%), 경련 발작(0.2%)으로 보고되고 있다 [17]. 단, 이들 부작용은 플라시보군과 비교하여 큰 차이는 없다. 또한 신규 AR 억제제 중에서 다롤루타미드는 첨부 문서의 「9. 특정 배경을 가진 환자에 관한 주의」 항목에서 간질 기왕력이나 경련 발작이 일어나기 쉬운 배경을 가진 환자에 대한 기재가 없다.
- 신규 AR 억제제 3 제에 대해 직접 비교한 시험은 없지만, 배경을 조정하고 비교한 보고에서 다롤루타미드는 다른 2제보다도 부작용 발현 위험이 낮다고 여겨지고 있다 [18]. 이것은 중추 이행성이 다른 두 약물보다 낮다는 것이 요인의 하나로 생각되고 있다. 단, 다른 2제와 달리 1일 2회의 복용이라는 것, 식후 투여 제한이 있다는 것에 입각하여 복약 순응도 확인은 중요해진다.

인용문헌

1) J Urol.2006;175:1679-83.
2) Urology.2001;57:127-32.
3) N Engl J Med.2005;352:154-64.
4) Int J Radiat Oncol Biol Phys.2013;85:1239-45.
5) Ann Intern Med.2007;146:416-24.
6) Eur Urol.2013;63:927-35.
7) J Clin Oncol.2007;25:1038-42.
8) Prostate Cancer Prostatic Dis.2012;15:36-44.
9) N Engl J Med.2009;361:745-55.
10) J Clin Oncol.2009;27:3452-8.
11) J Natl Cancer Inst.2010;102:39-46.
12) J Clin Oncol.2006;24:4448-56.
13) Eur J Cancer.2022;171:75-84.
14) N Engl J Med.2020;382:2197-206.
15) Eur Urol.2021;79:150-8.
16) BMC Urol.2020;20:139.
17) N Engl J Med.2020;383:1040-9.
18) J Urol.2021;206:298-307.

전립선암

약국에서 팔로업의 포인트는?

전립선암 약물요법의 중심은 호르몬 요법이며, 그 치료는 장기간 계속될 가능성이 있습니다. 호르몬 요법을 받고 있는 전립선암 환자의 QOL은 약국 약사가 생활습관 지도와 성욕 감퇴, 홍조 등 생활상의 고민을 듣는 것으로 개선될 가능성이 있습니다. 단골약사로서 전립선암 치료의 부작용을 관리한다기보다는 폭넓게 건강에 관한 서포트를 하면서 환자를 대하는 것이 필요하다고 생각하고 있습니다.

한편, 그중에는 전립선암 진행으로 인한 증상 악화가 단기간에 일어나는 환자도 있습니다. 이 경우에는 신규 호르몬제가 조기부터 사용되어 그 약의 특징에 입각한 복약지도와 부작용 관리가 요구됩니다. 특히 아팔루타미드에 의한 피진은 약국에서도 시각적으로 평가할 수 있는 부작용입니다. 치료 조기에 일어나기 쉽고, Grade 3의 증상이 발현되기까지의 중간값은 45일이었다고 되어 있습니다. 피진 증상을 조기에 발견하여 악화 예방을 위한 지지요법약을 적절히 사용할 필요가 있기 때문에 약국에서는 ①피진이 나타나지 않았는지, 나타났을 경우에는 주치의에게 그것을 전달했는지 확인한다, ②외용약이 처방된 경우에는 적절한 사용법을 지도한다 등의 팔로업이 요구되고 있습니다.

최근, 전립선암 약물요법은 다양화되고 있습니다만, 기본적으로는 환자의 리스크를 평가하여 필요하다면 강력한 약물요법을 조기부터 사용해 가는 방침입니다. 최신 약물 요법을 전부 이해하는 것은 어렵지만, 눈앞의 환자가 지금 치료 선상의 어디에 있는지를 복약 지도 중에 확인하여 그 환자에게 필요한 팔로업을 하는 것이 가장 중요하다고 생각합니다.

Part.2
실천편

▶ 닛케이 DI 퀴즈
복약 지도 · 의문 조회

위암 환자에게 처방된
S-1 투여량

위암 치료를 위해 병원 소화기외과에 통원하고 있는
74세 여성 B씨가 처방전을 가지고 약국을 방문했습니다.
B씨는 처방전을 내주면서 다음과 같이 말했습니다.

오늘 병원에 갔더니
"처방전에 혈액검사 결과를 게재하게 되었습니다"
라는 말을 들었습니다.
최근에는 식욕도 있고, 설사나 구내염도 없고,
지금은 문제없는 것 같은데.

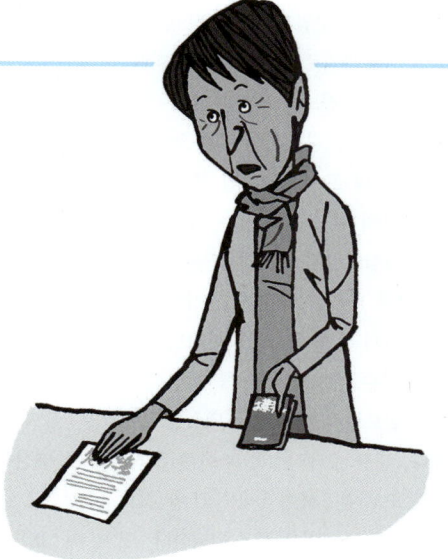

처방전

【일반】 테가푸르 25mg·기메라실·오테라실 배합 구강
　　　　 내 붕괴정 1회 2정(1일 4정)
　　　　 1일 2회 아침·저녁 식사 후　28일분

※B씨는 절제 불능 위암으로 테가푸르·기메라실·오테라실칼륨(S-1, 상품명 티에스원 등)의 4주 연일 투여 2주 휴약(4투2휴) 1코스로 하는 화학요법
　을 받고 있는데, 현재는 3코스째. 신기능에 대한 검사 결과는 SCr 0.65mg/dL, eGFR 66.78mL/분/1.73m². 신장 151cm, 체중 46kg, 체표 면적 1.39m²

 Q1 테가푸르·기메라실·오테라실칼륨(S-1, 상품명 티에스원 등)의 배합 성분 중에서 소변 중 미변화체 배설률이 높은 것은 어느 것인가?

1 테가푸르

2 기메라실

3 오테라실칼륨

 Q2 B씨의 S-1 1회당 투여량에 대해 처방의에게 제안해야 할 내용으로 적절한 것을 선택하라.

1 25mg/회로 줄인다

2 40mg/회로 줄인다

3 60mg/회로 늘린다

4 75mg/회로 늘린다

5 휴약한다

2 기메라실

 2 40mg/회로 줄인다

테가푸르·기메라실·오테라실칼륨 (S-1, 상품명 티에스원 등)은 일본에서 개발된 경구 항암제이다. 1999년 이 약의 발매를 계기로 일본의 위암 화학요법은 대폭적인 진보를 이루었다.

S-1은 대사 길항제인 플루오로우라실(5-FU)의 프로드러그인 테가푸르에 5-FU의 효능을 높이는 기메라실과 오테라실의 2개 모듈레이터를, 몰비 1:0.4:1로 배합한 약제이다. 기메라실은 5-FU의 분해 효소인 디하이드로피리미딘 탈수소효소(DPD)를 가역적으로 억제함으로써 체내의 5-FU 농도를 높인다. 또한 오테라실은 소화관 조직에 고농도로 분포하여 5-FU의 활성화를 억제하고 소화기 독성을 억제한다.

S-1은 환자의 체표 면적에 따라 최초 투여 기준량이 정해져 있다. B 씨의 체표 면적은 1.39m²로, 첫회 투여 기준량은 50mg/회가 된다.

한편, S-1의 배합 성분인 기메라실은 신장 배설형 약물이기 때문에 신기능이 저하된 환자에서는 기메라실의 혈중 농도가 상승하여 5-FU의 분해가 과도하게 억제된다. 그 결과, 5-FU의

표 ● 신기능에 따른 S-1 투여량
(타이호약품공업 「티에스원 종합 정보 사이트」 내 「적정 사용 기준」 에서 인용, 일부 발췌)

크레아티닌 클리어런스 (mL/분)	S-1 투여 개시량
80 이상	첫회 기준량
60 이상 80 미만	첫회 기준량(필요에 따라 1단계 감량※)
30 이상 60 미만	원칙적으로 1단계 이상의 감량※ (30~40 미만은 2단계 감량※이 바람직하다)

※최저 용량은 40mg/회

혈중 농도가 높게 유지되어 골수 억제 등의 부작용이 강하게 발현될 우려가 있기 때문에 환자의 신기능에 따라 투여량을 조절해야 한다.

B씨의 크레아티닌 클리어런스(CCr)를 계산하면 55.1mL/분이 되어 원칙적으로 1단계 이상의 감량을 필요로 한다(표). 이 때문에 S-1의 감량에 관하여 처방 의사에게 확인해야 한다. 이 약의 증감량 단계는 40mg, 50mg, 60mg, 75mg/회로 정해져 있는데, B씨의 투여량은 50mg/회에서 40mg/회로 줄여야 한다.

2011년에 약사를 대상으로 실시된 S-1에 관한 의문 조회 경험 유무와 구체 사례 실태조사에서는 적정 사용상 문제가 있는 처방이 적지 않게 존재한 것으로 밝혀졌다[1]. 이 조사에 응답한 115명 가운데 S-1의 용법·용량에 관하여 의문 조회를 실시한 경험이 있다고 응답한 것은 30명. 휴약기간에 관해서도 31명이 경험이 있다고 답했다. 또한 약물 상호작용이 8명, 신·간 장애 환자에 대한 투여가 8명 등으로 이어졌다.

최근에는 외래 화학요법 및 경구 항암제 보급에 따라, 외래에서 치료를 받는 암 환자가 증가하고 있다. 안전 확보를 위해서는 검사치 등을 활용하여 약사에 의한 항암약 적정 사용 추진이 필수적이라고 생각된다.

참고문헌
1) 신약과 임상 2013; 62:108-13..

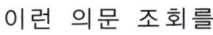 이런 의문 조회를

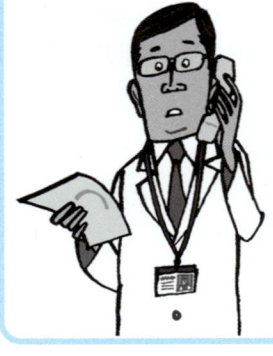

귀 원에 다니는 B씨의 처방전에 대해서 연락 드렸습니다.

현재, B씨에게 처방되고 있는 S-1에 관해서인데, 신기능이 저하한 환자는 기메라실 배설 지연에 의해 5-FU의 혈중 농도가 높아져 골수 억제 등의 부작용이 강하게 나타날 우려가 있습니다. 처방전에 기재된 검사치에서 B씨의 CCr을 계산한 결과, 55.1mL/분이었습니다.

S-1 적정 사용 가이드에 따르면, CCr이 30 이상 60 미만인 환자는 원칙적으로 1단계 이상의 감량이 필요하다고 되어 있습니다. 현재 50mg/회 복용량을 1단계 낮추어 40mg/회로 감량하면 어떨까요?

S-1 복용 중 발생한 눈의 위화감

위암 때문에 병원에서 약물요법을 받고 있는 72세 여성 N씨가
근처 안과 클리닉 수진 후에 약국을 방문했습니다.
N씨는 처방전과 약수첩을 내주고 나서 다음과 같이 말했습니다.

최근 눈이 습벅습벅하거나
흐리게 보이고 있습니다.
책 읽는 것을 좋아하는데, 읽기 어려워서…….
근처 안과에 가서
안약을 처방받았습니다.

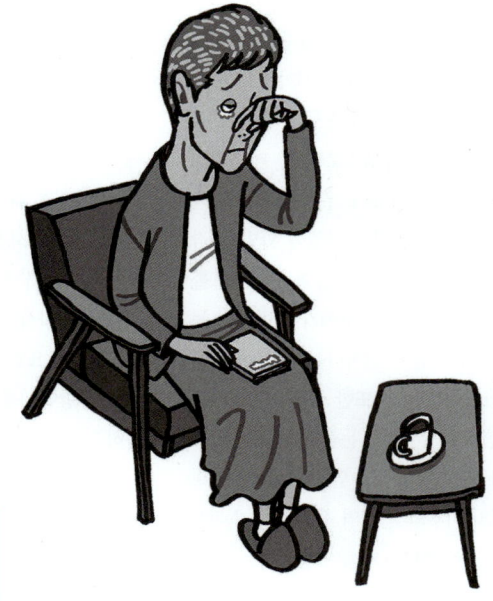

처방전

【일반】 히알루론산 Na 점안액 0.1% 5mL 10mL
　　　1회 1방울 양쪽 눈 1일 5~6회

※ 약력에 따르면, N씨는 1개월 전부터 종합병원의 소화기외과에서 위암 수술 후 보조항암화학요법으로 테가푸르·기메라실·오테라실칼륨(S-1)(상품명 티에스원 등)을 100mg/일, 2분할로 처방받고 있다.

Q1 N씨의 눈 증상에 대한 설명으로 잘못된 것은 다음 중 어느 것인가?

1 플루오로우라실(5-FU)에 의한 눈물길 장애라고 추측된다
2 눈물길 협착이나 폐색에 의해 눈물이 새어나와 증상이 발현한다
3 증상의 원인이 되는 항암제를 씻어내는 목적으로 점안약을 사용한다
4 점안약 대신 수돗물로 눈을 씻어도 문제는 없다.

Q2 다음 점안약 중 N씨의 눈물길 장애 치료에 적합한 것은 어느 것인가?

1 정제 히알루론산나트륨 점안액(상품명 히아레인 등)
2 히알루론산나트륨 PF 점안액 「닛텐(日点)」
3 시아노코발라민 점안액(산코바 등)
4 인공 눈물(소프트 산티아 등)

A_1 ❹

A_2 ❹ 인공 눈물(소프트 산티아 등)

테가푸르·기메라실·오테라실칼륨 (S-1, 상품명 티에스원 등)은 단독 투여 임상시험에서의 부작용 발현율은 87.2%이며, 중대한 부작용에는 눈물길 장애가 있다.

눈물길 장애가 일어나면 눈물이 나기 쉬워지고, 눈물이 넘쳐 시야가 흐릿해지고, 눈곱이 늘어나는 등의 증상이 발현한다. 발병 기전으로서는, 테가푸르에서 변환된 플루오로우라실이 눈물 속으로 이행하여 세포 분열이 활발한 각막 상피 세포와 각막 상피 줄기세포를 상해함으로써 각막 장애가 발병하여 눈물 분비 항진이 일어나는 것이 원인의 하나로 여겨진다. 또한 플루오로우라실을 함유한 눈물이 눈물길을 통과함으로써 눈물길 점막의 염증, 눈물길 편평상피의 비후와 간질의 섬유화를 초래하여 눈물길 협착·폐색이 발생하는 것이 아닐까 생각되고 있다[1-3].

S-1 투여 개시 후 수 주일로부터 수개월에 발현하는데, 개인차가 있다. 약물 중지에 의해 대부분은 증상이 개선되지만, 그중에는 S-1 투여 종료 후에도 유루(流淚) 등의 증상이 계속되는 경우도 있다[4]. 첨부 문서에 따르면, 유루 부작용 발현율은, 절제 불능 또는 재발 위암 증례를 대상으로 한 S-1 단독 투여 임상시험에서 16.0%로 높았다.

경증이라면 항암제 성분을 씻어내는 목적으로 생리식염수 또는 방부제 없는 인공 눈물(소프트 산티아 등)을 1회 2~3방울, 하루 6회 이상 점안한다. 한편, 정제 히알루론산나트륨(히아레인 등) 등의 점안약은, 점조성이 높기 때문에 항암약 성분을 함유하는 눈물의 정체를 일으켜 각막 상피 장애를 악화시키기 때문에 사용하지 않는 것이 좋다[3,4]. 방부제가 들어있는 점안약도 각막 장애를 악화시킬 위험이 있으므로 적합하지 않다. 또한 수돗물은 멸균수가 아니므로 항암제를 씻어내는 목적으로 사용하는 것은 권장되지 않는다[5].

점안약으로 증상의 개선 효과를 별로 기대할 수 없는 경우에는 조기 안과 수진이 권장된다. 안과에서는 관류 검사를 실시하여 눈물길 폐색 상태 등을 확인하고 중증인 경우에는 눈물길 내시경을 이용하여 눈물길 튜브를 삽입하는[4,6,7] 경우도 있다.

이번의 N씨는 S-1 복용 중 눈의 증상을 호소했기 때문에 항암제로 인한 눈물길 장애가 일어나고 있다고 생각된다. 안과 의사로부터는 히알루론산 나트륨 점안액 0.1%가 처방되어 있지만, 전술한 바와 같이 항암제 성분을 씻어내는 것이 중요하다. 히알루론산 나트륨 및 방부제를 포함한 점안제 사용은 항암제 성분을 함유하는 눈물의 정체와 증상 악화의 우려가 있기 때문에 의문 조회를 실시한다. 방부제가 없는 인공 눈물은 약국에서 판매가 가능하다는 것도 처방 의사와 환자에게 전달하면 좋다.

N씨는 안과 처방의사에게 S-1에 의한 항암제 치료를 받고 있다고 말하지 않고 눈의 증상만을 전달했을 가능성도 있다. N씨에게는 항암약 치료 중의 몸상태 변화는 암 치료를 담당하는 주치의에게 전달하도록 지도하면서 주치의에 대해서는 필요에 따라 정보 제공하는 것이 중요할 것이다.

참고문헌

1) 안과 2012;54:27-32.
2) 암과 화학요법 2010;37:1735-9.
3) 새로운 안과 2008;25:449-53.
4) 새로운 안과 2013;30:915-21.
5) 시즈오카현립 암센터 홈페이지 약 종류별 눈 증상과 대처법(https://www.scchr.jp/book/manabi2/manabibody7/7symptom_method.html)
6) 일본 의사 신보 2013;4641:55-9.
7) 암과 화학요법 2011;38:259-62.

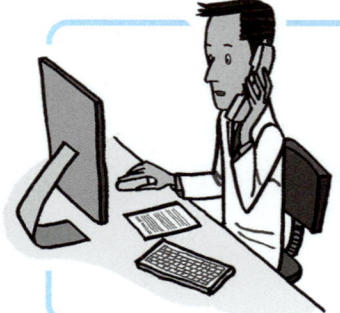

이런 의문 조회를

오늘, 히알루론산나트륨 점안액을 처방받은 N씨에 관한 것인데, 위암 치료 때문에 S-1을 복용 중입니다. 눈의 증상은 S-1의 부작용으로 눈물길 폐색이 일어나고 있을 가능성도 있지 않을까 생각합니다.

히알루론산나트륨 점안액은 끈끈함이 있어 항암제가 눈에서 흘러나오는 것을 지연시킬 수 있으므로 처방을 확인해 주시겠습니까? 또한 약을 씻어 내기 위한, 방부제가 없는 인공 눈물은 저희 약국에서 판매 가능합니다.

위암 환자에 대한 와파린이 변경된 이유

위암 때문에 병원 소화기 외과에 통원하고 있는 77세 남성 S씨가
진찰 후 약국을 방문했습니다. 처방전과 약 수첩을 내고 다음과 같이 말했습니다.

이번부터 수술 후 항암제를 시작하게 되었습니다.
그러고 보니 2주 전에 의사 선생님이 순환기 의사 선생님에게
연락해서 와파린은 중지하게 되었는데,
이번에 릭시아나로 바뀌었습니다.
계속 먹던 약을 왜 바꾼 것일까요?

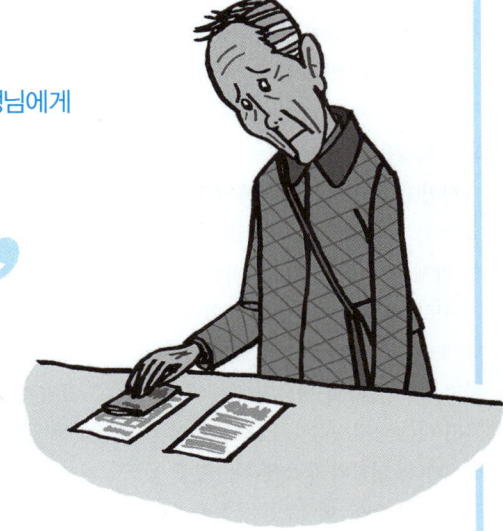

처방전

① 【일반】 테가푸르 20mg 기메라실 · 오테라실
　　　　　배합 구강내 붕괴정 1회 3정 (1일 6정)
　　　　　1일 2회 아침 · 저녁식사 후　14일분
② 릭시아나 OD정 60mg 1회 1정(1일 1정)
　　　　　1일 1회 아침식사 후　14일분

※약력과 약수첩에 따르면, S씨는 심방세동, 만성 심부전, 고혈압 때문에 순환기 내과클리닉에서 와파린 칼륨(상품명 와파린 등)과 암로디핀 베실산염
　(암로딘, 노르바스크 등), 카베딜롤(아티스트 등)가 처방되고 있었다.

Q1 와파린 칼륨(상품명 와파린 등)에서 에독사반 토실산염 수화물(릭시아나)로 변경된 이유로 올바른 것은 무엇인가?

1 테가푸르 · 기메라실 · 오테라실칼륨(S-1, 상품명 티에스원 등)과 와파린의 병용으로 S-1의 부작용이 증강될 가능성이 있다

2 S-1과 와파린의 병용으로 S-1의 효과가 약화될 가능성이 있다

3 S-1과 와파린의 병용으로 와파린의 효과가 증강될 가능성이 있다

4 S-1과 와파린의 병용으로 와파린의 효과가 약화될 가능성이 있다

Q2 S-1의 첨부 문서에서 병용 주의로 언급된 약제는 어느 것인가?

1 발프로산 나트륨
(데파킨, 셀레니카 등)

2 페니토인
(알레비아틴 등)

3 카르바마제핀
(테그레톨 등)

4 레비티라세탐
(이 케프라 등)

❸ 테가푸르·기메라실·오테라실칼륨(S-1, 상품명 티에스원 등)과 와파린의 병용으로 와파린의 효과가 증강할 가능성이 있다

 ❷ 페니토인(알레비아틴 등)

테가푸르·기메라실·오테라실칼륨(S-1, 상품명 티에스원 등)은 테가푸르가 체내에서 5-FU(플루오로우라실)로 변환됨으로써 항종양 효과를 발휘하고, 기메라실, 오테라실에 의해 항종양 효과가 증강하고, 부작용이 경감되는 특징을 가지고 있다.

한편, S-1은 상호작용에 주의가 필요한데, 병용 주의로 되어 있는 대표적인 약제에 와파린 칼륨(와파린 등)과 페니토인(알레비아틴 등)이 있다. 둘 다 S-1과의 병용에 의해 효과가 증강되며, 와파린과의 병용에서는 프로트롬빈 시간 국제 표준비(PT-INR)의 연장, 페니토인과의 병용에서는 혈중 농도 상승에 의한 페니토인 중독이 확인되는 경우가 있다.

S-1과의 병용으로 와파린의 혈중 농도가 상승하는 작용 기전은 밝혀지지 않았지만, S-1의 활성 대사물인 5-FU가 와파린의 대사 효소인 약물 대사 효소 시토크롬 P450 (CYP) 2C9의 합성을 억제하여 일어난다고 시사하는 보고는 있다[1]. 이 때문에 5-FU를 활성 대사 산물로 하여 사용 효과를 발휘하는 카페시타빈(젤로다 등) 및 테가푸르·우라실(유에프티) 등도 와파린 및 페니토인과 병용 주의이다.

S-1과 와파린을 병용한 관찰 연구에서는 모든 예에서 PT-INR의 연장이 확인되었는데, 평균적으로 PT-INR은 1.5~2.5배 정도 연장되고, PT-INR의 최고치는 2~4주일 정도 후에 일어났다고 한다[2-4]. 단, 실제 임상에서는 S-1과의 병용 시 와파린의 휴약·감량 등의 정해진 절차는 없어 빈번한 PT-INR 측정과 투여량 조절이 필요해진다.

S씨는 심방세동이 있어 뇌경색 발병 예방을 위해 와파린을 복용하고 있었다고 생각된다. 단, 최근에는 비타민 K 함유 식품과 CYP를 통한 약제와의 상호작용이 적다는 점과 미세한 투여량 조절이 불필요해진 점, 두개(頭蓋) 내 출혈 위험이 낮다는 것 등으로 인해 와파린보다 직접 저해형 경구 항응고제(DOAC)가 주류가 되고 있다. 이 때문에 이번에 S-1의 병용 주의약이 아닌 에독사반 토실산염 수화물(릭시아나)로 전환된 것으로 생각된다.

DOAC는 약물에 따라 체중, 연령 및 신장 기능에 대응한 투여량 조절이 필요하며, 투여량이 적절한지 확인하는 것이 필수적이다. 또한 와파린에서 DOAC로 전환할 때는 PT-INR가 치료 범위의 하한 이하가 되어 있을 필요가 있다. 또한 판막증성 심방세동 등의 환자에서는 DOAC에 적응은 없어 와파린 투여가 된다.

약국에서 S-1이나 불화피리미딘계 항악성 종양약과 와파린의 병용을 알았을 경우에는 와파린의 전환이 가능한지 검토하고, 가능하다면 의사에게 의문 조회를 실시한다. 전환이 불가능한 경우에는 출혈 위험 확인을 위하여 다음번 진찰일 등에 PT-INR을 측정하고 있는지도 확인해야 한다. S씨의 경우, 의사들 사이에서 연계가 이루어지고 있지만, 약국에서는 만약을 위해 약수첩에 약제가 변경되었다는 내용을 기재하고, 순환기내과를 진찰할 때에는 의사에게 보여주도록 전달해야 한다.

참고문헌

1) Chemotherapy. 1999;45:392-5.
2) 의료 약학 2013;39:91-7.
3) 제약 저널 2010;130:955-60.
4) 일병약지(日病薬誌) 2009;45:1321-4.

이런 복약지도를

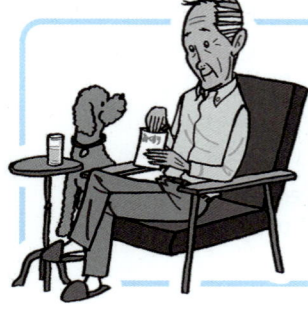

이번부터 드실 항암제는 함께 먹어서는 안 되는 약이 몇 가지 있는데, 그중에 와파린이 있습니다. 함께 먹으면 와파린의 효과가 너무 강해져서 출혈하기 쉬워질 우려가 있는데, 이번에 처방된 릭시아나는 이런 걱정은 없습니다. 약수첩에 릭시아나로 변경되었다는 것을 기록해 둘테니 순환기내과를 수진할 때에는 의사선생님에게 보여주세요.

론서프 복용 방법의 주의점

위암 때문에 병원 소화기외과에 통원하고 있는
60세 남성 S씨가 진찰 후 약국을 방문했습니다.
S씨는 처방전을 내주면서 다음과 같이 말했습니다.

> 이번부터 항암제가 변경되었습니다.
> 먹는 방법에 대해 약국에서도
> 확인하라고 했습니다

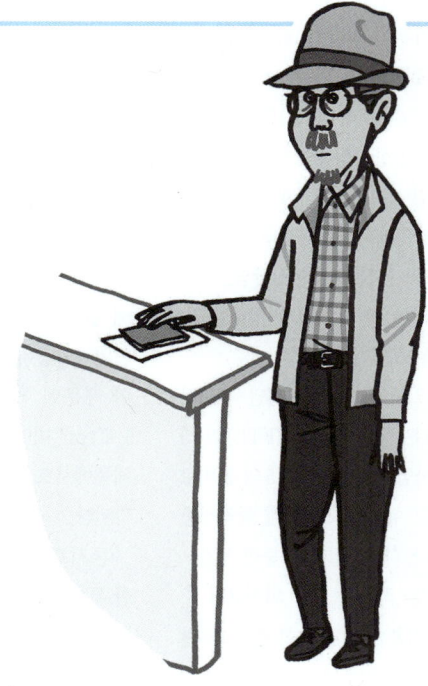

처방전

【일반】론서프 배합정 T20 1회 3정 (1일 6정)
　　　　1회 1방울 양쪽 눈 1일 5 ～6 회

※약력과 약수첩에 따르면, S씨는 스테이지IV의 위암이다. 1년 전에 수술을 받은 후, 불화피리미딘계 항악성 종양약, 캠푸토(일반명 이리노테칸 염산 염수화물) 및 엘플랫(옥살리플라틴)을 포함한 2종류의 레지멘에 의한 화학요법을 받았지만, 이번에 중단되었다. S씨의 신장은 175cm, 체중은 65kg.

Q 론서프(일반명 트리플루리딘·티피라실 염산염)를 복용하는 주기(1코스)로 올바른 것을 선택하라.

1 5일간 복용, 2일간 휴약을 2회 반복한 후 14일간 휴약

2 5일간 복용, 2일간 휴약을 2회 반복

3 5일간 복용, 1일간 휴약을 2회 반복한 후 16일간 휴약

4 5일간 복용, 1일간 휴약을 2회 반복

A

❶ 5일간 복용, 2일간 휴약을 2회 반복한 후 14일간 휴약

위암 치료의 중심은 수술에 의한 위 절제이지만, 절제 불능 진행·재발 증례 혹은 비치유 절제 증례에 대해서는 화학요법이 기본이 된다[1]. 화학요법으로는 플루오로우라실(상품명 5-FU 등)과 테가푸르(퓨트라풀 등)와 같은 불화 피리미딘계 항악성종양 약물, 이리노테칸 염산염 수화물(캠푸토, 토포테신 등), 옥살리플라틴(엘플랫 등) 등이 이용된다. 그러나 결장암과 직장암, 위암에서는 이러한 약에 치료 저항성을 나타내는 경우도 있다.

론서프(일반명 트리플루리딘·티피라실 염산염)는 트리플루리딘(FTD)과 티피라실 염산염(TPI)을 1:0.5의 몰비로 배합한 경구 뉴클레오시드계 항악성종양 약물이다. '치유 절제 불능한 진행·재발의 결장·직장암', '암 화학요법 후에 악화된 치유 절제 불능한 진행·재발 위암'에 적응이 있는데, 전술한 항암제에 대한 치료 저항성이 나타난 케이스에서도 항종양 효과를 기대할 수 있다[2]. 위암에 대해서는 3차 화학요법으로서 HER2 유전자 검사에서 음성인 경우에 권장된다[1].

론서프의 작용 기전으로서, FTD는 종양 세포의 DNA 복제 시에 티미딘

(T) 대신에 DNA 가닥에 혼입됨으로써 DNA의 기능 장애를 일으켜 항종양 효과를 나타낸다고 추측되고 있다. TPI는 FTD의 분해효소인 티미딘 포스포릴라제의 특이적 억제제인데, FTD가 분해되는 것을 막음으로써 FTD의 생체 이용률을 향상시킨다.

론서프의 투여량은 체표 면적이 $1.07m^2$ 미만인 경우, 첫회 기준량은 70mg/일과 같이 체표 면적에 의해 결정된다. S씨의 경우, 트리플루리딘의 1일량이 120mg으로 되어 있다. 이 때문에 체표 면적은 $1.69m^2$ 이상 $1.84m^2$ 미만으로 추정되는데, 신장과 체중에서도 투여량에 문제는 없다고 생각된다.

론서프에서는 1코스를 28일간으로 한 투여방법이 정해져 있는데, 5일간 연속으로 1일 2회 아침·저녁식사 후 복용하고 2일간 휴약한다. 이것을 2회 반복한 후, 14일간 휴약한다. 여기까지를 1코스로 하고, 이 주기로 복용을 반복한다. S씨는 이번에 투여 실일수로 10일분 처방받았는데, 다음번 수진 시에 계속해서 처방받을 가능성이 있기 때문에 진료일을 확인해 약력에 기재해 두는 것이 중요하다.

복약 시의 주의점으로, 공복 시에 투여하면 식후 투여에 비해 FTD의 최고 혈중 농도(Cmax)가 상승하는데, FTD의 Cmax와 호중구 수 감소 사이에 상당한 상관이 확인되었기 때문에 공복 시 투여는 피하는 것으로 되어 있다. S씨에게도 공복 시는 피하고, 반드시 식후에 복용하도록 지도한다. 또한 위중한 부작용이 발현할 우려가 있기 때문에 5일간 복약 후 2일간의 휴약은 엄수하게 되어 있다.

또한 론서프를 불화 피리미딘계 항악성종양약이나, 이들 약제와의 병용요법(폴리네이트 테가푸르 우라실 요법 등), 항진균약(플루시토신[상품명 안코틸]) 또는 엽산 대사 길항 약물(메토트렉세이트[류마트렉스, 메토트렉세이트 등] 및 페메트렉시드 나트륨 수화물[알림타 등])과 병용하면 심각한 골수 억제 등의 부작용이 발현될 우려가 있다. S씨에게는 만약을 위해 경구약에 대해서는 잔약이 없는지 확인하고 병용하지 않도록 전달해 두어야 한다.

참고문헌

1) 일본위암학회 「위암 치료 가이드라인 2021년 7월 개정 제6판」(카네하라출판)
2) Lancet Oncol. 2018;19:1437-48.

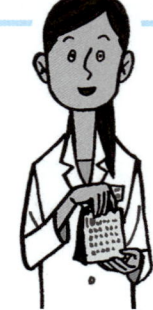

이런 복약지도를

이번에 처방된 론서프는 정해진 주기로 복용하는 약입니다. 처음 5일간은 하루 2회, 아침식사와 저녁식사 후에 반드시 공복을 피해 3정씩 먹습니다. 그 후 2일간은 복용하지 않고, 그 다음 날부터 다시 5일간 복용하고 2일간은 휴약합니다. 이러한 복용을 반복해 가는 것인데, 이번에는 10일분 처방되어 있으므로, 다시 수진하고 처방을 받게 될 거라고 생각합니다.

만약을 위해 다음번 수진일을 알려 주시겠습니까?

위암 환자에게 추가된 딸꾹질 억제제

위암 때문에 병원의 종양 내과에 통원하고 있는 67세 남성 A씨가
외래 화학요법을 받은 후, 약국에 왔습니다.
A씨는 처방전과 약수첩을 내면서 다음과 같이 말했습니다.

지난번, 점적을 한 다음 날부터
딸꾹질이 나오고, 2, 3일 멈추지 않았어요.
의사 선생님에게 말했더니 딸꾹질 멈추는 약을
처방해 줬어요

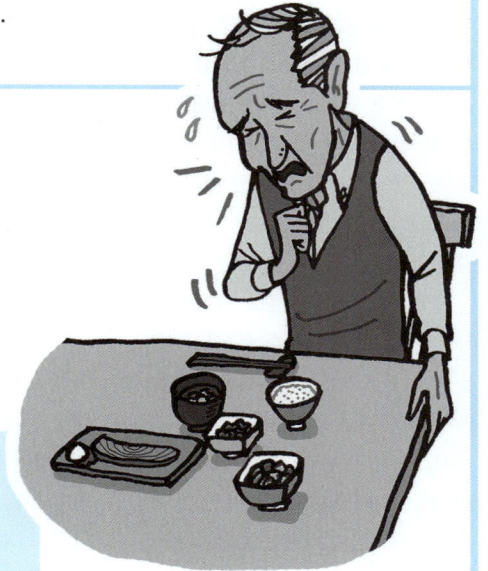

처방전

① 【일반】 테가푸르 25mg · 기메라실 ·
　오테라실 배합 구강 내 붕괴정 1회 2정(1일 4정)
　　　1일 2회 아침 · 저녁식사 후　14일분
② 데카드론정 4mg 1회 2정(1일 2정)
　　　1일 1회 아침식사 후　2일분
③ 【일반】 올란자핀 구강 내 붕괴정 5mg 1회 1정(1일 1정)
　　　1일 1회 취침 전　7일분
④ 【일반】 메토클로프라미드정 5mg 1회 1정(1일 3정)
　　　1일 3회 아침 · 점심 · 저녁식사 후　5일분
⑤ 【일반】 아줄렌설폰산 Na · 탄산수소나트륨 배합 양치제 30포
　　　1회 1포 1일 3회 아침 · 점심 · 저녁식사 후
⑥ 콘토민 당의정 12.5mg 1회 1정
　　　딸꾹질할 때 하루 4회까지　10회분

※약력과 약수첩에 따르면, A씨는 3주 전부터 옥살
리플라틴(상품명 엘플랫 등)과 테가푸르 · 기메라
실 · 오테라실칼륨(S-1, 상품명 티에스원 등)의 병
용요법을 받고 있으며, 오늘 병원에서 2코스째의
옥살리플라틴 점적을 받았다.

Q A 씨에게 일어난 딸꾹질에 대한 설명
으로 적절한 것을 모두 선택하라.

 딸꾹질의 원인은 올란자핀(상품명 자이프렉사 등)이다.

② 클로르프로마진 염산염(콘토민 등)에는 딸꾹질 적응이
있다.

③ 딸꾹질의 원인은 테가푸르 · 기메라실 · 오테라실 칼륨
(S-1, 상품명 티에스원 등)이다.

④ 진토제인 메토클로프라미드(프림페란 등)에는 딸꾹질
을 억제하는 효과가 보고되어 있다.

A

2 클로르프로마진 염산염(상품명 콘토민 등)에는 딸꾹질 적응이 있다.
4 진토제인 메토클로프라미드(프림페란 등)에는 딸꾹질을 억제하는 효과가 보고되어 있다.

A씨가 받고 있는 옥살리플라틴(상품명 엘플랫 등)과 테가푸르·기메라실·오테라실 칼륨(S-1상품명 티에스원 등)과의 병용요법으로 일어날 수 있는 부작용은 구역질·구토, 구내염, 설사, 말초신경 장애 등 다방면에 걸친다. 그중에서도 비교적 드물지만, 횡격막이나 늑간막 등 호흡근 경련에 의해 딸꾹질을 일으키는 경우가 있다.

딸꾹질이 일어나는 주요 약제로, 주사약인 시스플라틴(란다 등)과 옥살리플라틴, 진토제로 사용하는 덱사메타손(데카드론) 등이 알려져 있다.

시스플라틴을 포함한 화학요법에서 24.6%에 딸꾹질을 보였으며[1], 덱사메타손이 딸꾹질 발현에 크게 영향을 주었다는 보고[2], 또한 덱사메타손에서 프레드니솔론(프레드닌 등)으로 처방 변경하면 딸꾹질이 개선되었다는 보고도 있다[3]. 딸꾹질은 이러한 약물이 투여된 직후에 발현하기 쉽다고 한다. 발현 시기는 시스플라틴을 포함한 화학요법에서는 투여 당일이 2.4%, 2일째가 76.8%, 3일째가 13.4%, 4일째가 3.7%, 5일째가 3.7%라는 보고가 있는데[4], 투여 2일째 부근에 발현하여 서서히 경감하는 경향이 보여지고 있다. 실제로 A씨처럼 2, 3일 후에 자연스럽게 개선되는 케이스를 자주 경험한다.

항암제나 스테로이드에서 왜 딸꾹질이 일어나는지 그 기전은 밝혀지지 않았다. 단지 위험 인자로서, 시스플라틴 투여 중 딸꾹질의 경우, 남성에게 많다는 보고가 있다.

딸꾹질은 장시간 계속되면 괴로워서 "딸꾹질 부작용이 가장 고통스러웠다"고 호소하는 환자도 있다. 일상생활에 영향을 미치기 때문에 사전에 대처법을 포함하여 전달해 두어야 한다. 멈추는 방법으로, 숨을 멈춘다, 얼음물을 마신다, 놀라게 한다 등의 대처법이 있지만, 항암제 부작용으로 발생하는 딸꾹질은 난치성으로, 이러한 방법들로는 개선되지 않는 경우가 많다.

그 경우, 처방되는 것이 정신신경 안정약인 클로르프로마진 염산염(콘토민 등)이다. 이 약은 딸꾹질 적응이 있는데, 증례 집적 연구에서 약 80%의 증례에서 효과가 있었다고 보고되어 있다[6]. 작용 기전은 도파민 수용체의 길항 작용에 의해 γ아미노낙산(GABA)계 신경의 부활(賦活)작용이 진행되어, 딸꾹질 중추의 작용을 억제한다고 생각되고 있다.

클로르프로마진은 딸꾹질에 대해서는 12.5mg 등 보통보다 소량으로 사용하는 경우가 많은데, 필자의 시설에서는 돈용으로 하루 4회까지 사용 가능하게 하고 있다. 이 약에는 졸음이나 주의력·집중력 저하 등의 부작용이 있기 때문에 내복 후에는 자동차 운전 등 위험을 수반하는 기계 조작은 삼가도록 전하고 있다.

그 외, 이번에는 진토제로 처방되고 있는 메토클로프라미드(프림페란 등)를 딸꾹질 치료약으로 사용하는 경우도 있다. 작용 기전은 말초성 위장 기능 개선에 의한 효과라고 생각되고 있다.

참고문헌

1) 의료약학 2009;35:89-95.
2) J Pain Symptom Manage.2005;30:359-66.
3) 약학잡지 2019;139:647-50.
4) 암과 화학요법 2013;40:1031-6.
5) Support Care Cancer. 2001;9:435-41.
6) J Support Oncol. 2009;7:122-7.

이런 복약지도를

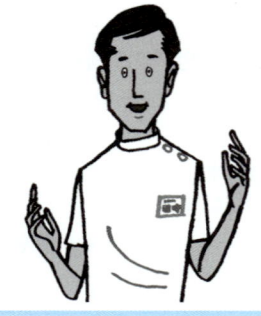

딸꾹질이 멈추지 않는 것은 괴롭지요. 항암제 치료 중에 딸꾹질이 나오는 환자는 많지는 않지만, 점적약 옥살리플라틴이나 경구약 덱사메타손을 사용한 환자의 경우에 보고가 있습니다. 투여 다음 날에 나오기 쉬우며, 2~3일 지나면 자연스럽게 낮는 경우가 많은 것 같습니다.

이번에 처방된 콘토민은 딸꾹질을 억제하는 효과가 있는 약입니다. 딸꾹질이 나와 멈추지 않을 때 드십시오. 1일 4회까지 복용할 수 있지만, 졸음이나 휘청거림이 나타나는 경우가 있으므로 복용 후에는 자동차 운전 등 기계 조작은 하지 마십시오.

항암제에 따라 다른 말초신경 장애

대장암 때문에 병원의 종양내과에 통원하고 있는 62세 여성 A씨가
외래 화학요법을 받은 후, 약국에 왔습니다. A씨는 처방전과 약수첩을
내주면서 다음과 같이 말했습니다.

팔다리가 항상 저려서 걱정됩니다.
점적 치료를 시작한 지 얼마 안 되었을 때는
냉장고 속 물건을 만지거나,
차가운 물로 손을 씻었을 때,
며칠 동안 찌릿찌릿할 뿐이었는데......
악성 림프종 치료 때도 손가락 끝의 저림이
있었는데, 그것과도 다른 느낌입니다.

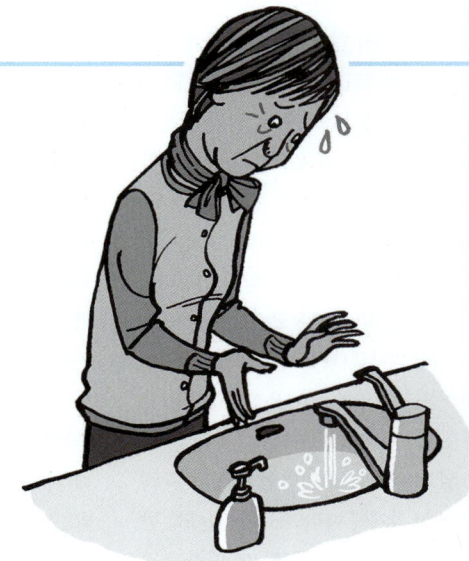

처방전

① 【일반】 카페시타빈정 300mg, 1회 5정(1일 10정)
　　1일 2회 아침 · 저녁식사 후　14일분

② 【일반】 산화마그네슘정 250mg 1회 2정(1일 6정)
　　1일 3회 아침 · 점심 · 저녁식사 후　21일분

③ 【일반】 헤파린 유사 물질 연고 0.3% 50g
　　양손 · 양발 1일 2회 아침 저녁

※ 약력에 따르면, A씨는 대장암에 대해 6개월 전부터
CapeOX 요법(카페시타빈[상품명 젤로다 등]과 옥
살리플라틴[엘플랫 등]의 병용 요법)을 받고 있다.
또한 10년 전에 악성 림프종 때문에 온코빈(일반명
빈크리스틴 황산염)을 포함한 항암제 치료를 받고
있었다.

Q 빈크리스틴 황산염(상품명 온코빈)과
옥살리플라틴(엘플랫 등)의 말초신경
장애에 대한 설명에서 <u>잘못된 것</u>을 모두
선택하라.

1 빈크리스틴은 신경세포 축삭을 방해하기 때문에 약물
투여를 조기에 중단해도 증상이 개선되지 않는다.

2 빈크리스틴에서는 1회 투여량과 말초신경 장애 발병 빈
도가 상관하기 때문에 1회 투여량의 상한이 정해져 있
다

3 옥살리플라틴에 의한 말초신경 장애는 축적성 신경 장
애로, 급성 증상은 없다.

4 말초신경 장애의 중증도에 따라서는 옥살리플라틴을
감량 또는 중단하는 경우가 있다

A 1 3

세포독성 항암제에 의한 말초신경 장애의 주된 증상은 손끝과 발끝이 저린다, 감각이 둔해진다 등과 같은 것으로, "젓가락이나 펜을 사용하기 힘들어졌다", "걷기 힘들다" 등의 호소가 많다. 유효한 예방법이나 치료법이 아직 확립되어 있지 않고, 증상 악화에 의해 QOL이 저하되거나, 치료를 계속할 수 없게 되는 케이스도 적지 않기 때문에 조금이라도 고통을 완화하기 위한 대응이 필수적이다.

말초신경 장애를 일으키는 주요 항암제는 빈카 알칼로이드계 약인 빈크리스틴 황산염(상품명 온코빈), 탁산계 약인 파클리탁셀(탁솔 등), 백금 제제인 시스플라틴(란다 등), 옥살리플라틴(엘플랫 등) 등이 있다.

말초신경 장애의 발현 상황과 특징은 원인 약제에 따라 다르며, 장애를 받는 신경세포의 부위(그림)에 따라 조직학적으로 축삭 장애, 신경세포체 장애, 수초 장애로 분류된다.

축삭 장애는 약제성 말초신경 장애에서 가장 많이 보이는 장애이며, 빈크리스틴, 파클리탁셀 등의 부작용으로 발생한다. 주로 신경세포체에서 뻗어있는 신경섬유인 축삭이 장애를 받고, 신경 세포체는 장애를 받지 않기 때문에 약물 투여 간격이 벌어지거나 투여 중지가 되면 비교적 조기에 개선이 기대된다는 특징이 있다. 인터페론 등에 의해 일어나는 수초 장애도 마찬가지로, 신경세포체는 장애를 받지 않기 때문에 조기에 약제를 중지하면 개선되기 쉽다.

한편, 백금 제제에 의해 일어나는 신경세포체 장애는 신경세포체가 직접 장애를 받기 때문에 약제 중지 후에도 증상이 개선되기 어렵다.

A씨는 10년 전에도 말초신경 장애를 일으켰는데, 그것은 악성 림프종 치료에서 투여된 빈크리스틴에 의한 것으로 생각된다. 이 약물로 인한 신경 장애에서는 급성 증상은 없으며, 신경 장애 발현률과 중증도는 총투여량과 치료 코스 수에 따라 다르다. 1회 투여량의 상한은 2mg로 되어 있는데, 치료를 계속해 가면 말초신경 장애가 높은 빈도로 발현된다[1].

한편, 이번에 발병한 말초신경 장애는 CapeOX 요법에 포함된 옥살리플라틴이 원인이라고 생각된다. 이 약의 신경 장애에는 급성 증상과 만성 증상이 있는데, 급성기에는 투여 후 1~2일 이내에 차가운 것을 만지는 등 한랭 자극에 의해 손발과 손가락 끝의 저림이 발생한다. 1주일 정도 지나면 낫지만, 그 후 약물 투여가 반복되면 옥살리플라틴은 대장암과 위암 등에서 필수

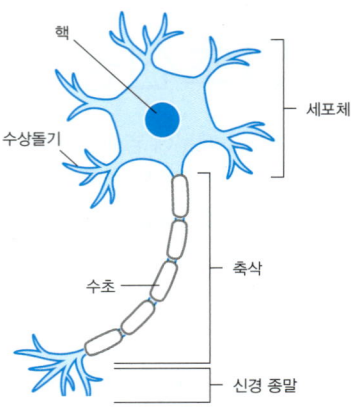

그림 ● 신경세포의 이미지 그림

핵 / 수상돌기 / 세포체 / 수초 / 축삭 / 신경 종말

적인 약제이다. 이 약의 누적 투여량이 850mg/m2를 초과하면, Grade 2, 3(CTCAE [이상사례 공통 용어 표준])의 말초신경 장애 발현 빈도가 상승한다는 보고가 있다[2]. 또한 투여를 계속하는 한 말초신경 장애는 누적적으로 악화되며, 투여 종료 후의 회복에는 연 단위로 시간이 필요한 경우도 있다[3]. 증상의 중증도에 따라서는 약제의 감량이나 중지도 검토하게 된다.

저림 증상의 경감책으로 한랭 자극을 피할 것, 또한 낙상이나 부상 등에 조심하도록 지도해야 한다.

참고문헌

1) Anticancer Drugs. 2010;21:877-81.
2) 암과 화학요법 2008;35:461-6.
3) J Clin Oncol. 2009;27:3109-16

이런 복약지도를

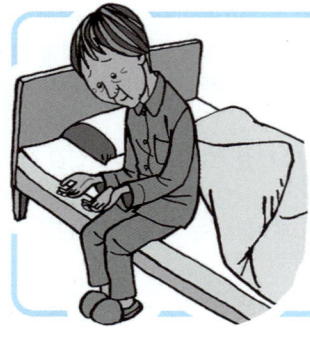

항암제의 부작용으로 인한 저림은 사용하는 약에 따라 증상이 나타나는 방식이 다릅니다. 악성 림프종 치료 시의 저림은 빈크리스틴에 의한 것이고, 이번 저림은 옥살리플라틴에 의한 것이라고 생각됩니다.

점적을 계속하면 증상이 계속되게 되고 회복에 시간이 걸린다는 보고가 있습니다. 손발의 보온에 유의하고, 발 걸림에 의한 낙상 등에 주의하십시오. 일상생활에 지장을 초래하면 상담해 주십시오.

프레가발린 투여 후에
출현한 졸음

대장암 때문에 병원의 종양내과에 통원하고 있는 72세 여성 M씨가
외래 화학요법을 받은 후에 약국에 왔습니다. M씨는 처방전과 약수첩을
내주면서 다음과 같이 말했습니다.

최근에는 차가운 것을 만졌을 때뿐만 아니라
항상 손이 저려서 젓가락을 쥐는 것도 어렵습니다.
프레가발린을 먹기 시작한 후,
낮 동안 조는 경우가 늘어난 것 같은데,
약 때문일까요?

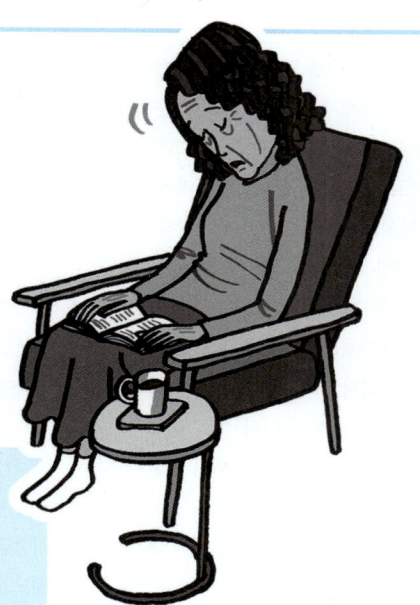

처방전

① 【일반】 카페시타빈정 300mg 1회 5정(1일 10정)
　　　　 1일 2회 아침·저녁식사 후　14일분
② 【일반】 산화 마그네슘정 250mg 1회 2정(1일 6정)
　　　　 1일 3회 아침·점심·저녁식사 후　21일분
③ 【일반】 프레가발린 구강 내 붕괴정 75mg 1회 1정(1일 2정)
　　　　 1일 2회 아침·저녁식사 후　21일분
④ 【일반】 헤파린 유사 물질 크림 0.3% 100g
　　　　 팔다리에 도포 1일 2회 아침저녁
⑤ 【일반】 베타메타손 길초산 에스테르 연고 0.12% 20g
　　　　 팔다리의 염증 부위에 도포 1일 2회 아침저녁

※약력과 약수첩에 따르면, M씨는 6개월
전부터 카페시타빈(상품명 젤로다 등)
과 옥살리플라틴(엘플랫 등)을 병용하는
CapeOX 요법을 받고 있다. 3주 전 지난
번 수진 시부터 프레가발린(리리카 등)이
추가되었다.

Q 　프레가발린(상품명 리리카 등)의 특
　　징에 대해 <u>잘못된</u> 것을 선택하라.

1 신장 배설형의 약제이지만, 신장 기능에 따른 용량 조절
은 불필요하다.

2 주요 부작용에 졸음과 현기증이 있음.

3 중추 신경계에서 글루타민산의 유리를 억제함으로써 졸
음이 오는 것으로 알려져 있다.

4 둘록세틴 염산염(심발타 등)에는 말초신경 장애에 대한
적응이 없지만, 프레가발린에는 신경장애성 동통에 대
한 적응이 있다.

A ❶

CapeOX 요법은 경구 항암제인 카페시타빈(상품명 젤로다 등)과 주사제인 옥살리플라틴(엘플랫 등)을 조합한 치료로, 대장암 환자에게 널리 이용된다. 옥살리플라틴으로 발생하는 대표적인 부작용 중 하나에 말초신경 장애가 있다.

옥살리플라틴에 의한 말초신경 장애는 신경세포체가 직접 장애를 받는 신경세포체 장애로, 축삭이나 수초도 2차적으로 장애를 받는다. 팔다리 말단 외에 몸통과 안면에도 저림과 감각 장애가 일어나는 경우가 있다. 치료를 계속해 감에 따라 증상이 악화되어 가는 축적성 부작용이며, 악화되면 "단추를 채우기 어렵다", "넘어지기 쉽다" 등과 같이 생활에 지장이 나타난다. M씨는 저림이 악화되어 젓가락을 쥐기 힘들다고 호소하고 있기 때문에 말초신경 장애의 부작용이 있고, 그것에 대해 프레가발린(리리카 등)이 처방된 것으로 생각된다.

프레가발린은 신경 장애성 동통에 대한 적응을 가진 약물이며, 「암 약물치료에 동반하는 말초신경 장애 관리 지침 2017년 버전」에서는 강하게 권장되지는 않지만, 말초신경 장애에 대한 유효성이 보고되어 있다[1]. 첨부문서에서는 통상 150mg/일부터 개시해, 1주일 이상에 걸쳐 유지량인 300mg까지 증량하고, 최대 600mg/일까지 투여 가능하게 되어 있는데, 부작용에는 현기증과 졸음이 있어, M씨는 초기 용량인 150mg/일에서 낮 동안의 졸음을 호소하고 있다. 실제, 필자의 시설에서도 이 약 복용 개시 후부터 졸음이 심해졌다고 호소하는 환자는 많다.

프레가발린은 중추신경계에서 흥분계 신경전달물질인 글루탐산의 유리를 억제한다고 알려져 있는데, 이것이 졸음에 관여하고 있다고 추측된다. 또한 신장 배설형 약제이기 때문에 신장 기능에 따라 용량을 조절할 필요가 있다. 소량부터 시작하여 치료 효과와 부작용 상황을 확인하면서 증량을 검토해 가는 것이 위험이 적은 투여 방법이라고 생각된다.

그 외, 둘록세틴 염산염(심발타 등)[2,3], 비타민 B12 제제, 오피오이드가 처방되는 케이스도 있다. 그러나 어느 것도 확립된 치료법이라고는 할 수 없고[4], 어느 정도 유효하다고 평가해도 그것을 웃도는 졸음 등의 부작용이 발생할 가능성도 있다. 우리 시설에서는 각 약제의 효과와 부작용을 확인하면서, 효과가 있으면 신중하게 투여하고 있는 상황이다.

현 시점에서는 말초신경 장애가 악화되었을 때에는 원인 약물을 감량, 중지할 수밖에 없기 때문에 조기 대응이 중요하다. 약국에서도 말초신경 장애 출현 상황과 중증도를 평가해야 한다.

이상사례의 중증도를 객관적으로 평가하는 지표로 CTCAE(이상사례 공통 용어 표준)의 Grade 분류가 있다. 말초신경 장애의 중증도를 1~4의 4단계로 평가하고, 감각신경 장애, 운동신경 장애와 함께 장보기 등 신변잡사 이외의 일상생활 동작(ADL)의 제한이 있으면 Grade 2, 신변잡사의 ADL에 제한이 있으면 Grade 3으로 간주되는데, 생활에 관한 구체적인 질문을 함으로써 평가할 수 있다.

또한 통증이 동반되는 경우에는 NRS(Numerical Rating Scale) 평가도 함께 수행하는 것이 좋다. 0이 통증 없음, 10이 상상할 수 있는 최대의 통증으로, 0~10까지의 11단계로 나누어, 현재의 통증 정도를 가리키는 단계적 스케일이다. 말초신경 장애 증상이 악화되고, 특히 생활에 지장이 나타난 경우에는 프레가발린 등의 지지요법약의 재검토와 옥살리플라틴 감량·중지도 포함하여 주치의와 상담해야 할 것이다.

참고문헌

1) Anticancer Res.2010;30:2927-33.
2) JAMA.2013;309:1359-67.
3) J Clin Oncol.2015;20:866-71.
4) 일본암서포티브케어학회 「암 약물치료에 수반하는 말초신경 장애 관리 지침 2017년판」(카네하라 출판)

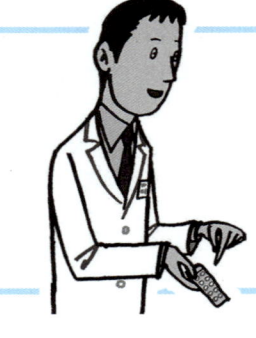

이런 복약지도를

프레가발린은 항암제에 의한 팔다리의 저림을 완화시키는 약인데, 신경 흥분 작용을 억제함으로써 졸음이 발생하기 쉽다는 것이 밝혀져 있습니다.

약을 먹기 시작한 후에 저림 증상은 어떻습니까? 조금 증상이 좋아지고 있다면 약을 계속 먹는 것이 좋다고 생각합니다. 단, 졸려서 일상생활에도 지장을 초래한다면 다음번 수진 시에 의사 선생님과 상담할 것을 권합니다.

젤로다에 의한 수족증후군 악화

대장암 때문에 병원에서 수술 후 보조화학요법을 받고 있는
68세 여성 S씨가 수진 후 처방전을 가지고 약국에 왔습니다.
S씨는 처방전을 내주면서 다음과 같이 말했습니다.

오늘 진찰에서 팔과 다리의 증상이 강하기 때문에
일단, 치료를 쉬자는 말을 들었습니다.
바르는 약도 강도를 높인다고 합니다.
암이 재발하지 않았으면 좋겠는데,
치료를 쉬는 것은 걱정입니다

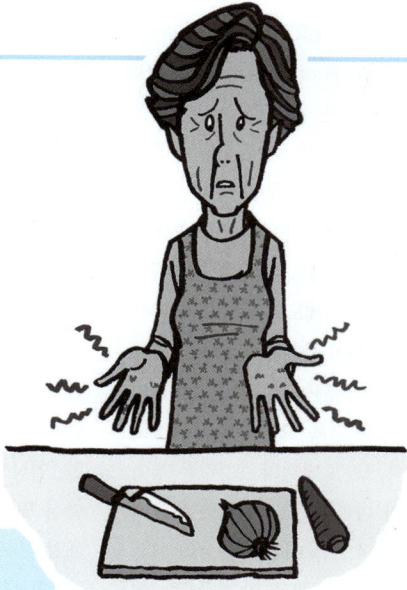

처방전

【일반】클로베타솔 프로피온산 에스테르 연고 0.05% 25g
【일반】헤파린 유사 물질 크림 0.3% 100g
　　　하루 3회 팔다리에 도포

※약력과 약수첩에 따르면, S씨는 CapeOX 요법(카페시타빈[상품명 젤로다 등]과 옥살리플라틴[엘플랫 등]의 병용요법, 1코스 3주간)을 받고 있으며, 오늘부터 4코스째 시작 예정이었다. 3코스째 개시 시에 베타메타손 길초산 에스테르 연고가 처방되었는데, 그 시점에서 손바닥과 발바닥 전체의 발적이 강했다.

 Q1 카페시타빈(상품명 젤로다 등)에 의한 수족증후군의 설명으로 <u>잘못된 것</u>을 선택하라.

1 손발 및 손발톱을 중심으로 일어나는 피부 장애이다.

2 증상이 악화된 경우에는 보행 곤란 등 일상생활을 수행할 수 없게 되는 경우가 있다.

3 호발 시기는 3~4코스 이내로 되어 있다.

4 휴약에 의해 일주일 정도 지나면 신속하게 개선하는 경우가 많다.

Q2 수족 증후군에 대한 대응에 대해 올바른 것을 선택하라.

1 스테로이드 외용약은 증상이 있는 부위 이외에도 손발 전체에 사용한다.

2 스테로이드 외용약을 도포하는 경우에도 보습제에 의한 예방은 계속한다.

3 재발 예방을 위해서, 일단 스테로이드 외용약을 개시하면 증상이 개선한 후에도 예방적으로 도포를 계속한다.

4 Grade 3(동통을 동반하는 고도의 피부 변화) 이상의 부작용에서 항암제를 휴약할 필요가 있다.

A₁ ❹

A₂ ❷ 스테로이드 외용약을 도포하는 경우에도 보습제에 의한 예방은 계속한다.

카페시타빈(상품명 젤로다 등)은 대장암과 유방암 등의 치료에 사용되는 경구 항암제인데, 주요 부작용으로 수족 증후군(Hand FootSyndrome: HFS)이 있다. HFS는 손과 발, 손발톱 등 사지 말단부에서 일어나는 피부 장애의 일종으로, 증상은 경증이면 홍반이나 색소 침착, 중도가 되면 동통을 수반하는 발적, 부종, 수포, 미란을 형성하여 물건을 잡지 못한다, 걸을 수 없다 등 일상생활 수행이 방해받게 된다[1]. 카페시타빈의 인터뷰폼에 따르면, HFS의 발현 비율은 단독 요법에서 59.1%로 되어 있다. HFS 발현의 중간값은 투여법에 따라 다른데 30~57일로 보고되어 있으며, 4코스 이내에 증상이 나오는 경우가 많다[1]. HFS의 중증도는 이상사례 공통 용어 표준 v5.0(CTCAE)의 Grade 1~3으로 평가한다. 포인트는, 피부 증상 이외에 동통이 있는 경우는 Grade 2 이상이라고 하고, 거기에 신변잡사 이외의 일상생활 동작의 제한이 있으면 Grade 2, 신변잡사 등 일상생활 동작의 제한이 있으면 Grade 3이라고 평가한다. 카페시타빈은 Grade 2 이상에서 휴약이 되기 때문에, S씨는 Grade 2 이상이라고 추측할 수 있다.

HFS는 휴약에 의해 개선되지만, 증상이 경증이면 개선되기까지 2~4주 정도, 중도에서는 8~12주 정도 걸리는 것으로 나타나 있는데[1], HFS의 중증화는 장기간 치료 연기로 이어진다. 카페시타빈은 일시적인 휴약·감량에 의해 유효성은 손상되지 않는다고 하는 보고가 있는데[2,3] 동통을 수반하는 피부 증상이 있는 경우에는 무리하게 내복을 계속하지 말고 의료기관에 상담할 것과 조기 예방·치료가 중요하다는 것을 설명해야 한다. 현재, HFS의 확실한 예방·치료법은 확립되어 있지 않지만, 일상생활 속 대응에 의해 어느 정도 발현 및 증상 경감은 기대할 수 있다. 예방에는 물리적 자극과 열자극을 피한다, 피부를 보습한다, 2차 감염을 예방한다 등이 중요하다고 하는데[1], 발에 맞는 쿠션성이 높은 신발을 고른다, 격렬한 운동은 피한다, 손가락과 발바닥에 강한 압력이 장시간 걸리는 것을 피한다, 1일 3회 이상 보습제를 도포한다 등의 지도를 한다. 특히, 보습에 대해서는 플라시보와의 비교는 아니지만, 요소크림 사용으로 HFS 예방 효과가 있다는 보고가 있다[4]. 또한 Grade 2 이상의 치료에는 보습제와 강한 등급 이

상의 스테로이드 외용약의 병용이 일반적이며, 외용약의 복약 순응도를 유지하도록 지원해야 한다.

지도할 때는 손가락마디 단위(FTU)라는 사고방식에 기반하여 도포량을 평가한다. 1FTU는 제2 손가락 끝에서 제1관절부까지 튜브에서 압출된 양(약 0.5g)으로, 손바닥 2개 분량이라고 간주된다[5]. 그러나 일반적인 스테로이드 외용약의 5g 튜브의 1FTU는, 일본인 남성의 경우에는 0.25~0.31g, 여성의 경우에는 0.23~0.29g이라고 하는 보고도 있어[6], 우리 병원에서는 5g 튜브의 경우, 1FTU가 손바닥 1개 정도라고 설명하고 있다. 스테로이드 외용제에 의한 치료는 증상이 개선됨에 따라 강도 등급 낮춤과 중지를 제안하는 것도 중요하다.

참고문헌
1) 「수족 증후군 아틀라스 젤로다 투여의 매니지먼트 제4판」
2) J Clin Oncol.2011;29:1465–71.
3) Ann Oncol.2006;17:1379–85.
4) J Clin Oncol.2015;33:2444–9.
5) 일본피부과학회 「아토피성 피부염 진료 가이드라인 2021」
6) J Dermatolog Treat.2011;22:302–3.

이런 복약지도를

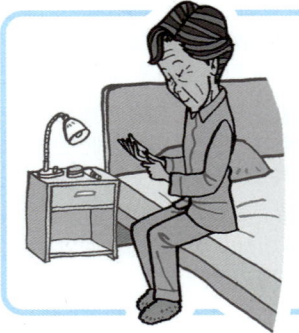

수족 증후군은 증상이 강해질수록 낫기까지 시간이 걸리는데, 결과적으로 항암제를 먹지 않는 기간이 길어지기 때문에 악화시키지 않는 것이 중요합니다. 바르는 약은 정확한 양을 사용함으로써 효과를 얻을 수 있습니다. 튜브에서 약을 짜서 검지 손가락 끝에서 제1관절까지의 양이 손바닥 1개분이 되도록 펴서 발라 주십시오. 젤로다는 부작용에 의해 일시적으로 휴약·감량해도 치료 효과는 변하지 않는다고 합니다. 우선은, 손발을 확실히 치료합시다.

항암제에 의한 수족 증후군 예방 방법

대장암 때문에 3개월 전부터 병원 외래에서 화학요법 중인
72세 남성 K씨가 처방전을 가지고 약국을 방문했습니다.
K씨에게 부작용 증상에 대해 물었더니 다음과 같이 말했습니다.

다리에 위화감이 있는데,
이전 먹던 약처럼
발바닥 껍질이 벗겨지는 정도까지
심하지는 않습니다.
의사 선생님은 "통증이 나타났을 때를 위해서" 라고
하면서 연고를 처방해 주었습니다.
증상을 예방하는 방법은 있을까요?

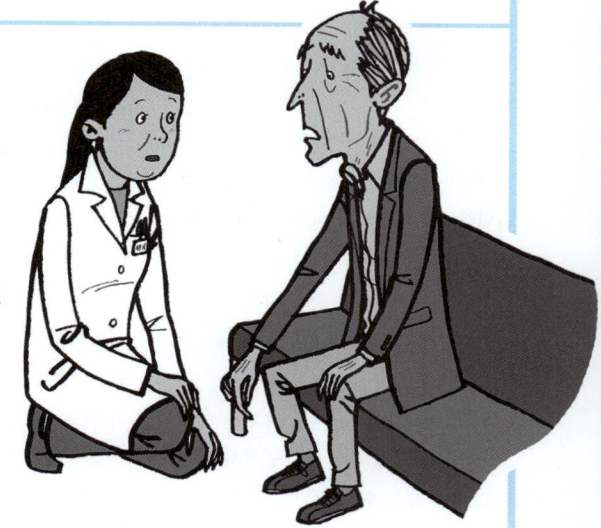

처방전

① 스티바가정 40mg 1회 3정 (1일 3정)
　　　1일 1회 조식 후 7일분
②【일반】클로베타솔 프로피온산 에스테르 연고 0.05% 10g
　　　1일 2회 팔다리의 동통 시 아픈 곳에 도포

※약력에 따르면, K씨는 이전에 카페시타빈(상품명 젤로다 등)을 복용하고 발바닥 껍질이 벗겨지는 증상이 나타났다. 레고라페닙 수화물(스티바가)
　복용은 14일째이며, 이번에 처방된 7일분은 내일부터 복용한다.

 레고라페닙 수화물(상품명 스티바가)에 의한 수족 증후군의 설명으로 가장 적절한 것을 선택하라.

1 증상이 나타나기 전에 미리 클로베타솔 프로피온산 에스테르(상품명 더모베이트 등)를 도포하면 예방할 수 있다.

2 카페시타빈(상품명 젤로다 등) 복용 시와 거의 같은 증상이 보인다.

3 손과 발 전체에 발적이나 피부 벗겨짐이 발생한 경우에는 보습제를 도포하면 악화를 막을 수 있다.

4 발바닥에 압력이 가해지지 않는 쿠션성 높은 신발을 신으면 증상 예방으로 이어진다.

A

4 발바닥에 압력이 가해지지 않는 쿠션성 높은 신발을 신으면 증상 예방으로 이어진다.

절제 불능 진행 재발 대장암의 약물요법에 사용되는 경구 항암제에는 카페시타빈(상품명 젤로다 등), 테가푸르·기메라실·오테라실칼륨(티에스원 등), 레고라페닙 수화물(스티바가), 트리플루리딘·티피라실 염산염(론서프) 등이 있다[1].

K씨가 경험한 "발바닥 껍질이 벗겨진다"는 증상은 수족 증후군이라고 생각된다. 수족 증후군이란 항암제에 의해 손과 발의 피부세포가 장애를 받아 생기는 증상으로, 수족의 감각 이상과 발적, 동통을 수반하는 부종, 수포, 균열, 낙설 등이 보인다.

일본 국내에서는 '수족 증후군'이라고 한데 묶고 있지만, 영어권에서는 플루오로우라실계 약 등에 의한 것을 Hand–Foot Syndrome(HFS), 레고라페닙이나 넥사바(소라페닙 토실산염) 등의 분자표적약에 의한 것을 Hand–Foot Skin Reaction(HFSR)이라고 구별하고 있다(표)[2]. K씨가 이전 복용하던 카페시타빈은 HFS, 이번 복용 중인 레고라페닙은 HFSR이 발생하는데, 임상적 특징과 발현 시기가 다르다.

카페시타빈에 의한 HFS에서는 수족 전체에 확산성 균열과 부종 같은 증상

표 ● HFS 와 HFSR 의 주요 차이점 (문헌 2 에 바탕하여 작성)

	Hand–Foot Syndrome (FS)	Hand–Foot Skin Reaction (HFSR)
원인이 되는 주요 약물 (괄호 안은 주요 상품명)	• 플루오로우라실계 항암제 • 카페시타빈(젤로다) • 시타라빈주(사이로사이드) • 독소루비신 염산염주(독실)	• 소라페닙 토실산염(넥사바) • 수니티닙 말산염(수텐트) • 레고라페닙 수화물(스티바가)
임상적 특징	확산성(광범위), 좌우 대칭, 색소 침착, 균열, 홍반, 부종	국한성(압력이 가해진 부위나 마찰이 있던 부위 등), 홍반, 피부 벗겨짐, 물집, 각화 항진
발현 시기	비교적 늦다	비교적 빠르다

이 발현한다. 한편, 레고라페닙에 의한 HFSR은 국한성으로, 압력이 가해지기 쉬운 발바닥, 특히 지면과 접하는 부위에 물집이나 홍반 등의 증상이 발현하여 위중화하기 쉽다.

증상의 발현 시기는 카페시타빈을 포함한 CapeOX 요법에서는 수족 증후군 Grade2 이상의 발현까지의 일수(중간값)는 113일이었다[3]. 한편, 레고라페닙은 투여 개시 1~2개월 전반에 수족 증후군이 발증한다고 하여 카페시타빈보다 빠르다. 또한 레고라페닙에 의한 수족 증후군(모든 Grade)의 발현 빈도는 일본인 80%에 비해 비(非)일본인 42%로 일본인에서 높다고 보고되고 있다[4].

레고라페닙에 의한 수족 증후군의 관리에서는 증상을 재빨리 발견하여 이 약을 휴약·감량하고, 클로베타솔 프로피온산 에스테르 연고(상품명 더모베이트 등) 등 외용 스테로이드를 도포하여 케어를 실시할 필요가 있다. 보습제의 예방 효과는 증명되지 않았으며, 쿠션성이 높은 신발을 신는 등 국한적으로 압력이 가해지는 것을 피하고, 증상을 조기에 발견하여 대응하는 것이 중요하다.

참고문헌

1) 대장암치료연구회 「대장암 치료 가이드라인 의사용 2022년판」 (카네하라출판)
2) Actas Dermosifi liogr.2016;107:71–3.
3) 젤로다정 적정 사용 가이드(2020년 12월 개정)
4) Invest New Drugs.2015;33:740–50.

이런 복약지도를

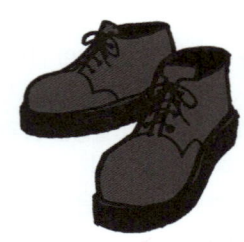

레고라페닙에 의한 수족 부작용이 나타나는 방식은 이전에 먹던 카페시타빈에 의한 증상과 약간 다릅니다. 발바닥 등 압력이 가해지기 쉬운 부분이 딱딱해지거나 물집이 생겨 아파지는 경우가 있습니다. 쿠션성이 있는 신발을 신는 등 특정 부위에 압력이 가해지지 않도록 개선하면 예방이 됩니다.

만일 증상이 나타난 경우에는 오늘 처방된 연고를 바르고 신속하게 진찰 받으십시오. 수족의 증상은 가벼울 때 대처하는 것이 좋기 때문에 참지 마십시오.

스티바가 복용 환자에게
추가된 강압약

대장암 때문에 병원의 종양내과에 통원하고 있는 58세 여성 F씨가
진찰 후에 처방전을 가지고 약국에 왔습니다. F씨는 불안한 얼굴로 다음과 같이 말했습니다.

새로운 항암제를 먹기 시작해 10일째쯤부터
혈압이 올라서
혈압을 낮추는 약을 먹게 되었습니다.
어릴 때부터 혈압은 낮았고,
이전에 점적 치료를 했을 때에도 혈압은 올랐지만
약을 먹을 정도는 아니었거든요

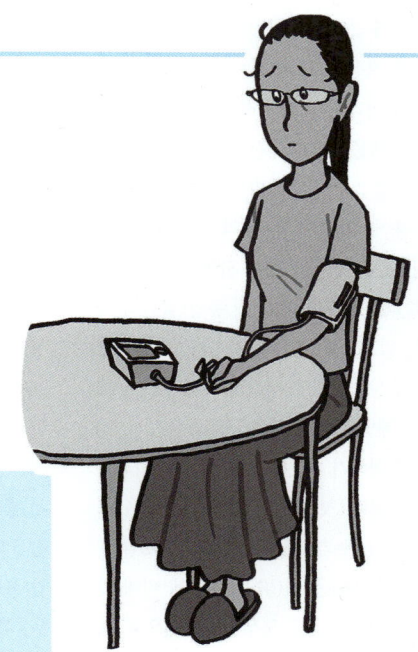

처방전

① 스티바가정 40mg 1회 4정 (1일 4정)
【일반】 란소프라졸 구강 내 붕괴정 15mg 1회 1정(1일 1정)
　　　　아질바정 20mg 1회 1정(1일 1정)
　　　　1일 1회 아침식사 후 7일분
② 【일반】 록소프로펜 Na정 60mg 1회 1정(1일 3정)
　 【일반】 산화 마그네슘정 250mg 1회 2정(1일 6정)
　　　　1일 3회 아침 · 점심 · 저녁식사 후 7일분

※약력에 따르면 F씨는 2주 전부터 스티바가(일반명 레고라페닙 수화물)를 복용하고 있으며, 1년 전에 아바스틴(베바시주맙[유전자 재조합]) 등에 의한 점적 치료를 받았다. 스티바가 복용 개시 전의 혈압은 110/70mmHg 대였지만, 이번 진찰 전의 수치는 145/92mmHg이었고, 최근 며칠간 자택에서의 측정치도 같은 정도였다. 록소프로펜 나트륨 수화물(상품명 록소닌 등)에 의해 종양성 동통은 제어되고 있다.

 Q 스티바가(일반명 레고라페닙 수화물)에 의한 고혈압과 그 대처법에 관한 기술로 <u>잘못된 것</u>을 모두 선택하라.

1 고혈압 발현 기전으로 혈관 내피 성장 인자(VEGF) 억제가 관여하고 있다.

2 혈압 상승은 완만하며, 치료 개시 초기에 상승하는 것은 드물다.

3 일본인은 비(非)일본인에 비해 고혈압 발현 빈도는 높지만 중증도는 낮다.

4 서서히 강압을 도모할 필요가 있기 때문에 강압 효과가 약한 약제부터 투여한다.

5 강압제로 혈압을 조절할 수 없는 경우, 레고라페닙을 감량하는 경우가 있다.

A ❷ ❸ ❹

레고라페닙 수화물(상품명 스티바가)은 세포 증식과 혈관 신생에 관여하는 여러 키나아제를 표적으로 하는 멀티 키나아제 억제제이다. 고혈압과 수족 증후군의 발현 빈도가 높아 치료 계속에 지장을 초래하는 경우도 있기 때문에 이러한 이상사례의 적절한 평가, 조기 대응이 중요해진다.

고혈압은 혈관내피성장인자(VEGF) 수용체 억제제 공통의 부작용이다. VEGF는 혈관 신생에 관여하는 키나아제인데, 그 저해에 의해 종양 혈관의 약화, 말초혈관 저항의 증가가 일어나 혈압이 상승한다고 생각되고 있다[1~3]. 레고라페닙은 여러 경로(VEGFR1, 2, 3)를 억제하기 때문에 조기에 중증화되는 예도 많다(첫 발현 시기 중간값: 14일, 최악 Grade 발현 시기 중간값: 15일[4]). 또한 일본인은 비(非)일본인에 비해 발현 빈도, 중증도 모두 높은 것으로 보고되고 있다[5].

F씨는 레고라페닙 복용 개시 10일째부터 혈압이 상승하고, 14일째인 내원 시에는 140/90mmHg 이상이었다. 의사는 레고라페닙에 기인하는 고혈압이라고 진단하고 강압약을 처방했다고 생각된다. 하지만 혈압은 다양한 요인으로 변동하기 때문에 다른 원인일 가능성에 대해서도 확인해 두어야 한다. 예

를 들어, 종양 통증이 있는 환자는 동통 증강에 의하여 일과성 혈압 상승을 일으키는 경우가 있는데, F씨의 경우 록소프로펜 나트륨 수화물(록소닌 등) 내복에 의해 동통은 제어할 수 있었다. 또한 병원과 자택에서의 혈압에 괴리가 없어 백의 고혈압도 제외된다.

암 치료의 이상사례 평가에 이용되는 이상사례 공통 용어 표준(CTCAE)으로 평가하면 F씨의 고혈압 중증도는 Grade 2(수축기 혈압 140mmHg 이상 또는 확장기 혈압 90mmHg 이상, 또는 증상이 있는 이완기 혈압〉20mmHg 상승)으로 분류된다. 휴약·감약의 기준은 약제별로 마련되어 있는데, 레고라페닙은 Grade 2에서 증상이 있거나 Grade 3(수축기 혈압 160mmHg 이상 또는 확장기 혈압 100mmHg 이상)으로 악화된 경우, 휴약이나 감약으로 이어지기 때문에 Grade2의 조기에 강압을 도모한다. 안지오텐신II 수용체 길항제라면 아질사르탄(아질바) 등[6] 가능한 한 강압 효과가 높고 효과 발현이 빠른 약제를 선택한다.

절제 불능 진행 재발 대장암에 대한 레고라페닙의 자리매김은 현시점에서는 3차 치료 이후이다[7]. 그 때문에 이전 치료와 마찬가지로 혈압 상승 위험이 있

는 VEGF 억제제(베바시주맙[아바스틴 등], 람시맙[사이람자] 등)을 사용하고 있는 경우가 많다. F씨는 이전 치료에서 베바시주맙 투여를 받아서 혈압 측정에 대한 이해는 양호하다. 그러나 이번에 치료 개시 초기에 혈압이 상승한 것에 불안을 갖고 있기 때문에 그 점을 배려해서 설명하고 집에서 혈압 측정을 계속하도록 지도한다.

또한 레고라페닙은 보통 3주 복용, 1주 휴약을 1사이클로 하여 반복하는 치료 스케줄이기 때문에 내복 기간과 휴약 기간 사이에 혈압 변동이 일어날 가능성을 상정하여 설명하는 것도 중요하다. 수축기 혈압이 160mmHg 이상이 되었을 경우, 두통, 현기증, 동계(動悸) 등의 수반 증상이 발생한 경우, 또는 휴약기간 중에 강압약에 의한 과도한 혈압 저하를 일으킬 위험을 고려하여 수축기 혈압이 100mmHg 미만이 되는 경우도 병원에 연락하도록 지도한다.

참고문헌

1) Hypertension, 2009;54:652-8.
2) Front Biosci (Landmark Ed), 2009;14: 2248-68.
3) Ann Oncol, 2008;19:927-34.
4) J Clin Oncol, 2013;31:3637.
5) Invest New Drugs, 2015;33:740-50.
6) Hypertens Res, 2012;35:552-8.
7) 대장암연구회 「대장암 치료 가이드라인 의사용 2022년판」, (카네하라출판)

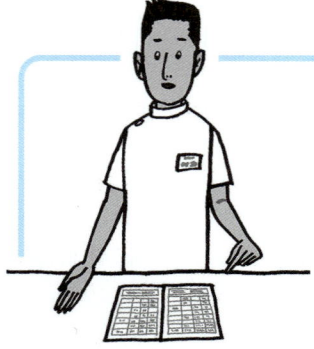

이런 복약지도를

스티바가의 특징적인 부작용에는 고혈압이 있는데, F씨처럼 먹기 시작해 10일째쯤부터 혈압이 상승하는 경우도 적지 않습니다. 강압제로 혈압을 컨트롤해 감으로써 치료를 계속할 수 있으므로 안심 하십시오. 앞으로 자택에서의 혈압 정보를 바탕으로 강압약의 적정량 등을 의사 선생님이 결정해 가게 되므로 측정한 기록은 병원에 지참해 주세요.

론서프 복용 중에 중단된 강압약

대장암 때문에 병원 소화기 내과에 통원하고 있는 50세 여성 T씨가 진찰 후 약국을 방문했습니다. 처방 내용이 변경되었기 때문에 약사가 확인한 결과, T씨는 다음과 같이 말했습니다.

최근 혈압이 낮았기 때문에 오늘 의사 선생님으로부터 혈압약을 중단하자는 말을 들었습니다.
이전 항암제 치료 시에 시작한 약인데, 중지하면 혈압은 원래 상태로 되나요?

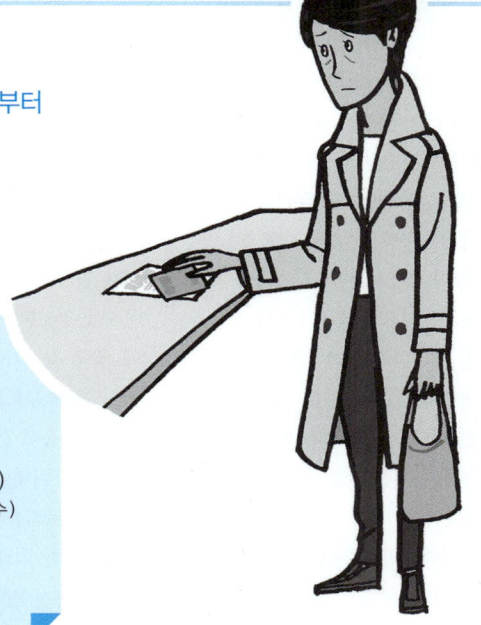

처방전

① 론서프 배합정 T15 1회 3정(1일 6정)
　　1일 2회 아침·저녁식사 후　10일분(투여 실일수)
　　※5간 매일 복용, 2일간 휴약을 2회 반복한 후,
　　14일간 휴약
② 【일반】 메토클로프라미드 정제 5mg 1회 1정(1일 3정)
　　1일 3회 아침·점심·저녁식사 전　10일분 (투여 실일수)
　　※론서프 복용일에 복용
③ 카이트릴정 1mg 1회 2정
　　구역질 시 1일 1회까지　6회분

※약력에 따르면, T씨에게는 지난 번까지 아질사르탄(상품명 아질바) 20mg/일이 처방되고 있었다. 또한 6주 전까지 FOLFIRI요법(플루오로우라실 [5-FU 등], 이리노테칸 염산염 수화물[캄푸토, 토포테신 등], 레보폴리네이트 칼슘[아이소보린 등]+베바시주맙(유전자 재조합)(아바스틴 등)의 병용요법을 받고, 그 후 4주 전부터 론서프(일반명 트리플루리딘·티피라실 염산염)에 의한 치료를 받고 있다. 전(前) 코스(1코스째)에서는 구역질·구토로 체중이 3kg 감소하여 이번 2코스째에 약은 1단계 감량이 되었다.
※T씨에 따르면, 가정 혈압은 110~120/70~80mmHg 대로 추이하고 있었는데, 최근 1주일은 80~100/50~60mmHg 대로 저하. 오늘 진찰 시의 혈압은 95/55mmHg였다.
※상기 처방약 이외에 병용약은 없다.

Q1 혈압 평가 및 저혈압에 대한 설명으로 올바른 것을 선택하라.

❶ 가정 혈압이 아니라, 진찰실 혈압으로 평가한다.

❷ 저혈압은 세계보건기구(WHO)에서는 수축기 혈압 120mmHg 이하, 확장기 혈압 60mmHg 이하로 정의되어 있다.

❸ 저혈압 시에는 현기증이나 기립성 어지럼증 등의 증상을 동반하는 경우가 있다.

Q2 T씨가 저혈압을 초래한 직접적인 원인으로 생각할 수 있는 것을 모두 선택하라.

❶ 론서프(일반명 트리플루리딘·티피라실 염산염) 복용

❷ 아질사르탄(상품명 아질바) 복용

❸ 체중 감소

③ 저혈압 시에는 현기증이나 기립성 어지럼증 등의 증상이 동반되는 경우가 있다.

 ② 아질사르탄(상품명 아질바) 복용
③ 체중 감소

암 치료 중에는 다양한 요인으로 혈압이 변동하는데, 그 중 하나로 화학요법에 따른 혈압상승을 들 수 있다. 예를 들어, 적제불능 진행 대장암에서 항 VEGF(Vascular Endothelial Growth Factor : 혈관내피증식인자) 항체인 베바시주맙(유전자 재조합)(상품명 아바스틴 등)이나 경구 멀티 키나아제 억제제인 레고라페닙 수화물(스티바가) 등이 해당되는데, 강압약에 의한 혈압 조절이 필요한 경우가 있다.

한편, 이러한 약물에 의한 치료가 끝나면 혈압에 대한 영향은 사라져 강압제는 필요하지 않게 된다. 따라서 강압제가 시작된 배경을 염두에 둔 후속 조치가 요구된다.

또한 진행암의 경우에는 암의 악화나 항암제의 부작용 등으로 식욕부진이 일어나는데, 체중감소에 동반하는 혈압 저하를 일으키는 경우도 있다. 그러므로 구역질·구토 증상, 식사 섭취 상황, 체중 변화 등의 정보를 청취하여 종합적으로 평가한다.

혈압 평가의 포인트는 내원 시 혈압 뿐만 아니라 가정 혈압(1일 2회의 측정치)을 시계열(7일간의 아침·저녁 혈압 각각의 평균값)로 확인하는 것이다[1].

저혈압의 정의는 세계보건기구(WHO)에서 수축기 혈압 100mmHg 이하, 이완기 혈압 60 mmHg 이하라고 정해져 있다. 현기증이나 기립성 어지럼증의 증상 외에도 심한 경우에는 실신하는 경우도 있다.

저혈압 대처법으로, 약제성이 의심되는 경우에는 의심되는 약의 감량이나 중지를 검토한다. 한편, 저혈압의 원인에 체중 감소가 있다고 생각된 경우에는 구역질·구토와 식욕 부진 등의 근본 원인에 대응해 간다.

T씨는 이번에 3차 치료로 론서프(일반명 트리플루리딘·티피라실 염산염)에 의한 치료를 받고 있다. 최근 1주일의 가정 혈압, 내원 시 혈압 모두 100/60mmHg 이하로, 저혈압을 초래하고 있다. 론서프에 의한 저혈압 발현률은 0.4%로 낮으며[2], 발현 시기가 이 약의 휴약기간 중이었다는 것으로부터도 원인으로 생각하기는 어렵다.

전(前) 치료인 베바시주맙 투여 중부터 병용되었던 아질사르탄(상품명 아질바)의 계속에 의하여 혈압 저하를 초래했을 가능성을 생각할 수 있다. 베바시주맙의 반감기는 약 21일인데[3], T씨는 이 약의 최종 투여로부터 42일 경과했다. 경과 기간을 고려하면 혈압에 대한 영향은 거의 사라졌다고 생각된다.

나아가, T씨는 구역질·구토에 의해 식사량이 저하하여 체중이 3kg 감소하였다. 론서프에 의한 구역질, 구토의 발현율은 각각 39.4%, 20.1%인데[2], 간접적으로 혈압 저하를 조장했을 가능성을 생각할 수 있다. T씨에게 일어난 저혈압은 복합적 요인에 의한 것으로, 구역질·구토에 대한 대책도 필요하다. T씨에게는 론서프 복용 중에는 프림페란(일반명 메토클로프라미드)을 예방적으로 복용하고, 그래도 구역질이 나온다면 카이트릴(그라니세트론 염산염)을 병용하도록 설명한다. 식사량을 유지할 수 있으면 체중도 서서히 돌아오고 혈압은 안정된다는 것을 전달하면 좋다.

참고문헌

1) 일본고혈압학회 「고혈압 치료 가이드라인 2019」 (라이프사이언스출판)
2) N Engl J Med.2015;372:1909-19.
3) J Clin Oncol.2001;19: 843-50.

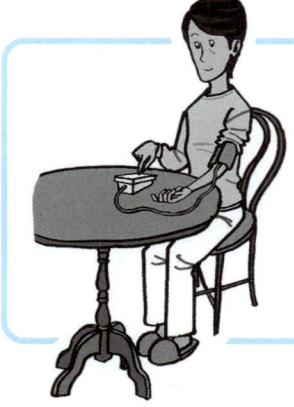

이런 복약지도를

혈압이 낮아져서 걱정이시군요. 원인으로는 이전 치료에서 투여하던 아바스틴의 영향이 소실되었는데, 그 상태에서 강압약 복용을 계속하고 있었던 것을 생각할 수 있습니다. 복용을 중단하면 혈압은 정상으로 돌아올 것이라고 생각합니다.

또한 론서프로 인한 구역질과 구토로 체중이 감소한 것도 혈압에 영향을 주었을 가능성이 있습니다. 이번부터 론서프는 감량되고, 구역질 억제약도 처방되었으므로 증상은 억제될 것이라고 생각합니다.

이리노테칸 점적 전에 처방된 하제와 지사제

병원의 소화기외과에 통원하고 있는 74세 남성 K씨가 진찰 후에 처방전을 가지고 왔습니다. K씨는 처방전을 내주면서 다음과 같이 말했습니다.

대장암이 재발하여 모레 9월 12일부터
점적 치료를 시작하게 되었습니다.
의사 선생님으로부터
"부작용인 설사를 억제하는 약을 처방합니다" 라는
말을 들었는데, 이 센노사이드는
변비 때에 먹는 약인 것 같은데요

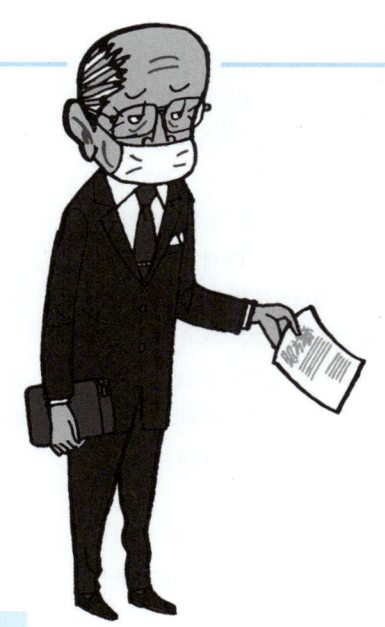

처방전

① 츠무라 반하사심탕 추출물 과립(의료용) 1회 2.5g (1일 7.5g)
   　　하루 3회 아침 · 점심 · 저녁식사 전　7일분
②【일반】센노사이드정 12mg 1회 2정 (1일 2정)
   　　9월 12일과 13일　1일 1회　취침 전　2일분(투여 실일수)
③【일반】로페라미드 염산염 캡슐 1mg 1회 1캡슐
   　　설사가 심할 때　4시간 이상 간격을 두고 하루 2회까지　10회분

※K씨는 9월 12일부터 이리노테칸 염산염 수화물(상품명 캠푸토, 토포테신 등)에 의한 외래 화학요법을 받을 예정이다. 이 외에도 덱사메타손(데카드론), 파모티딘(가스터 등), 레보플록사신 수화물(크라비트 등)이 처방되었다.

 Q1 K씨에게 센노사이드(상품명 프르세니드 등)가 처방된 이유로 가장 적절하다고 생각되는 것을 선택하라.

　1 장관 내의 활성대사물을 정체시키지 않도록 하기 위해

　2 장관 내의 활성대사물에 의한 염증을 억제하기 위해

　3 장관 내에서 활성대사물의 흡수를 촉진하기 위해

Q2 반하사심탕이 처방된 목적으로 가장 적절하다고 생각되는 것을 선택하라.

　1 구내염 치료

　2 지사 작용

　3 식욕 항진 작용

　4 완하 작용

A₁ ❶ 장관 내의 활성대사물을 정체시키지 않도록 하기 위해

A₂ ❷ 지사 작용

이리노테칸 염산염 수화물(상품명 캠푸토, 토포테신 등)은 간에 존재하는 카복실 에스테라아제에 의해 항종양 효과를 갖는 SN-38로 대사된다.

간에서 생성된 SN-38은 간의 UDP-글루쿠론산 전이 효소에 의해 글루쿠론산 포합(抱合)되어 담즙을 거쳐 장관으로 배설된다. 불활성화된 SN-38 글루쿠론산 포합체는 장내 세균인 β-글루쿠로니다제에 의해 분해되고, 다시 활성형의 SN-38이 대장 내에서 생성된다. 이 SN-38이 장관의 점막 상피세포를 손상시켜 설사를 발증한다.

이리노테칸의 부작용에 의한 설사는 조발성과 지발성(투여 후 8시간 이후의 설사)으로 나눌 수 있다.

조발성 설사는 콜린 작동성 설사라고도 불리는데, 이리노테칸의 항콜린 에스테라아제 작용으로 인한 것으로 생각되며 일시적이다. 항콜린제, 로페라미드 하이드로클로라이드(로페민 등)와 같은 지사제가 투여된다.

한편, 지발성 설사는 항암제에 의한 소화관 점막 장애로 발생하는데 (장관 점막 장애성 설사) 투여 후 수일에서 10일 후에 출현한다. SN-38의 정체(停滯)가 설사의 원인이 되기 때문에 예방으로서, 이리노테칸 투여일 및 다음날 취침 전에 센노사이드(프르세니드 등)가 투여되는 경우가 있다[1].

K씨에게 함께 처방된 반하사심탕은 반하, 황금(黃芩), 건강(생강), 감초, 대추, 인삼, 황련 등 7종의 생약으로 구성되는데, 설사나 구역질·구토 등 치료에 이용된다.

황금에 함유된 플라보노이드 배당체의 바이칼린이 β-글루클로니다제의 활성을 저해하여 이리노테칸에 의한 설사를 억제할 가능성이 시사되고 있다. 또한, 반하사심탕에 의한 설사 예방 효과에 대해서는 장관 내 프로스타글란딘(PG) E2의 증가를 억제하고 장애를 입은 장관 점막의 수복을 촉진하여 장관의 수분 흡수능을 개선하는 작용이 보고되어 있는데[2,3], 여러 생약의 시너지 효과로 인한 것으로 생각된다.

실제로, 이 약을 이리노테칸 투여 2~3일 전부터 투여한 결과, 설사 예방·경감 효과가 있는 것이 동물, 인간 모두에서 나타나고, 항종양 효과에 영향을 미치지 않는 것도 확인되었다. 이리노테칸 투여 3일 전부터 7.5g/일을 지속적으로 복용하는 예방적 투여가 권장되고 있다[1,4].

또한 이리노테칸과 시스플라틴에 의한 화학요법을 받은 진행 비소세포폐암 환자 41명을 반하사심탕 투여군(18명)과 비투여군(23명)으로 나누어 설사 정도를 비교한 시험에서는 41명 중 39명에서 설사가 보이고 설사 빈도와 기간에서 두 군의 차이는 확인되지 않았지만, 중도 설사(Grade 3 및 4)의 빈도는 투여군이 적었다고 보고되었다[5]. 또한 반하사심탕은, PGE2 생산 억제 작용으로 인해, 세구액(洗口液)으로 사용함으로써 항암제에 의한 구내염에 대한 효과가 보고되고 있는 것도 알아두자[6].

참고문헌

1) 「암 화학요법 크리티컬 포인트 대응 매뉴얼」(지호, 2013)
2) Biol Pharm Bull.1996;19:1367-70.
3) Jpn J Pharmacol.1997;75:407-13.
4) Progress in Medicine.1998;18:774.
5) Cancer Chemother Pharmacol.2003;51:403-6.
6) Integr Cancer Ther.2014;13:435-45.

이런 복약지도를

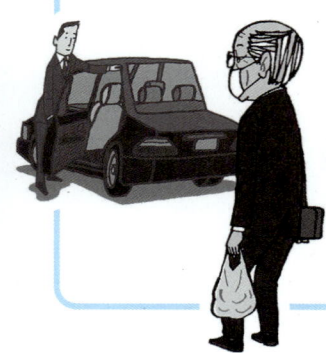

K씨가 점적할 예정인 이리노테칸이라는 약은 간에서 대사되어 장으로 운반되면 설사의 원인이 되는 성분으로 바뀌는 것으로 알려져 있습니다. 이 성분을 빨리 배출시키기 위해 변비약인 센노사이드가 처방되어 있습니다. 점적을 받은 당일과 다음날 자기 전에 복용하십시오.

그 외에도 설사를 억제하는 한약인 반하사심탕, 로페라미드 등도 처방되어 있습니다. 특히 반하사심탕은 설사 예방 효과가 있는 약이므로 오늘부터 1일 3회 식사 전에 복용하도록 하십시오.

지오트립에서 타그리소로 변경된 폐암 환자

폐암 때문에 병원의 호흡기과에 통원하고 있는 65세 남성 K씨가
진찰 후 약국을 방문했습니다. K씨는 처방전을 내밀면서 이렇게 말했습니다.

치료는 잘 되고 있었던 것 같은데
설사가 점점 심해졌습니다.
이번부터 다른 항암제로 변경되었습니다.
이번 약은 아침식사 후에 먹으라고 하는데
이전 약과 뭔가 차이가 있나요?

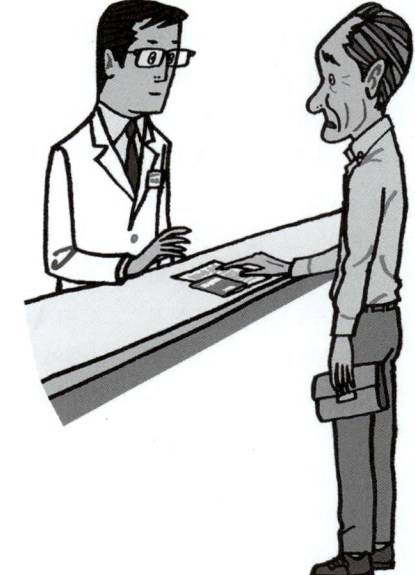

처방전

① 타그리소정 80mg 1회 1정(1일 1정)
    1일 1회 아침식사 후 28일분

②【일반】로페라미드 염산염 정제 1mg 1회 1정
    설사 시 20회분

③ 로코이드 크림 0.1% 10g
    1일 수차례 얼굴에 적당량 도포

④【일반】헤파린 유사 물질 크림 0.3% 50g
    1일 수차례 얼굴과 손에 적당량 도포

※약력에 따르면, 지난번까지 지오트립(일반명 아파티닙 말레산
염) 40mg/일, 1회 분할과 로페라미드 염산염(상품명 로페민
등)은 2mg/일, 2회 분할로 처방되고 있었다. 로코이드(일반
명 히드로코르티손 낙산염)와 헤파린 유사 물질(상품명 히루
도이드 등)은 여드름 유사 피진과 손발톱 주위염에 대해 처방
되고 있다.

 Q 지오트립(일반명 아파티닙 말레산염)과
타그리소(오시머티닙 메실산염)의 복용
시점에 관한 설명으로 올바른 것을 모두
선택하라.

1 지오트립은 식후 투여하면 흡수 지연이 확인되기 때
문에 공복 투여한다.

2 지오트립을 고지방, 고칼로리식 섭취 후 복용하면 혈
중 농도 시간 곡선하 면적(AUC)이 증가하기 때문에
식사 1시간 이상 전 또는 식후 2시간 이후에 복용한
다.

3 타그리소는 저위산 상태에서는 혈중 농도가 저하되기
때문에 식후 투여한다.

4 타그리소는 식사에 의한 영향을 잘 받지 않아 복용 시
점은 지정하지 않는다.

A

❶ 지오트립(일반명 아파티닙 말레산염)은 식후 투여하면 흡수 지연이 확인
되기 때문에 공복 투여한다.

❹ 타그리소(오시머티닙 메실산염)는 식사에 의한 영향을 잘 받지 않아 복용
시점은 지정하지 않는다.

아파티닙 말레산염(상품명 지오트립)과 오시머티닙 메실산염(타그리소)는 암세포 증식에 관여하는 상피 성장인자 수용체(EGFR)인 티로신 키나아제를 선택적으로 억제하는 EGFR 억제제로, EGFR 유전자 변이 양성이며 수술 불능 또는 재발 비소세포 폐암 치료에 유효하다고 여겨지고 있다. 폐암 치료에 이용되는 EGFR 억제제는 1세대인 게피티닙(이레사 등), 엘로티닙 염산염(타세바), 2세대인 아파티닙, 다코미티닙 수화물(비짐프로), 3세대인 오시머티닙이 있는데, 환자의 전신 상태 등에 따라 선택된다.

EGFR 억제제의 부작용에는 여드름 유사 피진, 설사, 손발톱 주위염, 간 기능 장애 등이 있으며 심각한 부작용으로 간질성 폐렴이 알려져 있다. 이러한 것들의 관리가 어려워져서 약제 변경이 되는 케이스도 적지 않다.

특히, 지난번까지 K씨에게 사용되었던 아파티닙은 다른 EGFR 억제제와 비교하여 설사 발현률, 중증도가 높다고 되어 있다. 아파티닙과 엘로티닙의 치료 효과를 비교한 임상시험에서는 아파티닙의 설사 발현률은 69%이며, 하루 7회 이상의 배변 횟수 증가가 보이는 Grade 3[1]의 설사 발현률은 10%라고 보고되었다[2]. 그 때문에 치료 시에는 로페라미드 염산염(로페민 등) 등의 지사약이나 정장약이 함께 처방되는 경우가 많지만, 그러한 지지요법약으로도 설사를 컨트롤할 수 없는 경우에는 증상의 중증도 등에 따라 휴약, 감량 또는 중지하는 것으로 되어 있다.

한편, 오시머티닙의 부작용은 전체적으로 "경도"라는 인상이며, 이 약의 AURA 시험 제Ⅱ상 부분 및 AURA2 시험의 병합성적의 일본인 80명(AURA 시험군)에서 설사 발현률은 36.3%이고 Grade 3 이상의 발현율은 2.5%였다.

EGFR 억제제는 약물에 따라 용법이 다르기 때문에 처방 감사 및 복약 지도 시 주의가 필요하다. 엘로티닙, 아파티닙은 공복 시 투여이다. 엘로티닙은 고지방식, 고칼로리식 섭취 후 복용하면 공복 시에 비해 혈중농도시간 곡선하면적(AUC)은 거의 2배 증가하는 것으로 알려져 있고, 부작용이 증강할 가능성이 있기 때문에 "식사 1시간 이상 전 또는 식후 2시간 이후"라고 되어 있다.

또한 아파티닙은 식후 투여하면 흡수가 지연되어 최고 혈중 농도 도달 시간(Tmax) 중간값이 현저하게 연장되었다는 등의 보고가 있기 때문에 식사의 영향을 피하기 위해 인터뷰폼에는 식사 1시간 전부터 식후 3시간까지의 복용을 피하도록 되어 있다.

한편, 게피티닙은 "일본인 고령자에서 무산증이 많은 것으로 보고되어 있으므로 식후 투여가 바람직하다"고 되어 있다. 무산증 등의 현저한 저위산 상태가 지속되는 상태에서는 이 약의 혈중 농도가 저하되어 작용이 약화될 우려가 있기 때문이다.

참고로, 이번에 K씨에게 처방된 오시머티닙은 용법 지정이 없다. EGFR 억제제의 처방전을 접수했을 때에는 적절한 타이밍에 내복할 수 있는지 확인하는 것도 필수이다.

참고문헌

1) 「이상사례 공통 용어 표준 v5.0 일본어 번역 JCOG판」
2) Lancet Oncol,2015;8:897-907.

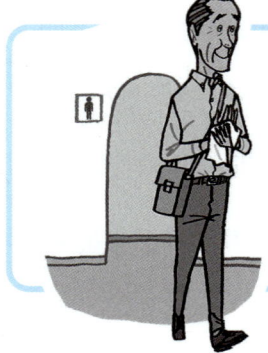

이런 복약지도를

설사 증상으로 힘드셨죠? 이번에 처방된 타그리소는 지오트립과 동일한 메커니즘의 항암제이지만, 지오트립보다 설사가 일어나는 비율이 낮다는 것이 보고되어 있으므로 증상 완화를 기대할 수 있습니다.

지오트립은 공복 시 복용하셨다고 생각되는데, 타그리소는 식사의 영향을 받지 않는 약이므로 하루에 한 번 아침 식사 후에 드십시오.

타그리소에 의한 여드름
유사 피진의 대처법

폐암 때문에 병원의 호흡기 내과에 통원하고 있는 60세 여성 T씨가
진찰 후에 처방전을 가지고 약국을 방문했습니다. 처방이 변경되었기 때문에
약사가 확인한 결과, 다음과 같이 말했습니다.

매일 연고를 바르고 있는데,
얼굴에 난 피진이 좀처럼 낫지 않아요.
1주일 정도 전부터 손톱 주위도 부었습니다.
연고를 바꿔 주었으니 좋아질까요?

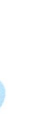

처방전

① 타그리소정 80mg 1회 1정(1일 1정)
　　　　1일 1회 아침식사 후 14일분

②【일반】미노사이클린 염산염정 50mg 1회 1정(1일 2정)
　　　　1일 2회 아침·저녁식사 후 14일분

③【일반】베타메타손 낙산 프로피온산 에스테르 연고 0.05% 10g
　　　　1일 2회 아침·저녁 발적 부위(얼굴, 손톱 주위)에 도포

④【일반】헤파린 유사 물질 크림 0.3% 200g
　　　　1일 3회 아침·점심·저녁 전신에 도포

※약력에 따르면, T씨는 1개월 전부터 타그리소(일반명 오시머티닙 메실산염)에 의한 치료가 개시되었으며, 2주 전에 베타메타손 길초산 에스테르 연
　고(상품명 린데론-V, 베트네베이트 등) 처방되었다. 이번에 ②, ③의 경구약 및 외용약이 처방되었다.

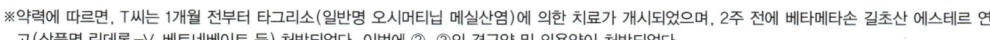

Q 타그리소(일반명 오시머티닙 메실산염) 등의 EGFR 억제제에 의한 피진 대처법으로 <u>잘못된 것</u>을 1개 선택하라.

1 피부 장애의 중증화를 방지하기 위해 마크롤라이드계 항균제의 사용이 권장된다.

2 여드름 유사 피진 치료에서 더 강한 등급의 외용 스테로이드로 전환하는 경우가 있다.

3 여드름 유사 피진 예방에는 치료를 시작하기 전부터 올바른 스킨케어를 하는 것이 권장된다.

4 손발톱 주위염 예방에는 손발톱을 자르는 방법도 중요하다.

5 피부 장애 출현과 EGFR 억제제의 효과 사이에는 상관성이 인정되지 않았다.

A ⑤

비소세포 폐암 치료에 사용되는 주요 경구 EGFR 억제제는 게피티닙(상품명 이레사 등), 엘로티닙 염산염(타세바), 아파티닙 말레산염(지오트립), 오시머티닙 메실산염(타그리소), 다코미티닙 수화물(비짐프로)이 있다. 이러한 약물에서 빈도가 높은 부작용으로 여드름 유사 피진, 손발톱 주위염, 피부 건조 등의 피부 장애가 있다. 피부 장애의 출현과 EGFR 억제제의 효과 사이에 상관성이 인정되고 있어[1] 치료를 계속하는 데 있어 피부 장애 관리는 필수이다.

T씨는 오시머티닙을 복용 중이며, 얼굴에 난 것은 여드름 유사 피진이라고 생각된다. 여드름 유사 피진 치료는 올바른 스킨케어와 함께 암 치료 개시 전부터 테트라사이클린계 또는 마크롤라이드계 항균제 예방 투여가 권장되고 있다[2]. 미노사이클린 하이드로클로라이드(미노마이신 등)의 용량은 100mg/일이 권장되고 있는데, 간질성 폐렴이나 간 장애 발현에 주의가 필요하다. 또한 클라리스로 마이신(클라리스, 클라리시드 등) 등은 약물 대사 효소 시토크롬 P450(CYP) 3A4의 강한 억제 작용을 가지므로 게피티닙과 엘로티닙의 혈중 농도가 상승할 가능성이 있다. 부득이하게 병용할 때는 투여양 설정 등에 주의해야 한다.

여드름 유사 피진의 호발 부위는 얼굴, 머리, 경부(頸部), 전흉부, 배부(背部), 팔다리 등이며, 반상 구진과 농포가 최초로 얼굴에 나타나는 경향이 있다. 특히 코나 입 주위, 이마, 턱에 더해 지루 부위인 머리, 헤어라인 등에도 출현하기 때문에 주의하여 관찰한다. 얼굴 이외는 약국 방문 시에 확인하기 어렵기 때문에 호발 부위에 피진이 생겼는지 환자로부터 청취하는 것도 중요하다.

피진 치료의 기본은 외용 스테로이드 도포이다. 중간 ~ 강함 등급에서 시작하여 필요에 따라 이번 T씨처럼 매우 강함 등급의 베타메타손 낙산 프로피온산 에스테르(안테베이트 등)으로 등급을 올려간다. 피부 자극을 피하고 청결 유지와 보습을 계속한다.

또한 손발톱 주위의 종창은 손발톱 주위염이라고 생각된다. 손발톱 주위염은 통증이 나타나면 환자의 QOL이 낮아지고 치료 계속 의욕에도 영향을 미치므로 치료 시작 전부터 손발톱 자르는 방법(일자 깎기 권장)과 세정 방법(발가락 사이까지 주의 깊게 세정)에 대해 지도한다. 발적과 종창이 출현했을 때에는 매우 강함 등급의 스테로이드부터 시작한다. 동통 출현 시에는 가장 강함 등급으로 전환하는 것 외에도 미노마이신과 세펨계 항균제 내복이 필요해진다. 중증례에서는 항암제 휴약과 함께 조갑 부분 제거 등 외과적 치료가 이루어진다[2].

스테로이드 도포법 지도에 있어서는 연고 도포량의 대략적 기준으로, 어른의 검지 끝에서 제 1관절까지 약을 묻힌 양을 가리키는 FTU(Fingertip unit)가 있다. 1FTU는 약 0.5g이라고 간주되는데, 그것은 구경 5mm의 25g 튜브의 경우이며, 5g, 10g의 튜브가 처방된 경우에는 1FTU가 0.2g 정도, 0.3g 정도가 되는 경우가 많기 때문에 주의가 필요하다.

항암제에 의한 피부 장애에 있어서는 조기 발견과 함께 중증도 등을 정확히 평가하여 대응하는 것이 중요하다. 「이상사례 공통 용어 표준 v5.0 일본어 번역 JCOG판」에서는 "피부 장애가 체표 면적에서 차지하는 비율"이 기준이 되는 경우가 많은데, 평가가 용이하지 않으므로 이것에 집착할 필요는 없다. 실제 임상에서 중요한 것은 "환자의 일상생활에 미치는 영향"이므로 환자의 상황을 우선하여 평가하는 것이 중요하다.

참고문헌

1) Clin Cancer Res. 2007;13:3913–21.
2) 「EGFR 억제제 · 멀티 키나아제 억제제에 기인하는 피부 장애 치료 지침(2020년 개정판) – 피부과 · 종양 내과 유지 컨센서스 회의의 제안」

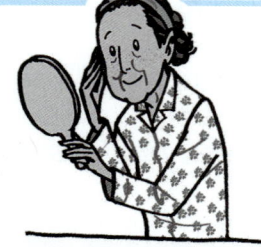

이런 복약지도를

이번에 처방된 항생제 미노사이클린은 얼굴에 난 피진뿐만 아니라 손톱 주위의 부기와 통증을 막는 효과가 있습니다. 스테로이드 연고는 지난번보다 효과가 강한 것이 처방되었으니 얼굴과 손발톱 주위의 발적 부분에 꼼꼼히 바르십시오. 예방을 위해서는 보습에 더하여, 손가락 사이도 포함하여 손톱 주위와 피부를 깨끗하게 유지하고, 고온 샤워 등 피부에 대한 자극은 피하십시오.

폐암 환자에게 처방된 비타민제

비소세포폐암 때문에 병원 호흡기 내과에서 외래 화학요법을 받고 있는 75세 여성 M씨가 진찰 후 약국을 방문했습니다. M씨는 처방전과 약수첩을 내주면서 다음과 같이 말했습니다.

의사 선생님이
"판비탄은 잊지 않고 매일 먹고 있습니까" 라고
확인하셨습니다.
단지 비타민제라고 생각했는데,
그렇게 중요한 약인가요……。

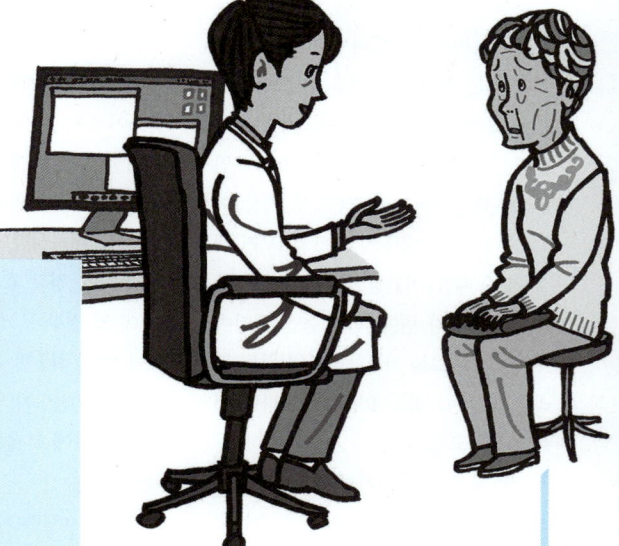

처방전

① 【일반】 산화 마그네슘정 250mg 1회 2정(1일 6정)
　　　1일 3회 아침 · 점심 · 저녁식사 후　21일분
② 【일반】 메토클로프라미드정 5mg 1회 1정(1일 3정)
　　　1일 3회 아침 · 점심 · 저녁식사 전　7일분
③ 【일반】 센노사이드정 12mg 1회 2정
　　　변비 시　20회분
　　　※증상에 따라 1회 1정으로 조절 가능
④ 조제용 판비탄 분말 1회 1.0g(1일 1.0g)
　　　1일 1회 아침식사 후　21일분
⑤ 데이비고정 5mg 1회 1정(1일 1정)
　　　1일 1회 취침 전　21일분

※약력과 약수첩에 따르면, M씨는 Ⅳ기의 비소세포폐암(드라이버 유전자 돌연변이 · 전좌 음성). 3주 전부터 CBDCA+PEM 요법(카보플라틴[상품명 파라플라틴 등]과 페메트렉시드 나트륨 수화물[알림타 등]의 병용요법)을 받고 있는데, 오늘 병원에서 2코스째의 CBDCA+PEM 요법을 받았다. 조제용 판비탄 분말(일반명 레티놀 · 칼시페롤)은 첫회 치료 개시 7일 전부터 복용하고 있다(1코스째 투여 개시 7일 전에 비타민 B12 주사액을 1회 1mg 근육 내 투여했다).

Q　M씨에 대한 조제용 판비탄 분말(일반명 레티놀 · 칼시페롤)에 대한 설명으로 옳은 것을 모두 선택하라.

1 페메트렉시드 나트륨 수화물(상품명 알림타 등)의 부작용 예방을 위해 투여한다.

2 혈중 호모시스테인 농도와 메틸말론산 농도를 증가시켜 부작용을 경감한다.

3 복용 효과를 높이기 위해 적극적으로 엽산 등을 많이 함유하는 보충제도 섭취한다.

4 판비탄은 직사광선 및 습기를 피하여 보관한다.

A **❶** 페메트렉시드 나트륨 수화물(상품명 알림타 등)의 부작용 예방을 위해 투여한다.
❹ 판비탄은 직사광선 및 습기를 피하여 보관한다.

비소세포폐암은 폐암 전체의 약 85%를 차지하며, Ⅳ기 비소세포폐암에서는 주로 약물치료가 실시된다. 세포독성 항암제, 분자 표적약, 면역 체크포인트 억제제 등을 조합하여 치료해 간다.

치료 선택에 있어서는 먼저 유전자 검사를 실시하고, 드라이버 유전자 변이를 갖는 환자는 그것을 타겟으로 한 분자 표적약에 의해 효과를 기대할 수 있다. 한편, 「폐암 진료 가이드라인 2022년판」에서는 고령(75세 이상)이고, 전신수행상태(PS) 0~1인 Ⅳ기 비소 세포 폐암(비편평 상피암)이고, 드라이버 유전자 변이·전좌 음성 환자에 대한 1차 치료는 카보플라틴(상품명 파라플라틴 등) 병용 요법을 실시하는 것이 권장되고 있다[1].

이번에 M씨에게 카보플라틴과 병용하고 있는 페메트렉시드 나트륨 수화물(상품명 알림타 등)은 엽산의 대사 효소를 억제함으로써 DNA 합성을 억제하여 항종양 효과를 발휘하는 엽산 대사 길항제로, 절제 불능한 진행 및 재발의 비소세포 폐암에 적응하는 외에 악성 흉막 중피종에 대한 효능·효과를 가진다.

해외 임상시험에서는 다른 엽산 대사 길항제에서 엽산 투여에 의한 부작용 경감 효과가 보고되었기 때문에 페메트렉시드에 대해서도 엽산 및 비타민 결핍 마커로서 호모시스테인 및 메틸말론산의 혈중 농도를 측정하여 부작용과의 관련성을 분석한 결과, 이들 농도가 높은 수치인 환자에서 위중한 부작용 발현률이 높다는 것이 제시되었다[2].

엽산에 의해 호모시스테인 농도를, 비타민 B12에 의해 메틸말론산 농도를 각각 저하시킴으로써 페메트렉시드의 부작용 경감 효과가 나타났기 때문에 이 약 첨부 문서의 「경고」란에는 "본제에 의한 위중한 부작용 발현을 경감하기 위해 반드시 엽산 및 비타민 B12의 투여 하에 본제를 투여할 것"이라고 되어 있다.

엽산 투여량은 페메트렉시드 첨부 문서에 "본제 첫회 투여 7일 이상 전부터 엽산으로서 1일 1회 0.5mg을 매일 경구 투여한다"고 되어 있다. 이것은 페메트렉시드의 일본 국내 임상시험 시에 엽산 0.25 ~ 0.5 mg/일의 매일 투여에 의해 호모시스테인 농도는 2주 이내에 $9.0 \mu M$ 이하로 저하한다고 보고[3,4]된

것에 근거한다. 엽산과 비타민 B12를 과잉 섭취하면 페메트렉시드의 유효성이 감약할 가능성이 있지만, 효능에 영향을 미치는 투여량에 관한 충분한 데이터가 없다. 따라서 페메트렉시드로 치료하는 중에는 엽산과 비타민 B12를 많이 함유하는 보충제나 비타민제를 필요 이상으로 섭취하는 것은 피하도록 얘기한다. 복용을 잊었을 경우에는, 깨달았을 때에 1회분을 복용하도록 지도하는데, 다음 복용 시간이 가까운 경우에는 복용하지 말고 다음 회 복용 시에 1회분만 복용하도록 한다.

판비탄(일반명 레티놀·칼시페롤)은 흡습성이 있으며, 직사광선과 자외선에 의해 쉽게 분해된다. 환자에게는 습기와 직사광선을 피하여 보관·관리하도록 지도한다.

참고문헌

1) 일본폐암학회 「폐암 진료 가이드라인 - 악성 흉막 중피종·흉선 종양 포함 - 2022년판」 (카네하라출판)
2) Mol. Cancer Ther.,2002;1:545-52.
3) Int.J.Vitam.Nutr.Res.1999;69:187-93.
4) Am.J.Clin.Nutr.1999;69:99-104.

이런 복약지도를

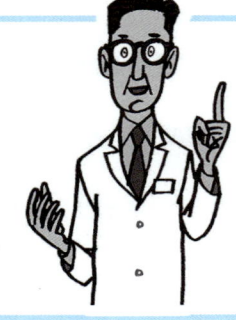

병원에서 받고 있는 점적약은 세포의 DNA에 작용하여 암세포의 증식을 억제하는 한편, 몸에 필요한 엽산이나 비타민 B12의 부족을 초래할 가능성이 있습니다. 판피탄은 이러한 부작용 경감을 목적으로 주로 엽산을 보충하기 위해 처방된 것이라고 생각합니다. 단, 엽산은 과잉 섭취하면 항암제의 효과가 약해질 가능성이 있으므로 치료 중에는 엽산 등을 많이 포함한 보충제를 필요 이상 섭취하는 것은 피해 주십시오.

폐암 환자에게 처방된 「식욕촉진제」

폐암 치료를 위해 병원의 호흡기 내과에 통원하고 있는 70세 남성 W씨가
진찰 후 아내와 함께 약국에 왔습니다. W씨는 처방전을 내주면서
다음과 같이 말했습니다.

코로나의 영향도 있어 계속 집에 있어서
식욕이 없고 체중이 줄어 버렸습니다.
운동도 거의 하지 않습니다.
의사 선생님과 상담하니
"식욕이 나오는 약을 처방하겠습니다" 라고
했습니다.
어떤 약인가요?

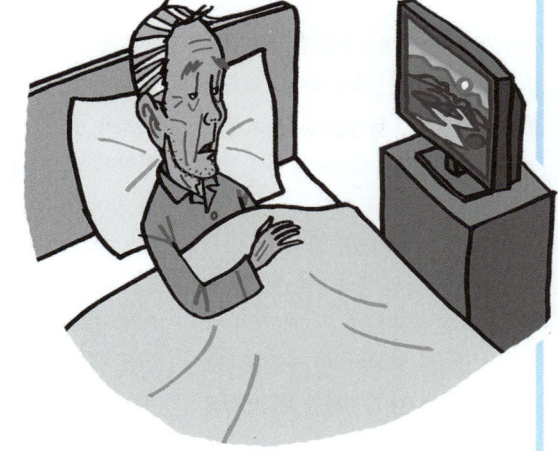

처방전

① 타그리소정 80mg 1회 1정(1일 1정)
　　　1일 1회 아침식사 후　14일분
② 애드루미즈정 50mg 1회 2정 (1일 2정)
　　　1일 1회 취침 전　14일분

※약력에 따르면, W씨는 절제 불능 폐암이라고 진단받았는데,
　이번부터 애드루미즈(일반명 아나모렐린 염산염)가 처방되었
　다. 화학 요법에 의한 부작용은 특별히 보이지 않는다.

Q1 애드루미즈(일반명 아나모렐린 염산염)의 복용 시점과 식사의 관계에 대해 옳은 것을 모두 고르라.

❶ 특별히 규정은 없다
❷ 식사 직후 복용한다
❸ 공복 시에 복용한다
❹ 복용 후 1시간은 식사를 하지 않는다

Q2 애드루미즈의 식욕 항진 작용은 어떤 기전에 의해 일어난다고 생각되고 있는가? 적절한 것을 고르라.

❶ 시상하부에서 식욕 항진에 관여
❷ 뇌하수체에서 식욕 항진에 관여
❸ 식욕 감퇴 호르몬의 분비 억제
❹ 위산 분비 항진

A₁ ❸ 공복 시에 복용한다 ❹ 복용 후 1시간은 식사를 하지 않는다
A₂ ❶ 시상하부에서 식욕 항진에 관여

암 악액질은 "보통의 영양 서포트로는 완전히 회복할 수 없으며, 진행성 기능 장애로 이어지는 골격근량의 지속적 감소(지방량 감소의 유무를 불문)를 특징으로 하는 다인자성 증후군"이라고 정의되어 있다. 진행암 환자의 80%에서 볼 수 있으며, 체중 감소와 식욕 부진 등의 전형적인 증상 외에도 화학요법의 효과 감소, 부작용 및 치료 중단의 증가, 심지어는 생존율에까지 영향을 미친다고 생각되고 있다[1].

악액질의 발생 기전은 밝혀지지 않은 점도 많지만, 암의 증식에 따라 근육량이 감소하는 주된 원인은 암세포가 방출하는 사이토카인에 의한 염증 반응으로 근육의 분해가 촉진하기 때문이라고 생각되고 있다. 많은 경우 식욕 부진을 동반하며, 종말기에는 염증성 사이토카인이 시상하부에 영향을 주어 식욕 증진 호르몬인 그렐린의 분비를 억제함으로써 추가적인 식욕 부진 및 영양 장애를 일으킨다[2].

이번에 W씨에게 처방된 아나모렐린 염산염(상품명 애드루미즈)은 그렐린 유사 작용제로, "비소세포 폐암, 위암, 췌장암, 대장암"의 암 악액질에 대

한 효능 효과를 취득한 일본 국내 최초의 치료약이다. 그렐린 수용체인 GHS-R1a(성장 호르몬 방출 촉진 인자 수용체 타입 1a)를 작동시켜 뇌하수체에서는 성장 호르몬의 분비를 촉진함과 동시에 시상하부에서는 식욕을 항진하여 체중과 근육량 증가로 이어진다고 생각되고 있다[3].

식욕 부진에 적응이 있는 약제에는 한약이나 소화관 운동 부활약, 향정신약 등이 있지만, 모두 암 악액질에 특화된 식욕 부진에 대한 적응은 없다.

아나모렐린은 식사의 영향을 피하기 위해 공복 시에 복용하고, 복용 후 1시간은 식사를 하지 않는다고 되어 있다. 또한 「효능·효과와 관련된 사용상 주의」에는 6개월 이내에 5% 이상의 체중 감소와 식욕 부진이 있으며, 또한 (1)피로 또는 권태감, (2)전신의 근력 저하, (3)CRP치 0.5mg/dL 초과, 헤모글로빈치 12g/dL 미만 또는 알부민치 3.2g/dL 미만 중 2개 이상을 인정하는 환자에게 사용할 것이라고 기재되어 있다. 이 약 승인 시에 제조 판매원인 오노약품공업이 공표한 「애드루미즈정 50mg의 적정 사용에 관한 부탁」에는 항암제

가 원인이라고 생각되는 일과성 식욕 부진 등의 경우에는 적절한 대처를 한 후에 신중하게 투여 필요성을 검토하라고 명기되어 있다.

아나모렐린은 주로 약물 대사효소 시토크롬 P450(CYP) 3A4에 의해 대사되기 때문에 CYP3A4의 강한 억제 작용이 있는 클라리스로 마이신(클라리스, 클라리시드 등)과 병용하면 이 약의 혈중 농도가 상승할 우려가 있어 병용 금기이다.

또한 이 약은 나트륨 채널 억제 작용을 갖고 있어 심독성을 갖는 항악성종양약인 안트라사이클린계 약 등과의 병용으로 심독성이 증강될 우려가 있기 때문에 병용 주의라고 되어 있다. 외래에서 투여되고 있는 주사약이 없는가도 포함하여 약수첩 등에서 병용약을 파악해 둘 것이 요구된다.

참고문헌

1) 「암 악액질 핸드북」 (2019년 3월) http://jascc.jp/wp/wp-content/uploads/2019/03/cachexia_handbook-4.pdf
2) 「오늘의 치료 지침 2023」 (의학서원)
3) 애드루미즈정 50mg 적정 사용 가이드 (2022년 5월 작성)

이런 복약지도를

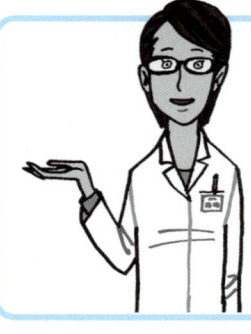

애드루미즈는 식욕 부진 및 영양 장애로 인한 체중 감소보다는 암으로 인해 근육까지 줄어든 체중 감소 상태에 효과가 있는 약제입니다. 성장 호르몬 분비 촉진과 식욕 항진 작용에 의해 체중 및 근육량 증가로 이어질 것이 기대됩니다.

같이 먹으면 좋지 않은 항균제와 항암약이 있으므로 약수첩에 병원에서 투여한 주사약이 있으면 기재하도록 저희가 병원에 부탁해도 될까요?

항암제에 동반하는 구역질에 효과적인 약물

유방암의 수술 후 보조 화학요법을 받고 있는 33세 여성 S씨가
외래 화학요법 후에 약국을 방문했습니다.
S씨는 처방전과 약수첩을 내주면서 다음과 같이 말했습니다.

지난번, 처음 화학요법을 받았더니 그날 밤부터 속
이 느끼해서 며칠간 아무것도 할 수 없어서…….
의사 선생님께 상담해서 추가로 구역질 억제제를
처방받게 되었습니다.

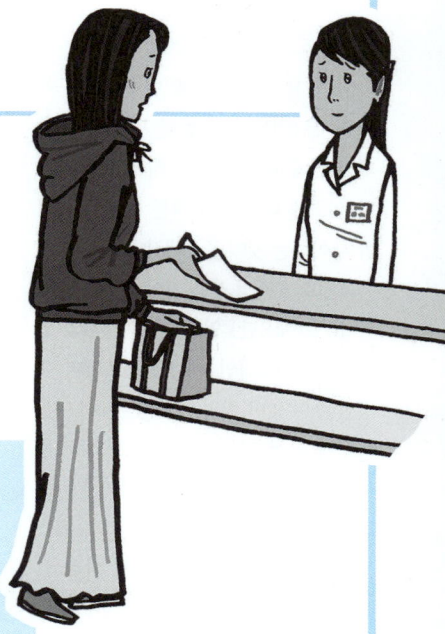

처방전

① 【일반】 아프레피탄트 캡슐 125mg 1회 1캡슐 (1일 1캡슐)
　　　　1일 1회 다음번 화학요법 점적 전 아침식사 후　1일분
② 【일반】 아프레피탄트 캡슐 80mg 1회 1캡슐 (1일 1캡슐)
　　　　1일 1회 아침식사 후　2일분
③ 데카드론정 4mg 1회 2정(1일 2정)
　　　　1일 1회 아침식사 후　3일분
④ 【일반】 올란자핀 구강내 붕괴정 2.5mg 1회 2정 (1일 2정)
　　　　1일 1회 저녁식사 후　6일분
　　　　졸음에 대응하여 저녁식사 전 복용, 감량 자기 조절 가능
⑤ 【일반】 산화 마그네슘정 250mg 1회 2정(1일 6정)
　　　　1일 3회 아침 · 점심 · 저녁식사 후　7일분

※약력과 약수첩에 따르면, S씨는 3
주 전부터 AC요법(독솔비신 염산
염[상품명 아드리아신 등])과 시클
로 포스파미드 수화물[엔독산]의
병용요법)을 받고 있는데, 오늘 병
원에서 2코스째의 AC요법을 받았
다. 이번부터 올란자핀(디플렉사
등)이 추가되었다.

Q1 항악성종양제 투여에 동반하는 소화기 증상(구역질, 구토)의 적응을 가진 약제를 모두 고르라.

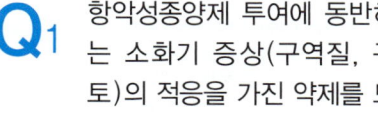

1 아프레피탄트(상품명 이멘드 등)

2 덱사메타손 (데카드론)

3 올란자핀(디플렉사 등)

4 산화 마그네슘(마그미트 등))

Q2 일본암치료학회 「진토제 적정 사용 가이드라인 2015년 10월(제2판) 일부 개정판」 에 담겨 있는 항암제 투여 후의 구역질·구토에 관한 설명으로 옳은 것을 고르라.

1 항암제 투여 후 48시간 이내에 일어나는 구역질·구토를 '급성', 48시간 이후에 일어나는 구역질·구토를 '지발성' 라고 정의하였다.

2 진토제의 예방적 투여에도 불구하고 발현하는 구역질·구토를 '예기성' 이라고 정의하였다

3 진토제은 항암제 치료의 구토 유발 위험에 따라 선택하기 때문에 환자 배경을 고려하지 않아도 된다.

4 항암제별로 구역질·구토의 발현 위험은 다르다.

A₁ ❶ 아프레피탄트(상품명 이멘드 등) ❷ 덱사메타손(데카드론)
❸ 올란자핀(디플렉사 등)

A₂ ❹ 항암제별로 구역질·구토의 발현 위험은 다르다.

암 약물 요법에 의해 발현되는 구역질·구토(CINV)의 발현 빈도는 항암제 종류에 따라 다르다. 치료의 구토 유발 위험에 따라 진토제를 선택하고 예방 투여하는 것이 중요해진다.

「진토제 적정 사용 가이드라인 2015년 10월(제2판) 일부 개정판 ver.2.2」(이하, 가이드라인)에서는 진토제의 예방적 투여 없이 항암제 투여 후 24시간 이내에 발현하는 구역질·구토의 비율에 따라, 항암제 고도(구토 유발) 리스크, 중등도 리스크, 경도 리스크, 최소도 리스크의 4개로 분류하고, 각각 권장하는 진토제의 조합을 제시하고 있다.

또한 CINV의 발현에는 급성(투여 후 24시간 이내), 지발성(24시간 후부터 약 1주일 정도 지속), 돌출성, 예기성(항암제를 생각하는 것만으로도 유발됨)의 4가지 패턴이 있는데, 이 중 임상에서 특히 문제가 되는 것은 진토제를 예방 투여하고 있음에도 불구하고 발현하는 돌출성 구역질·구토이다. 이러한 증상에 대해 효과성이 보이는 약물 중 하나에 항정신병약인 올란자핀(상품명 디플렉사 등)이 있다[1]. 이 약은 진토제로 예방 투여해도 유효성과 안전성이 제시된 적이 있기 때문에[2] 일본에서는 2017년에 CINV에 대한 적응이 추가되었다.

CINV의 발병에는 P물질, 세로토닌, 도파민 등 많은 신경전달물질이 관여하고 있다[3]. 올란자핀은 다원 수용체 작용 항정신병약으로 분류되는데, 많은 신경전달물질의 수용체에 작용하는 기능이 있기 때문에 CINV에 관련된 수용체에 대해서도 작용하여 진토 효과를 보인다고 생각되고 있다.

미국임상종양학회 가이드라인에서는 고도 구토 유발 리스크 치료에서 올란자핀의 예방적 투여가 권장되고 있다[4]. 일본의 가이드라인에서는 이 약의 예방적 투여를 기재한 치료 다이어그램은 없지만 일상 진료 속에서 예방적 투여는 일반적으로 수행되고 있다.

S씨가 받고 있는 화학요법(AC요법)은 고도 구토 유발 리스크를 가진 치료인데, 가이드라인에서는 CINV 예방으로 아프레피탄트(이멘드 등), 5-HT3 수용체 길항제, 덱사메타손(데카드론)의 병용이 권장되고 있다. S씨는 항암제 치료의 시작과 동시에 이러한 진토제가 투여되었지만 구역질·구토를 통제할 수 없었기 때문에 이번에 올란자핀이 추가로 처방되었다고 생각된다.

단, 올란자핀은 중추성 히스타민 H1을 비롯한 졸음에 관련된 수용체에 작용하기 때문에 일본 국내 임상시험에서는 졸음 발현 빈도는 22.3%라고 보고되어 있어 사용 개시 시에는 설명이 필요하다.

졸음을 아침까지 남기지 않기 위한 대응법으로는 이 약의 복용 시간을 취침 전이 아니라, 저녁에서 저녁 식사 후 등으로 조금 빨리하는 것 혹은 약의 감량을 들 수 있다. 우리 병원에서는 환자 자신이 복용량을 조절할 수 있도록 1회 5mg정 처방을 일부러 2.5mg정 2정으로 하는 등 궁리하고 있다. 또한 올란자핀은 당뇨병을 앓고 있는 사람이나 당뇨병이 이미 있는 환자에 대해서는 금기이므로 조제 시에는 다시 확인해야 한다.

참고문헌

1) Support Care Cancer.2016;24:2381-92.
2) Support Care Cancer.2016;24:675-82.
3) 일본암치료학회「진토제 적정 사용 가이드라인 2015년 10월(제2판) 일부 개정판 ver.2.2」
4) J Clin Oncol.2020;38:2782-97.

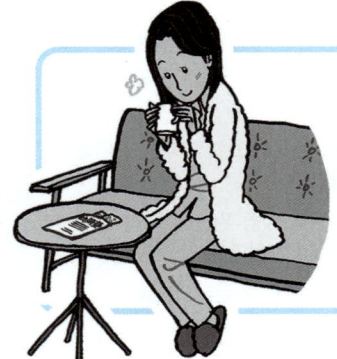

이런 복약지도를

아프레피탄트와 데카드론은 화학요법에 동반하는 구역질을 예방하는 약인데, 그래도 완전히 억제할 수 없을 때에 구역질과 관련된 다양한 신경을 조절하는 올란자핀이 유효하다고 생각되고 있습니다.

단, 올란자핀은 졸음이 일어나기 쉽기 때문에 낮까지 졸음이 남아 생활에 지장이 생기는 경우는 복용하는 시간을 빨리하거나 먹는 약을 2정에서 1정으로 줄이는 등의 시도를 해 보십시오.

호르몬 치료 중
처방된 가미소요산

병원의 유선외과에서 유방암 수술 후 내분비요법을 받고 있는
40세 여성 A씨가 진찰 후에 약국에 왔습니다.
A씨는 처방전과 약수첩을 내주면서 다음과 같이 말했습니다.

유방암 치료제를 먹기 시작하고 나서
갑자기 더워지거나 땀이 나서……
상황을 보고 있었는데 조금 증상이 강해서
의사 선생님에게 상담했더니 약이 나왔습니다.

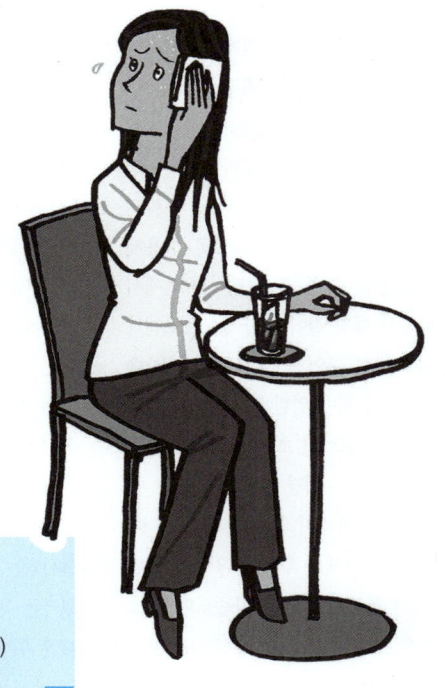

처방전

① 【일반】 타목시펜정 20mg 1회 1정(1일 1정)
　　　　1일 1회 아침식사 후　30일분
② 츠무라 가미소요산 엑기스 과립(의료용) 1회 2.5g (1일 7.5g)
　　　　1일 3회 아침 · 점심 · 저녁식사 전　30일분

 유방암에 대한 내분비요법약 중 조기 유방암
에 사용되는 약제를 모두 고르라.

1 타목시펜 구연산염 (상품명 놀바덱스 등)

2 아나스트로졸(아리미덱스 등)

3 풀베스트란트(파슬로덱스)

4 류프로렐린 초산염 (루프린 등)

 타목시펜의 주요 부작용에 해당하지
않는 것을 고르라.

1 갱년기 증상

2 혈전증

3 골다공증

4 자궁내막암

A₁

1 타목시펜 구연산염 (상품명 놀바덱스 등)

2 아나스트로졸(아리미덱스 외) **4** 류프로렐린 초산염(루프린 등)

A₂

3

유방암세포 내의 에스트로겐 수용체(ER)에 에스트로겐이 결합함으로써 증식하는 '호르몬 수용체 양성 유방암'에는 ER에 작용하는 약제나 에스트로겐 생산을 억제하는 약제에 의한 내분비 요법이 실시된다.

에스트로겐은 폐경 전에는 주로 난소로부터 합성되지만, 폐경 후에는 난소 기능이 저하되기 때문에 지방세포 등에 존재하는 효소(아로마타제)에 의해 안드로겐(남성호르몬)에서 변환되어 합성된다. 그 때문에 호르몬 수용체 양성 유방암 수술 후 내분비 요법에서는 환자가 폐경 전이면 항에스트로겐약인 타목시펜 구연산염(상품명 놀바덱스 등) 외에 재발 위험에 따라 LH-RH 작용제(류프로렐린 초산염[루프린 등]) 등이 투여되고, 폐경 후인 경우에는 아나스트로졸(아리미덱스 등)과 같은 아로마타제 억제제의 투여가 우선 권장된다. 또한 풀베스트란트 (파슬로덱스)도 폐경 후 호르몬 수용체 양성 유방암에 사용되는 약제 중 하나이지만 대상은 전이·재발 유방암에 한정된다.

조기 유방암(스테이지I ~ IIIA) 수술 후 내분비 요법에서 타목시펜 투여는 「유방암 진료 가이드라인」(이하 GL)에서도 강력히 권장되고 있다[1]. 5년 투여보다 10년 투여의 재발 억제 효과와 유방암 사망 억제 효과가 높다는 결과도 있어 치료기간은 장기간에 걸친다.

일반적으로, 내분비 요법의 부작용은 화학 요법에 비해 가벼운 것으로 간주되는데, 에스트로겐량의 감소에 기인하는 부작용 증상으로, 타목시펜이나 LH-RH 작용제에서는 홍조나 발한 등의 갱년기 증상을 확인되며, 아로마타제 억제제에서는 갱년기 증상, 관절통과 골다공증 등이 출현한다. 갱년기 증상은 복용 개시하고 몇 개월 후에 완화되는 경우가 많은데, 증상이 강하게 지속되어 생활에 지장이 있으면 약물에 의한 대증 요법도 검토된다.

자연 폐경에 의한 갱년기 증상에서 실시되는 호르몬 보충 요법(HRT)에 대해서는 유방암 환자의 경우에는 유방암 재발 위험 등이 명확하지 않기 때문에 GL에서는 "실시해서는 안 된다"고 되어 있다. 또한 선택적 세로토닌 재흡수 억제제(SSRI)에 열감 경감 효과가 있다고 여겨지지만, 일본에서는 보험 적용외이며, SSRI의 종류에 따라서는 타목시펜의 활성대사물 혈중농도를 저하시켜 작용이 약해질 우려가 있다. 그 때문에 실제 임상에서는 갱년기 장애에 적응이 있는 한방약 등이 사용되는 경우가 많은데, GL에서는 "실제 유용한지는 아직 불명"이라고 되어 있다. 또한 「산부인과 진료 가이드라인」에서는 자연 폐경에 의한 갱년기 증상에 대한 한방약 사용에 대해서도 권장 수준이 가장 약하다(C: 고려된다)는 점에는 유의해 둘 필요가 있다[2].

그 외, 타목시펜에 의해 혈전증이나 자궁내막암 발증 리스크가 높아진다고 되어 있어 복용 중에 혈전을 의심하는 증상이나 부인과계의 부정 출혈 등이 있으면 상담하도록 지도한다.

참고문헌

1) 일본유방암학회 「유방암 진료 가이드라인 치료편 2022년판」, (카네하라출판)
2) 일본산과부인과학회 「산부인과 진료 가이드라인 부인과 외래편 2020」

이런 복약지도를

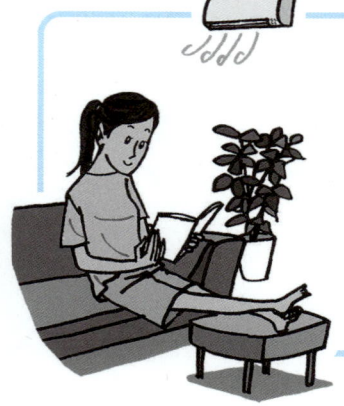

타목시펜은 체내의 에스트로겐 작용을 억제하여 항암 작용을 발휘하는 약이지만, 계속 복용에 의해 열감과 발한 등 갱년기 같은 증상이 나타나는 경우가 있습니다. 이번에 처방된 가미소요산은 이러한 증상을 완화시키는 효과가 있다고 합니다. 일상생활에서도 에어컨이나 체온 조절하기 쉬운 복장, 미지근한 물 목욕 등 릴랙스할 수 있는 방법을 시도해 보십시오.

증상은 몇 개월 정도 지나 진정된다고 생각합니다. 복용을 계속하는데 월경과는 다른 부정 출혈 등이 보이면, 즉시 의사 선생님과 상담하십시오.

식도암 환자에게 프레드니솔론이 처방된 이유

식도암에 대해 대학병원에서 외래 화학요법을 받고 있는 72세 남성 K씨가
외래 진찰 후 처방전을 가지고 약국을 방문했습니다.
K씨는 처방전을 내주면서 다음과 같이 말했습니다.

2회째의 항암제 점적을 받은 후,
심한 설사가 계속되었습니다.
3주일 정도 입원했더니 꽤 좋아졌습니다.
입원 중에 점적하던 약은 먹는 약으로 바뀌고,
양도 앞으로 조금씩 줄여나간다고 합니다.

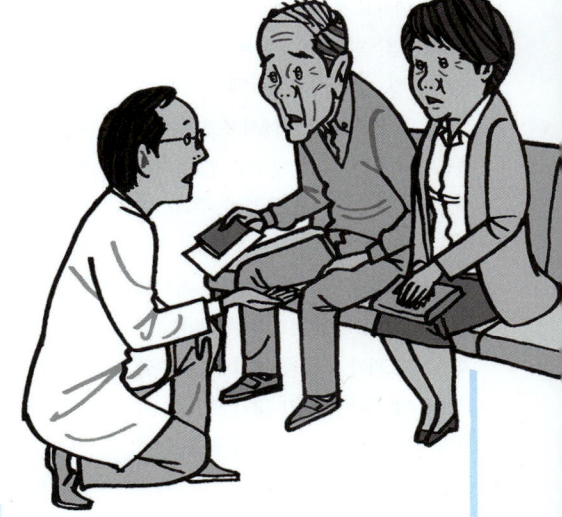

처방전

【일반】 프레드니솔론정 5mg 1회 4정 (1일 4정)
　　　　박타 배합정 1회 1정(1일 1정)
【일반】 라베프라졸 Na정정 10mg 1회 1정(1일 1정)
　　　　1일 1회 아침식사 후　14일분

※약력에 따르면, K씨는 옵디보(일반명 니볼루
　맙[유전자 재조합])에 의한 치료를 받고 있
　다. 이번은 퇴원한 지 1주일 후 외래진찰 후
　약국 방문이다.

Q K씨에게, 프레드니솔론(상품명 프레드닌
등)이 처방되고 있는 이유로 가장 적합하다
고 생각되는 것을 고르라.

1 옵디보(일반명 니볼루맙[유전자 재조합])에 의
한 구역질을 경감하기 위해

2 암에 의한 권태감 개선을 위해

3 옵디보에 의한 설사를 경감하기 위해

4 옵디보에 의한 피진 예방을 위해

A ❸ 옵디보(일반명 니볼루맙[유전자 재조합])에 의한 설사를 경감하기 위해

옵디보(일반명 니볼루맙[유전자 재조합])를 포함한 면역체크 포인트 억제제는 임상 현장에서 많은 암종의 치료에 사용되고 있다. 세포독성 항암제와 비교하여 구역질이나 탈모 등의 부작용 발현률은 낮지만 특유의 부작용이 발현되기 때문에 주의가 필요하다.

면역 체크포인트 억제제 투여에 의해 야기되는 부작용은 면역 관련 부작용(irAE)이라고 불리는데, 간질성 폐질환과 대장염, 피부염, 내분비 장애, 1형 당뇨병 등 다양하다[1]. 이러한 것들은 투여를 시작하고 몇 주에서 수개월이 경과한 후에 발현하는 경우도 있기 때문에 투여 종료 후에도 충분히 주의하여야 한다.

특히 식도암이나 위암에서는 옵디보는 표준 치료에 있어서 복수(複數)의 치료가 효과가 없었을 때의 최종 수단으로 사용되는 경우가 많기 때문에 환자의 전신 상태가 나쁘고 부작용 발현률도 높아진다고 생각되고 있다. 예를 들어 식도암에 대한 투여에서는 설사가 20%, 발진 11%, 폐렴 10%라는 일본 국내 보고도 있다[2].

이 중 설사는 항암제 치료에 있어서 빈도가 높은 부작용인데, 대부분은 소화관 점막 장애이며 로페라미드 염산염(상품명 로페민 등) 등으로 컨트롤한다. 한편, 이번 K씨처럼 irAE에 의한 설사는 장관 면역 시스템의 균형이 무너져서 일어나므로 스테로이드를 사용한다.

irAE에 의한 설사는 염증성 증상인 경우가 많으며, 특히 복통, 점액변, 혈변, 발열을 동반하는 경우에는 대장염이 의심된다. 임상 소견으로는 복부의 압통, 근성 방어 등의 복막 자극 증상, 또한 혈액 검사에서는 CRP 상승과 백혈구수 상승 등도 보인다.

대장염 확정 진단에는 하부 소화관 내시경 검사 및 병리 조직 검사에 의한 염증 소견 확인이 필요하다. 병태의 특징으로는 며칠 단위로 급속히 중증화하는 경우가 있으므로 증상을 잘 관찰하고 조기 대응하는 것이 중요해진다.

또한 설사가 발현했을 때에 다른 의료기관을 수진하여 로페라미드를 투여받는 경우가 있는데, 설사 증상을 감추기 때문에 오히려 중증화를 보지 못하고 지나치게 되는 경우가 있다. 환자에게는 설사 등으로 타과를 수진할 때에는 옵디보를 투여하고 있다는 것을 의사에게 전달하도록 지도해 두어야 한다.

설사·대장염에 대해서는 설사가 Grade 3 이상(베이스라인과 비교해 배변 횟수가 7회 이상/일 증가 등)이면 1.0~2.0mg/kg/일의 프레드니솔론(프레드닌 등) 정주, Grade 2(베이스라인과 비교해 배변 횟수가 4~6회/일 증가 등)이면 0.5~1.0mg/kg/일 프레드니솔론 경구 등의 투여를 검토한다. 그 후, 설사 증상이 Grade 1(베이스라인과 비교해 배변 횟수가 4회 미만/일 증가)로 개선될 때까지 투여를 계속하고 그 후에는 점점 줄여 간다[1].

K씨의 경우, 점적이 먹는 약으로 바뀌었다고 하므로 스테로이드를 점점 줄여가며 투여하는 중으로 보이며, 스테로이드에 의한 기회 감염 예방을 위해 박타(일반명 설파메톡사졸·트리메토프림)도 투여되고 있으므로 irAE에 의한 대장염이라고 생각된다.

프레드니솔론에는 특유의 쓴맛이 있기 때문에 처음 복용하는 경우에는 혀 위에 약을 두지 말고 즉시 삼키도록 복약지도 시에 설명해 두어야 한다. 또한 K씨는 옵디보 치료를 계속 중이며 설사가 재연할 가능성이 있기 때문에 그 경우에는 의료기관이나 약국에 곧바로 연락하도록 전해 둔다.

참고문헌

1) 옵디보 적정 사용 가이드 (2022년 11월 작성)
2) Lancet Oncol. 2017;18:631-9.

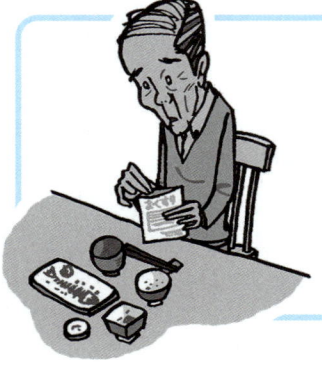

이런 복약지도를

설사는 낫고 있는 것 같아 다행입니다. 프레드니솔론은 설사를 억제하기 위한 중요한 약으로 지금까지 점적으로 투여되고 있었지만, 퇴원 후에도 계속 치료하기 위해 정제로 변경되었습니다.

매일 아침식사 후 다른 약과 함께 4정을 드십시오. 쓴맛을 느끼기 쉬운 약이므로 혀 위에 두지 말고 즉시 삼키면 좋습니다. 설사가 다시 보이면 의사 선생님이나 저희에게 상담해 주십시오.

체중이 감소한 환자에게 처방된 렌비마

간세포암 때문에 병원의 소화기외과에 통원하고 있는
70세 여성 S씨가 진찰 후에 약국에 왔습니다.
S씨는 처방전을 내주면서 다음과 같이 말했습니다.

오늘부터 먹기 시작하는 약은 체중에 따라
양이 다르다고 합니다.
사실, 최근 한 달 2kg 정도 체중이 줄었는데,
병원 선생님께 얘기하지 못해서...
영향은 없을까요?

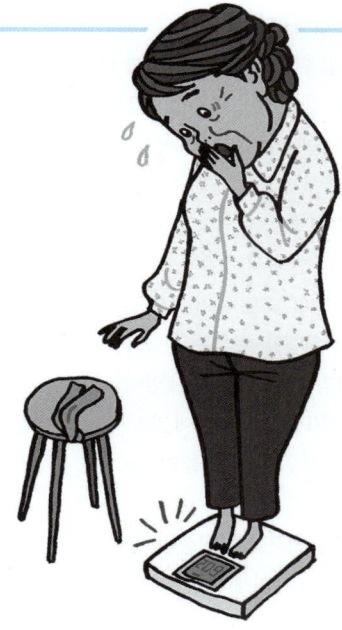

처방전

렌비마 캡슐 4mg 1회 3캡슐(1일 3캡슐)
1일 1회 아침식사 후 14일분

※약력에 따르면, S씨의 1개월 전 체중은
62kg이었다.

 간세포암에서 렌비마(일반명 렌바티닙 메
실산염)의 용량이 체중별로 설정되어 있
는 이유로 맞는 것을 고르라.

1 지방 조직으로의 이행성이 높아 비만 경향
이 있는 환자에서는 흡수율이 증가하는 것
이 제시되어 있기 때문에

2 세포외액량이 체중에 따라 다르기 때문에

3 간세포암 환자에서는 체중이 가벼울수록 혈
중 농도 시간 곡선하 면적(AUC)이 상승하
는 것이 제시되어 있기 때문에

 렌비마와 마찬가지로, 첨부 문서에서 복
용량에 체중 관련 기재가 있는 항암약을
고르라.

1 스티바가(레고라페닙 수화물)

2 제줄라(니라파립 토실산염 수화물)

3 수텐트(수니티닙 말산염)

4 넥사바(소라페닙 토실산염)

A₁ ❸ 간세포암 환자에서는 체중이 가벼울수록 혈중 농도 시간 곡선하 면적
(AUC)이 상승하는 것이 제시되어 있기 때문에

A₂ ❷ 제줄라(니라파립 토실산염 수화물)

간암은 원발성 간암과 전이성 간암의 크게 2가지로 분류되며, 원발성 간암의 대부분은 간세포암이다.

간세포암 환자의 대부분은 암과 만성 간 질환을 갖고 있기 때문에 치료를 선택할 때에는 암의 병기(스테이지)뿐 아니라 간 장애 정도도 고려한다. 치료법으로는 간절제술, 경피적 라디오파 소작요법 등의 천자 국소 요법, 간동맥 화학 색전 요법(TACE) 등이 있으며, 이러한 것들을 시행할 수 없는 진행성 간세포암과 간외 전이를 동반되는 암이나 전신수행상태(PS)와 간기능이 모두 양호한 상태인 경우 등에 약물요법을 실시한다[1].

렌바티닙 메실산염(상품명 렌비마)은 경구 멀티키나아제 억제제이며, 암의 전이나 재발 등으로 수술이나 국소 요법이 곤란한 환자에게 사용된다.

제형은 4mg, 10mg의 캡슐로, 적응 질환은 '근치 절제 불능인 갑상선암'과 '절제 불능인 흉선암' 외에 펨브롤리주맙(유전자 재조합)(키트루다)와의 병용 요법으로서 '암 화학 요법 후에 악화된 절제 불가능한 진행·재발 자궁체암', '근치 절제 불능 또는 전이성의 신세

포암'에 적응이 있다. 한편, '절제 불가능한 간세포암'에서 승인을 취득한 것은 4mg 캡슐뿐이다. 또한 렌비마에서는 간세포암만 체중에 따라 용량 설정이 달라 체중 60kg 이상의 환자의 경우 12mg/일, 60kg 미만의 경우 8mg/일로 되어 있다.

렌비마는 주로 간에서의 대사를 받기 때문에 간기능 장애를 가진 간세포암에서는 별도 권장 투여량을 설정하기 위한 국제 공동 제1, 2상 시험이 실시되었다. 그 결과, 12mg/일을 개시 용량으로 실시한 이 시험에서는 양호한 성적이 확인되었지만, 저체중 피험자의 경우 감량으로 이어지는 이상사례가 많이 보고되었다.

또한 그 기전은 밝혀지지지 않지만, 체중과 렌비마의 혈중 농도에 특히 강한 상관이 확인되는데, 체중이 낮을수록 혈중 농도 시간 곡선하 면적(AUC)이 상승하는 것이 제시되었다. 간세포암에서는 체중 60kg 이상/미만으로 시작 용량을 조정함으로써 체중이 낮은 환자에서 렌비마 고노출을 피할 수 있다는 것이 제시되었는데, 국제 공동 3상 시험의 개시 용량은 체중별

로 12mg/일(60kg 이상)과 8mg/일(60kg 미만)로 설정되었으며[2] 같은 용법·용량으로 승인된 경우가 있다.

그 외에 체중에 따라 용법용량이 다른 경구 항암제로는 난소암 치료에 사용되는 PARP 저해약인 제줄라(니라파립 토실산염 수화물) 등이 있는데, 이것은 "1일 1회 200mg을 경구 투여"라고 되어 있지만, "첫회 투여 전 체중이 77kg 이상이고 혈소판수가 15만/μL 이상의 성인에게는 니라파립으로서 하루 1회 300mg을 경구 투여한다"고 되어 있다.

렌비마처럼 같은 약제라도 일부 적응 질환만 체중별 투여량이 설정되어 있는 약제는 한정되어 있다. 약국에서는 종종 환자의 질병 이름을 모르는 경우가 많은데, 처방 감사를 위해 가능한 한 청취하도록 노력하는 것이 중요하다.

참고문헌 ━━━━━━

1) 국립 암 연구 센터 「암 정보 서비스」
   (https://ganjoho.jp/public/cancer/liver/about.
   html)
2) 「렌비마 캡슐 4mg (간세포암) 적정하게 사용하기
   위한 가이드북」

━━━━━━━━━━━━━━━━━━━━━━ 이런 복약지도를

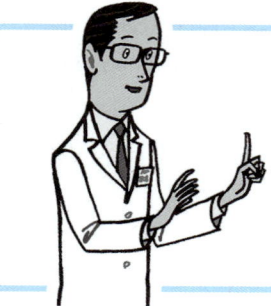

요즘 살이 빠지신 것 같네요. 약물에는 체중에 따라 먹는 양이 달라지는 경우가 있는데, 렌비마는 간세포암 환자의 경우 체중이 60kg 이상인지, 그보다 적은지에 따라 1일 용량이 다릅니다. 1개월 전에 62kg이라고 들었으므로 60kg 이상인 경우의 용량으로 조제하려 하는데, 혹시 모르니 현재의 체중을 가르쳐 주시겠습니까?

소변 거품을 호소하는
렌바티닙 복용 환자

갑상선암 때문에 병원의 두경부 외과에서 치료를 받고 있는 63세 여성 S씨가
진찰 후에 약국에 왔습니다. S씨는 처방전과 약수첩을 내주면서
다음과 같이 질문했습니다.

소변 검사 결과는 조금 나빴지만
항암제는 같은 양으로 계속한다고 합니다.
최근 화장실에서 소변을 보면
거품이 많이 나오게 되었습니다.
혹시 항암제의 부작용일까요?

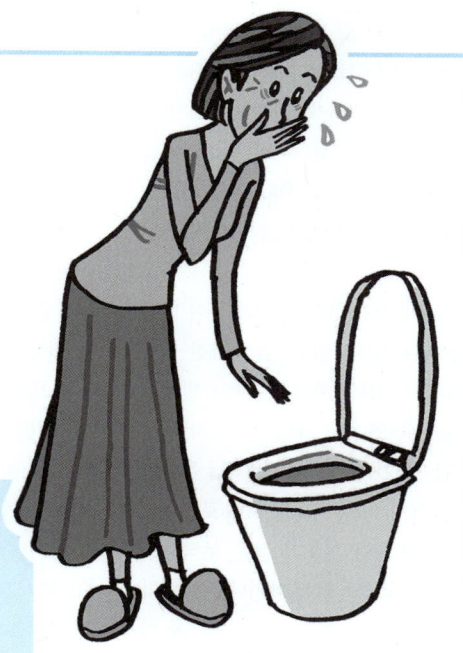

처방전

① 렌비마 캡슐 10mg 1회 2캡슐 (1일 2캡슐)

 렌비마 캡슐 4mg 1회 1캡슐 (1일 1캡슐)
  1일 1회 아침식사 후 14일분

②【일반】로페라미드 염산염 캡슐 1mg 1회 1캡슐
  설사 시 10회분

③아질바정 20mg 1회 2정(1일 2정)
  1일 1회 아침식사 후 14일분

④【일반】헤파린 유사 물질 크림 0.3% 50g
  1일 수차례 손바닥, 발바닥에 적당량 도포

※약력에 따르면, S씨는 1개월 전부터 렌바
티닙 메실산염(상품명 렌비마)이 처방되
고 있는데, 혈압이 상승하여 아질사르탄
(아질바)이 2주일 전부터 처방되고 있다.

Q S씨의 소변 거품은 단백뇨에 의한 것이라고 생각된다. 이
부작용이 첨부문서상 5% 이상의 발현율인 항암제를 전부
고르라.

1 베바시주맙(유전자 재조합)(상품명 아바스틴 등)

2 람실맙(유전자 재조합)(사이람자)

3 리툭시맙(유전자 재조합)(리툭산 등)

4 렌바티닙 메실산염(렌비마)

A ❶ 베바시주맙(유전자 재조합)(상품명 아바스틴 등)
❷ 람실맙(유전자 재조합)(사이람자)
❹ 렌바티닙 메실산염(렌비마)

단백뇨는 많은 분자 표적 약물에서 확인되는 부작용이다. 발현 빈도가 높다고 여겨지는 약물에는 혈관 내피 증식 인자(VEGF) 억제제인 베바시주맙과 애플리버셉트 베타(유전자 재조합)(잘트랩)[1,2], 멀티키나아제 억제제 중에서는 갑상선암의 렌바티닙, 레고라페닙 수화물(스티바가), 신세포암의 카보잔티닙 말산염(카보메틱스) 등이 알려져 있다[3~5].

그중에서도 이번에 S씨가 투여 받고 있는 렌바티닙은 갑상선암에 대한 임상시험에서 일본인 환자의 단백뇨 발현률은 63.3%였다[6]. 게다가, 이 시험 시에 단백뇨가 원인으로 렌바티닙 휴약이나 감량에 이른 비율은 40%로, 수족 증후군과 함께 빈도가 높은 부작용이었다. 단백뇨의 발현 메커니즘은 명확하지 않지만, VEGF의 억제 작용에 의해 사구체 내피 세포의 팽화·탈락이 일어나 단백뇨가 발현한다고 생각되고 있다. 자각 증상이 없어서 소변검사를 하지 않으면 놓치기 쉽지만, 중증화하면 네프로제 증후군을 초래하는 경우도 있다.

렌바티닙은 갑상선암 외에 간세포암, 흉선암, 자궁체암, 신세포암에 적응이 있다. 갑상선암이나 흉선암에서는 하루 24mg로 다른 암종에 비해 투여량이 많이 설정되어 있어 부작용의 중증도가 높아지기 쉽다. 단백뇨 관리에 있어서 확립된 예방법이나 치료는 없기 때문에 정기적으로 소변검사를 실시하고 발증 시에는 원인이 되는 항암제의 휴약이나 감량으로 대응한다.

검사에는 단백뇨의 정성 검사와 정량 검사가 있는데, 시험지법인 정성(定性)은 희석이나 농축의 영향을 받기 쉽고, 또한 요로 감염증에 의한 알칼리뇨에서는 위(僞)양성이 되는 경우가 많다[7]. 그 때문에 정성 검사에서 양성이 되면 요단백 정량 검사를 한다. 외래에서는 1일 단백뇨 배설량과 상관하는 단회뇨의 요단백/크레아티닌 비율(UPCR)을 대체 지표로 하는 경우가 많다.

요단백에 의한 휴약 기준은 항암제나 암종에 따라 다르다. 「이상사례 공통 용어 표준(CTCAE)」으로 평가하는데, 렌바티닙의 휴약은 "Grade 3(요단백 3.5g/24 시간; 단백뇨 4+) 이상"이다. 한편, 대장암에서의 베바시주맙은 "Grade 2(단백뇨 2+~3+; 요단백 1.0~〈3.5g/24시간) 혹은 요단백≧2.0g/24시간 축뇨"라고 되어 있다. 실제 임상에서 렌바티닙과 람실맙의 단백뇨 발현은 비교적 빠른데, 투여 개시 1개월 정도 후에 발현된다. 한편, 베바시주맙은 이것들과 비교할 때 느린 인상이 있다.

단백뇨는 배뇨 시의 '거품'이라는 현상으로 알게 되는 경우도 있다. 환자로부터 소변 거품에 대해 상담을 받은 경우에는 복용약을 확인하고 트레이싱 리포트 등으로 처방의와 정보 공유하는 것이 중요하다. 또한 약국에서도 소변 검사 결과 등을 팔로우하고 검사가 이루어지지 않은 경우에는 의사에게 단백뇨 정성 검사와 정량 검사 실시도 제안하는 것이 좋다.

참고문헌
1) N Engl J Med.2004;350:2335–42.
2) J Clin Oncol.2012;30:3499–506.
3) N Engl J Med.2015;372:621–30.
4) Lancet.2013;381:303–12.
5) N Engl J Med.2015;373:1814–23.
6) Cancer Sci.2015;106: 1714–21.
7) 「암 약물 치료 부작용 관리 매뉴얼 제2판」(이가쿠 쇼인, 2021)

이런 복약지도를

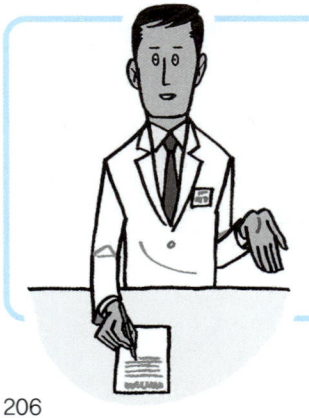

S씨가 복용하고 있는 렌비마라는 약은 소변 속에 단백질이 많이 나오는 경우가 있습니다. 자각 증상은 거의 없는데, 소변에 거품이 일어나고 있는 것은 그 때문이라고 생각합니다. 소변에 단백질이 많이 나오면 신장 질환 등을 초래할 가능성이 있어 렌비마의 감량이나 휴약이 필요해지는 경우가 있습니다. 다만, 의사 선생님으로부터 이야기가 있던 것처럼 지금은 그 필요가 없는 정도인 것 같습니다. 소변 검사를 받으셨다고 하셨는데, 결과가 나오면 확인차 보여주실 수 있습니까?

보트리엔트 복용 중
주의해야 할 병용 약물

신세포암 때문에 병원의 비뇨기과에 통원하고 있는 65세 남성 A씨가
진찰 후에 처방전을 가지고 약국에 왔습니다. A씨는 처방전을 내주면서
다음과 같이 말했습니다.

새롭게 암 약제가 처방되었습니다.
식사의 영향을 받기 쉬운 약이라고 들었는데,
지금 먹고 있는 다른 약은 영향을 주지 않을까요?

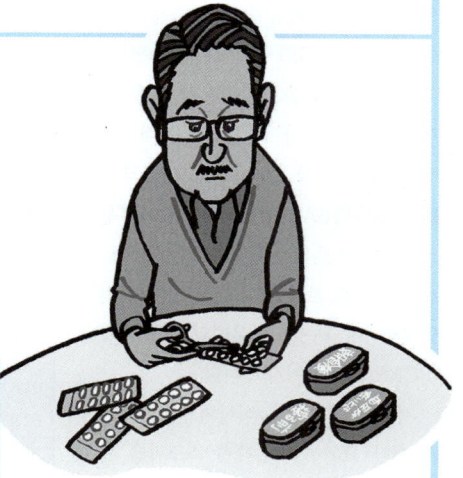

> **처방전**
>
> ① 보트리엔트정 200mg 1회 4정 (1일 4정)
>   1일 1회 기상 시 14일분
> ②【일반】니페디핀 서방정 10mg(24시간 지속) 1회 1정
>   혈압이 높을 때 5회분
> ③【일반】로페라미드 염산염정 1mg 1회 1정
>   설사 시 5회분
> ④ 넥시움 캡슐 20mg 1회 1캡슐 (1일 1캡슐)
>   1일 1회 조식 후 14일분
> ⑤ 빌라노아정 20mg 1회 1정(1일 1정)
>   1일 1회 취침 전 14일분

※약력에 따르면, 이번부터 ①보트리엔트(일반명
파조파닙 염산염)가 추가로 처방되었다.

Q 보트리엔트(일반명 파조파닙 염산염)와
의 병용에 관한 기술로 맞는 것을 고르
라.

1 로페라미드 염산염(상품명 로페민 등)의 소화관 운동
억제 작용에 의해 보트리엔트의 소화관 흡수가 증가
한다

2 에소메프라졸 마그네슘 수화물(넥시움)은 위산 분비
를 억제함으로써 보트리엔트의 용해도가 저하하여 흡
수가 저하된다

3 빌라스틴(빌라노아)은 P당 단백질의 기질이자 저해제
이기 때문에 보트리엔트의 혈중 농도를 증가시킨다.

4 니페디핀 서방정(아달라트 CR 등)은 약물대사효소 시
토크롬 P450(CYP)3A4를 저해함으로써 보트리언트
의 혈중 농도를 증가시킨다.

A ❷ 에소메프라졸 마그네슘 수화물(상품명 넥시움)은 위산 분비를 억제함으로써 보트리엔트(일반명 파조파닙 염산염)의 용해도가 저하하여 흡수가 저하된다.

분자 표적 약물은 분자량에 따라 항체 약물과 저분자 화합물로 분류된다[1]. 파조파닙 염산염(상품명 보트리엔트)은 저분자 화합물이며, 혈관 내피 증식 인자(VEGF) 수용체와 혈소판 유래 증식 인자(PDGF) 수용체 등을 억제하는 멀티 키나아제 억제제이다. 이 약은 주로 약물 대사 효소 시토크롬 P450(CYP)3A4 등에 의해 대사된다. 또한 글루쿠론산 전이효소(UGT)1A1, 유기 음이온 트랜스포터(OATP)1B1의 억제제이며, P-gp와 유방암 내성 단백(BCRP)의 기질이기도 하다.

저분자 화합물은 식사의 영향을 받기 쉽다(표). A씨에 대한 파조파닙 처방은 "기상 시"로, 그 자체에 문제는 없다. 그러나 병용하는 에소메프라졸 마그네슘 수화물(넥시움)의 위산 분비 억제 작용에 의해 파조파닙의 용해도가 저하되어 흡수가 저하된다. 파조파닙의 혈중 농도 곡선하 면적(AUC)과 최고 혈중 농도(Cmax)는 각각 약 40%, 42% 저하하기 때문에 위산 분비 억제제와의 병용은 피해야 한다[2,3]. 병용이 필요한 경우에는 하루 1회, 야간 공복 시 동시 투여가 권장된다[4,5]. 로페라미드 염산염(로페민 등)에 의한 파조파닙 흡수 증가 보고는 없으며, 빌라스틴(빌라노아)은 P-gp, 니페디핀 서방정(아달라트CR 등)은 CYP3A4의 기질이지만, 모두 파조파닙의 혈중농도를 상승시킨다는 보고는 없다.

표 ● 식사의 영향을 받는 저분자 화합물 (첨부 문서를 바탕으로 필자 정리)

약효 분류	일반명(주요 상품명)	복용 시점
멀티 키나아제 억제제	파조파닙 염산염(보트리언트)*1	식사 1시간 이상 전 또는 식후 2시간 이후
	레고라페닙 수화물(스티바가)	식후*2
	카보잔티닙 말산염(카보메틱스)*1	공복 시
EGFR 억제제	엘로티닙 염산염(타세바)*1	식사 1시간 이상 전 또는 식후 2시간 이후
	아파티닙 말레산염(지오트립)	공복 시
HER2 억제제	라파티닙 토실산염 수화물(타이커브)*1	식사 1시간 이상 전 또는 식후 1시간 이후
BCR/ABL 억제제	이마티닙 메실산염(글리벡)	식후*3
	니로티닙 염산염 수화물(타시그나)*1	식사 1시간 이상 전 또는 식후 2시간 이후
프로테아좀 억제제	익사조밉 시트레이트(닌라로)	공복 시
ALK 억제제	세리티닙(자이카디아)*1	식후*3
BTK 억제제	티라브루티닙 염산염(베렉시블)*1	공복 시
BRAF 억제제	다브라페닙 메실산염(타핀라)	공복 시
MEK 억제제	트라메티닙 디메틸 설폭시드 부가물(메키니스트)	공복 시
MET 억제제	테포티닙 염산염 수화물(텝메트코)*1	식후*2

*1 : AUC가 ±50% 이상의 영향을 받는 약물 *2 : 약제의 흡수를 높이기 위해
*3 : 소화기 증상을 억제하기 위해

참고문헌

1) 일신회지(日腎会誌) 2012;54:561–73.
2) Lexicomp Drug Interactions: Pazopanib/ Inhibitors of the Proton Pump (PPI 및 PCABS)
3) Lexicomp Drug Interactions: Pazopanib/ Histamine H2 Receptor Antagonists
4) 보트리엔트정 200mg에 관한 자료: 신청자료 개요
5) Int J Cancer, 2021;148:2799–806.

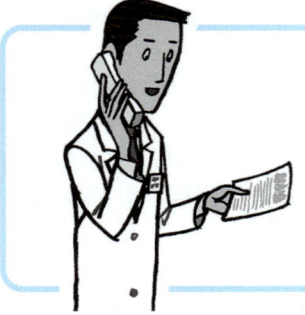

이런 의문 조회를

그쪽에 통원하시는 A씨의 처방에 관해 연락드렸습니다. A씨가 복용 중인 넥시움의 위산 억제 작용에 의해 위내 pH가 상승하고 파조파닙의 용해도가 저하되기 때문에 AUC, Cmax 모두 40% 정도 저하합니다. 병용은 피하는 것이 바람직하며, 어쩔 수 없이 필요한 경우에는 동시 투여하는 것으로 되어 있으므로, 각 용법에 대해 혹시 모르니 확인해 주실 수 있습니까?

항암제 치료 중 처방된 항균약

급성 골수성 백혈병 때문에 병원의 혈액종양내과에서
화학요법을 받고 있는 72세 여성 S씨가 진찰 후 약국에 왔습니다.
S씨는 처방전과 약수첩을 내주면서 다음과 같이 말했습니다.

오늘 채혈에서
호중구가 상당히 낮아져 있었기 때문에
먹는 항암제는 일단 쉬고
감염증 예방을 위해 항생제를
먹게 되었습니다.

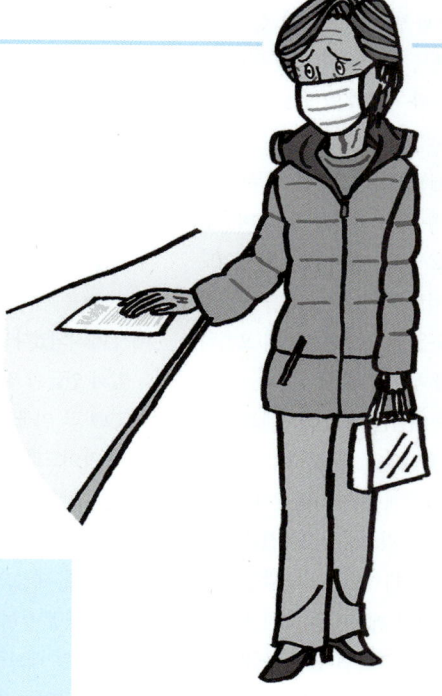

처방전

① 【일반】 레보플록사신정 500mg 1회 1정(1일 1정)
　　　　 1일 1회 아침식사 후　7일분
② 【일반】 아세트아미노펜정 500mg 1회 1정
　　　　 발열 시 1일 3회까지　10회분

※약력과 약수첩에 따르면, S씨는 베네토클락스(상품명 벤클렉스타)와 아자시티딘(비다자 등)의 병용요법을 받고 있는데, 이번 2코스째로 투여 15일째. 이번에 고도의 호중구 감소를 확인했기 때문에 발열성 호중구 감소증(FN) 발증 예방 목적으로 항균제가 처방되었다.

 S씨가 예방해야 할 발열성 호중구 감소증(FN)에 관한 기술로 맞는 것을 모두 고르라.

1 점적 항암제에서만 발생하고 경구 항암제로는 발증하지 않는다.

2 레지멘에 따라 FN 발증 위험이 다르다

3 젊은 환자에서는 고령 환자보다 FN 발증 위험이 높다.

4 발병 시에는 항녹농균 작용을 가지는 항균제를 투여한다.

A ❷ 레지멘에 따라 FN 발증 위험이 다르다.

❹ 발병 시에는 항녹농균 작용을 가지는 항균제를 투여한다.

발열성 호중구 감소증(FN)은 "호중구 수 500/μL 미만, 또는 1000/μL 미만이며 48시간 이내에 500/μL미만으로 감소할 것으로 예측되는 상태로, 겨드랑이 온도 37.5℃ 이상(구강내온 38℃ 이상)의 발열을 일으킨 상태"라고 정의된다[1]. 암 약물요법에 의한 골수 억제의 호발 시기에 발병하여 급속히 중증화하는 경우도 있다.

발병 시에는 세균 감염을 염두에 두고 신속하게 치료하는데, 원인 미생물이나 감염소가 확인되지 않는 불명열도 많다. FN 치료에서는 녹농균을 비롯한 그람 음성균을 항균 스펙트럼에 포함하는 항균제를 투여한다[1].

FN 발증 위험은 치료 레지멘측 요인과 환자측 요인으로 생각하고, 위험 크기에 따라 예방책 등의 대응은 다르다. 「발열성 호중구 감소증 (FN) 진료 가이드라인 개정 2판」에서는 FN 발증 빈도가 20% 이상인 레지멘은 고위험 레지멘이라고 하여, 과립구 집락 자극 인자 (G-CSF) 제제에 의한 1차 예방이 권장된다.

한편, 환자측 위험 인자에 대해서는 미국 임상 종양 학회(ASCO), National Comprehensive Cancer Network(NCCN) 등으로부터 여러 보고가 있는데, 고령(65세 이상), 전신수행상태(PS) 불량, 신장 기능 장애, 간 기능 장애, 암 약물 요법 이력 또는 방사선 치료 이력, 치료 전 호중구 감소, 종양 골수 침윤 등이 꼽힌다[1]. 이번 S 씨와 같이 고령에 급성 골수성 백혈병 치료 중 등 높은 FN 리스크를 가진 환자에 대해서는 예방적인 항균제 투여를 검토하는 경우가 있다. 암 약물 요법에 의한 고도의 호중구 감소가 있는 환자에게 플루오로퀴놀론계 항균제를 예방 투여함으로써 발열 빈도와 감염증에 의한 사망을 감소시키는 것이 메타 분석에서 제시되었다[2].

앞서 언급한 일본 국내 가이드라인과 ASCO 및 미국 감염증 학회(IDSA)의 합동 가이드라인에서는 고도의 호중구 감소가 장기간 계속(호중구수 100/μL 미만이 7일 넘어 계속)된다고 예상되는 환자를 대상으로 플루오로퀴놀린계 항균약 예방 투여가 권장되고 있는데[3], 일본에서는 레보플록사신 수화물(크라비트 등) 또는 시프로플록사신(시프록산 등)이 사용된다.

한편, 예방 항균제 남용은 약제 내성균의 확대로 이어진다. 후생노동성 원내 감염 대책 감시 사업(JANIS)의 2021년 공개 정보에서는 일본 대장균의 레보플록사신 내성률이 40%를 넘는 것으로 보고되어 있으며, 일본 국내 가이드라인에서도 호중구 감소가 경도라고 예상되는 환자에 대하여 일상적 항균약 예방 투여는 권장하지 않는다. 호중구 감소 시기의 항균제 예방 투여는 고위험 환자에게만 실시한다.

복약지도에서는 플루오로퀴놀론계 항균제는 알루미늄, 마그네슘 등을 포함하는 제제와의 동시 복용으로 흡수율이 저하되기 때문에 병용 시에는 플루오로퀴놀론계 항균제 내복 후 2시간 이상 간격을 두고 복용하도록 지도한다.

또한 감염 예방을 위한 생활지도도 빼놓을 수 없다. S씨에게는 레보플록사신이 예방 투여되었는데, 그럼에도 불구하고 FN을 발증했을 경우, 신속하게 정주 항균제 치료를 실시한다. FN에서는 치료 지연이 치명적이 될 수 있기 때문에 발열 시에는 즉시 의료기관을 수진하도록 지도한다.

참고문헌

1) 일본임상종양학회 「발열성 호중구 감소증(FN) 진료 가이드라인 개정 제2판」(난코도)
2) Cochrane Database Syst Rev 2012;1: CD004386
3) J Clin Oncol 2018;36:3043-54.

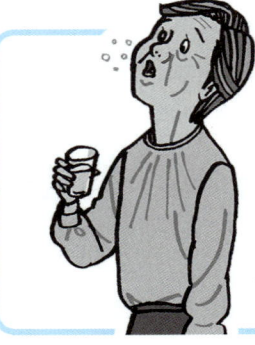

이런 복약지도를

항암제 치료에 의해 면역이 떨어져 있는 기간에 세균 감염 등을 일으키면 평소보다 위중한 증상이 되는 경우가 있습니다.

이번에 처방된 항균제는 지시대로 전부 다 먹고, 집에서도 손씻기, 양치질 및 외출 시 마스크 착용 등 감염 예방에 유의하십시오. 만약 항균제를 먹고 있어도 37.5℃ 이상의 발열이 있을 때는 즉시 치료가 필요한 경우가 있으므로 병원에 반드시 연락하십시오.

전립선암 치료에서
약이 줄어든 이유

전립선암 치료로 병원의 비뇨기과에 통원하고 있는 73세 남성 B씨가
진찰 후에 약국을 방문했습니다.
B씨는 약사에게 다음과 같이 말했습니다.

계속 진정되었던 PSA치가
다시 올라갔습니다. 의사 선생님은
"3개월에 1번의 주사는 앞으로도 계속하지만,
먹는 약을 하나 줄여 봅시다"고 말했습니다.
수치가 올라갔는데
약을 중지해도 되는 건가요?

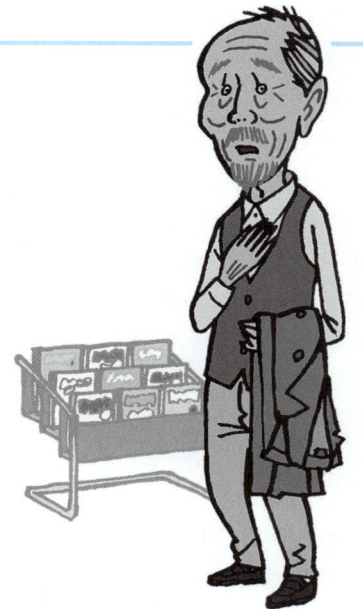

처방전

① 【일반】 솔리페나신 숙신산염 구강내 붕괴정 5mg
　　　　 1회 1정(1일 1정)
　　　　 1일 1회 조식 후　30일분

② 【일반】 매화노루발 추출물 1.0mg·
　　　　 사시나무 추출물 등 배합정 1회 1정(1일 3정)
　　　　 1일 3회 아침·점심·저녁식사 후　30일분

※약력에 따르면, 전회까지는 왼쪽 처방에 더해
비칼루타미드(상품명 카소덱스 등) 80mg/일
이 약 3년간에 걸쳐 처방되었다.

Q 비칼루타미드(상품명 카소덱스 등)가 중지된
이유로 가장 적절하다고 생각되는 것을 고르
라.

1 주사제의 치료 효과를 높이기 위해

2 향후 실시 예정인 항암제 치료의 효과를 높이기
위해

3 전립선 특이 항원(PSA)값이 일시적으로 저하하
는 경우가 있기 때문에

4 간기능 저하의 위험이 있어, 일정 기간 이상 복용
한 환자는 휴약할 필요가 있기 때문에

A ❸ 전립선 특이 항원(PSA)값이 일시적으로 저하하는 경우가 있기 때문에

일본 국내의 전립선암 이환수는 점차 증가하고 있으며, 2019년에는 남성 암에서 1위를 차지하였다[1]. 일반적으로 진행은 느리며, 혈액종양 마커인 전립선 특이 항원(PSA)값 및 재생검, 영상 진단 등으로 경과를 좇아가는 '감시요법'도 수술과 방사선 치료 등에 더하여 선택지의 하나가 된다.

미치료 전립선암은 병기를 불문하고 거의 모든 사례에서 남성호르몬 의존성이다. 정소·부신에서 분비되는 남성호르몬의 영향을 받아 암세포가 증식하기 때문에 남성호르몬의 작용을 억제하는 내분비요법은 효과가 높고 부작용도 비교적 발생하기 어렵다고 하여 약물요법에 있어서 중심적 역할을 수행하고 있다.

B씨는 약사에게 "3개월에 1회 주사"를 받고 있다고 말했다. 이것은 1차 호르몬 요법으로 LH-RH작용제인 고세렐린 초산염(상품명 졸라덱스)와 류프롤레린 초산염(루프린 등), LH-RH 길항제 디갈렐릭스 초산염(고낙스)를 투여하여 정소의 테스토스테론 분비를 억제하는 치료를 하고 있는 것으로 보인다.

이번에 B씨는 지난번까지 처방되었던 비칼루타미드(카소덱스 등)가 중지되었다. 이 약물은 안드로겐 수용체에 결합하여 부신의 남성호르몬 생산을 억제하는 비스테로이드성 항안드로겐 약물 중 하나이다. 위의 주사제와 항안드로겐 제제의 병용 요법은 CAB(combinedandrogen blockade) 요법 또는 MAB(maximal androgen blockade) 요법이라고 불리며 널리 시행되고 있다.

단, CAB(MAB) 요법에 의해 암의 진행을 억제할 수 있는 것은 3년 정도라고 간주되어, 그 후에는 항안드로겐약에 치료 저항성을 나타내게 된다. 이것은 안드로겐 수용체의 발현 항진과 변이 등이 원인이라고 되어 있다. 그중에는 지금까지 안드로겐 수용체에 길항적으로 작용하고 있던 항안드로겐제가 치료 목적과는 반대로 작용제로 작용하여 전립선암세포의 증식에 기여하게 되는 케이스도 있다고 보고되고 있다[2]. 이러한 경우에 항안드로겐 약물만 중단함으로써 일시적으로 PSA값이 저하하는 경우가 있다. 이 상태를 항안드로겐 제거 증후군(anti-androgen withdrawal syndrome; AWS)이라고 부른다[3]. 전립선암 환자의 10~30%에 보인다는 보고도 있다.

B씨는 비칼루타미드를 약 3년간 복용하고 있다. 의사는 이번 PSA값의 재상승으로 재연 징후를 의심하고, AWS를 확인하기 위해 이 약의 처방을 중지한 것으로 추측된다.

항안드로겐 약물 중지로 인한 PSA값 저하의 지속 기간은 몇 개월 정도라고 한다. 또한 PSA값의 변화만으로는 파악할 수 없는 전립선암세포의 증식도 일어날 수 있기 때문에 중지 후에는 아비라테론 초산 에스테르(자이티가) 및 엔잘루타미드(엑스탄디) 등에 의한 약물요법이나, 방사선 치료 등 폭넓은 치료를 고려할 필요가 있다. 의사의 방침을 파악하고 약사로서 계속해서 환자를 지원해 가는 것이 필수적이다.

이번 B씨는 CAB 요법으로 저하하고 있던 PSA치가 재상승한 것과 비칼루타미드의 처방 중지의 인과관계를 알지 못해 불안을 느끼고 있는 모습을 볼 수 있다. 치료 경과를 추적하면서 환자의 불안에 다가가는 것이 바람직하다.

참고문헌
1) 후생노동성 「전국 암 등록 이환수·율 보고」 (2019)
2) 일본임상 2016;74:584-8.
3) 일본비뇨기학회 「전립선암 진료 가이드라인 2016년판」 (메디컬리뷰사)

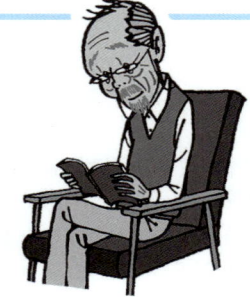

이런 복약지도를

PSA값이 오른 타이밍에 약이 줄어도 괜찮은지 걱정이 되시는군요. 이럴 때, 잠시 복용하던 호르몬약을 중지해 보면 PSA값이 떨어지는 경우가 있으므로 의사 선생님은 그것을 기대했다고 생각합니다. 다만, 내려간다고 해도 그것이 쭉 계속되는 것은 아니라고도 하니, B씨의 병상에 맞춰 의사 선생님은 치료를 선택할 거라고 생각합니다.

걱정스러운 점이나 궁금한 점이 있으면 언제든지 말씀해 주십시오.

자이티가 복용 시 주의점

전립선암 치료를 위해 병원 비뇨기과에 통원 중인 70세 남성 W씨가
약국에 처방전을 가져 왔습니다. W씨는 약사에게 다음과 같은 질문을 했습니다.

지금까지 카소덱스를 먹고 있었는데,
PSA치가 점점 올라왔기 때문에
의사 선생님이 약을 바꾼다고 말했습니다.
의사 선생님이 "새로운 약은 공복시에 먹으라"
고 하는데, 어째서인가요?

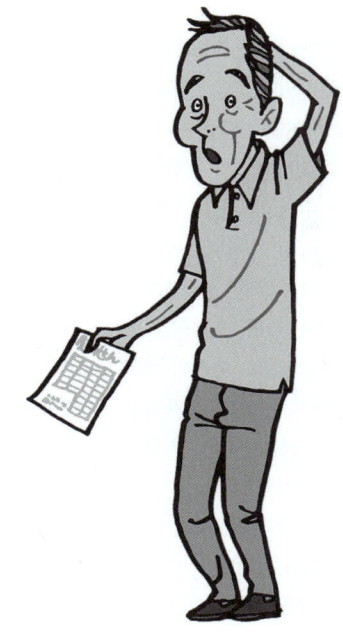

처방전

① 자이티가정 250mg 1회 4정(1일 4정)
　　　1일 1회 아침식사 후 2시간 후　14일분
② 프레드닌정 5mg 1회 1정(1일 2정)
　　　1일 2회 아침 · 저녁식사 후　14일분

※약력에 따르면, W씨에게는 지난번까지 카소덱스(일반명 비칼루타
미드)정 80mg이 1일 1회 아침식사 후로 처방되고 있었다.

Q 자이티가(일반명 아비라테론 초산 에스테르)에 관한 기
술로 적절한 것을 2개 고르라.

1 전립선 조직 내의 안드로겐 수용체 길항 작용에 의해 항종양
작용을 나타낸다

2 식후에 복용하면 효과가 떨어지는 경우가 있다

3 생리적 코르티솔이 감소하기 때문에 프레드니솔론(상품명
프레드닌 등)의 보충이 필요해진다

4 심각한 부작용으로 저칼륨혈증이 보고되고 있다

A ❸ 생리적 코르티솔이 감소하기 때문에 프레드니솔론(상품명 프레드닌 등)의 보충이 필요해진다.

❹ 심각한 부작용으로 저칼륨혈증이 보고되고 있다.

전립선암은 남성 특유의 질환으로 50세 이상에서 급격히 이환율이 상승한다. 발생·진전에는 남성호르몬인 안드로겐이 관여하고 있다. 30년 정도 전부터 혈액 종양 마커인 전립선 특이 항원(PSA)값을 측정함으로써 전립선암을 조기 발견할 수 있게 되었다. PSA값은 통상 2ng/mL 이하인데, 일반적으로 4ng/mL 이상이 되면 전립선암의 가능성이 의심된다. 한편, 전립선암 조기 발견은 진행이 느리고, 환자의 생명 예후에 영향을 미치지 않는다고 생각되는 암도 검출하기 때문에 과잉 치료에 주의해야 한다는 지적도 있다.

전립선암 치료는 외과적 수술, 방사선 치료, 호르몬제와 항암제에 의한 약물요법 등이 이루어진다. 전립선 암세포의 대부분은 호르몬 감수성이 있어 많은 증례에서 안드로겐 제거 요법(ADT)이 효과적이다. ADT에는 외과적 요법(정소 제거)과 내분비 요법이 있는데, 각각의 치료 효과는 같은 정도라고 하며, 정신적·신체적 고통을 수반하지 않는 내분비 요법이 널리 사용되고 있다.

내분비 치료법에는 LH-RH 작용제인 고세렐린 초산염(상품명 졸라덱스)이나 류프로렐린 초산염(루프린 등), LH-RH 길항제 데가렐릭스 초산염(고낙스), 항안드로겐 약물인 플루타미드(오다인 등)과 비칼루타미드(카소덱스 등) 등이 사용된다.

그러나 ADT를 장기간 계속하면 서서히 저항성을 나타내는 암세포가 증가하고 재연(PSA치의 재상승, 병세의 진행)이 일어나 거세 저항성 전립선암이 된다. 그 치료제로서 엔잘루타미드(엑스탄디)와 아비라테론 초산 에스테르(자이티가) 등이 등장했다.

엔잘루타미드는 암세포에 과도하게 발현한 안드로겐 수용체에 대한 길항 작용을 갖는다. 한편, W씨에게 처방된 아비라테론은 안드로겐 합성효소 17α-hydroxylase/C17,20-lyase(CYP17)의 활성을 억제하고, 안드로겐인 테스토스테론 등의 합성을 억제함으로써 항종양 작용을 나타낸다. 그러나 CYP17 억제에 의하여 당질 코르티코이드인 코르티솔의 생산도 감소하기 때문에 피드백 작용이 기능하여 광질 코르티코이드가 과잉으로 합성되어 고혈압, 저칼륨혈증, 체액저류 등이 발현되기 쉬워진다. 이러한 것들을 방지하기 위해 당질 코르티코이드인 프레드니솔론(프레드닌)을 병용할 필요가 있다.

또한 아비라테론은 식사와 함께 복용하면 전신 노출량이 증가하는 것으로 밝혀졌다. 외국인 건강 성인에 대해 고지방식(826.3kcal) 섭취 30분 후에 이 약 1000mg을 단회 경구 투여한 결과, 혈장 중 아비라테론의 최고혈중 농도(C_{max})는 공복 시 투여의 17배, 혈중 약물 농도 시간 곡선하 면적(AUC)은 10배로 증가했다. 저지방식(298.7kcal)에서도 C_{max}는 공복 시 투여의 7배, AUC는 5배가 되었다. 그 때문에 식전 1시간부터 식후 2시간까지는 복용을 피하고 공복 시 복용을 철저히 하는 것이 중요하다.

참고문헌 ———————

1) 자이티가 적정 사용 가이드(2023년 1월 개정판)

이런 복약지도를

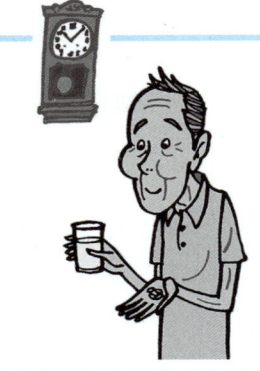

이번에 새롭게 처방된 자이티가는 식사의 영향을 받기 쉬워 식사 전후에 먹으면 약의 흡수가 너무 좋아져서 부작용이 나타나기 쉬워질 가능성이 있습니다. 지금까지 먹던 카소덱스는 아침식사 후에 1정이었지만, 자이티가는 반드시 아침 식사 2시간 후, 점심식사를 시작하기 1시간 이상 전인 공복시에 1회 4정을 복용하십시오.

또한 함께 처방된 프레드닌은 자이티가의 부작용을 억제하기 위한 약입니다. 이것은 하루 2회, 아침 식사 후와 저녁 식사 후에 1정씩 복용하십시오. 틀리지 않도록 조심하십시오.

옵디보에서 젤보라프로
변경 후 전신성 피진

손가락 악성 흑색종 치료를 위해 병원 피부과에 통원 중인 60세 남성
B씨로부터 약국에 전화가 걸려 왔습니다. 5일 전에 교부한
경구 항암제에 대해 B씨는 걱정스러운 목소리로 다음과 같이 말했습니다.

오한을 느껴서 열을 쟀더니 39℃였습니다.
게다가, 몸에 발진이 생겼습니다.
약의 영향일까요?
먹는 것을 그만두는 게 좋을까요?

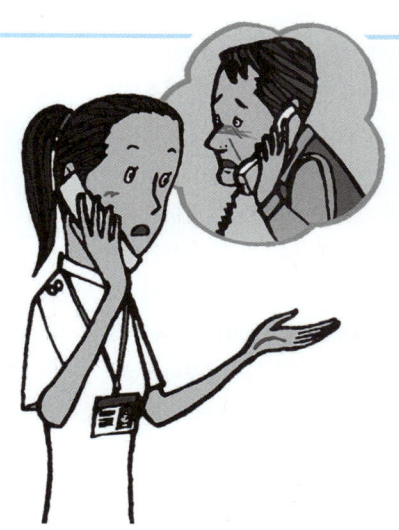

5일 전에 받은 처방전

젤보라프정 240mg 1회 4정 (1일 8정)
1일 2회 공복 시 30일분

※B씨는 옵디보(일반명 니볼루맙[유전자 재조합])에 의한 점적
치료를 5코스 받았지만, 효과가 불충분했기 때문에 5일 전에
젤보라프(베무라페닙)로 처방이 변경되었다.

 Q1 B씨의 피진의 원인으로 생각되는 것을
고르라.

1 옵디보(일반명 니볼루맙[유전자 재조합])에
의한 부작용

2 젤보라프(베무라페닙)에 의한 부작용

3 옵디보 점적정주 후에 젤보라프를 복용한
것에 의한 부작용

4 악성 흑색종에 의한 전신 증상

 Q2 B씨의 피진에 대한 주된 치료법을 고르
라.

1 항알레르기약 투여

2 비스테로이드 항염증제(NSAIDs) 투여

3 경구 스테로이드 투여

4 항균제 투여

A₁ ❸ 옵디보 점적정주 후에 젤보라프를 복용한 것에 의한 부작용

A₂ ❸ 경구 스테로이드 투여

니볼루맙(상품명 옵디보)은 프로그램 세포 사멸(PD)-1에 대한 항체(항-PD-1 항체) 제제로, 면역 체크포인트 억제제라고 불린다. 2014년 악성 흑색종 치료제로 출시되어, 그 후 비소세포폐암, 신세포암 등에 적응이 확대되고 있다.

그런 가운데, B 씨와 같이 니볼루맙에서 분자 표적 약물인 베무라페닙(젤보라프)으로 변경했을 때 중증 피부 장애를 발병하는 케이스가 보고되고 있다. 니볼루맙 투약 후에 페무라페닙을 투여한 그룹과 베무라페닙 단제 투여 그룹을 비교하면, 전자가 확실히 피진이 중증이며, 고열 등의 전신 증상도 수반한다는 등의 보고[1]로부터, 선행하는 면역 체크포인트 억제제에 의해 어떤 면역 반응의 변화가 발생하여 다른 약물에 의한 약진(藥疹)의 중증도 등에 영향을 줄 가능성이 시사되고 있다.

항PD-1 항체 투여 하에서는 종양 항원 특이적 CD8 양성 T 세포가 활성화되어[2] 세포상해성이 증강된 상태가 된다. 니볼루맙의 부작용으로 생긴 피진의 병리 조직을 보면 CD8 양성 T 세포의 침윤과 표피 세포 괴사가 확인된다. 한편, 니볼루맙 투여 후에 베무라페닙을 추가 투여한 후, 중증의 피진을 일으킨 증례의 보고에서도 표피내에 각화세포의 괴사나, CD8 양성 T 세포 우위의 림프구 침윤을 확인하는 등 동일한 병리조직상(像)이 확인되고 있다[3]. 즉, 베무라페닙 단제에 의한 약진(藥疹)이 아니라 니볼루맙 투여 중·투여 후라는 일종의 면역 부활 상태에서 신규 약제를 복용함으로써 출현한 약진이라고 추측된다.

베무라페닙 이외에도 L-카르보시스테인(무코나인 등), 페노바르비탈(페노발 등) 등을 니볼루맙 투여 후 복용했을 때 중증 피부 장애 발현이 보고되고 있다(표). 특히, 니볼루맙 투여 30일 전후 이내에 다른 약제가 시작된 경우에 높은 빈도로 발현되어 주의가 필요하다. 또한 펨브롤리주맙(유전자 재조합, 키트루다), 이필리무맙(유전자 재조합, 여보이) 등 니볼루맙 이외의 면역 체크포인트 억제제에서도 유사한 증상이 발생할 수 있다.

심한 피진은 즉시 경구 스테로이드로 치료한다. 필요한 스테로이드의 양은 개체 차이는 있지만, B 씨와 같은 중증 피부 장애에 대해 프레드니솔론(프레드닌 등) 60mg/일을 투여하여 회복하고 있는 증례가 많다[3].

표 ● 니볼루맙 투여 후, 다른 약제 투여에 의해 생긴 중증 피부 장애의 예

증례	니볼루맙 사이클수	다른 약제 투여까지의 간격	다른 약제	발병시기
1	4	31일	베무라페닙	8일 후
2	1	7	L-카르보시스테인	26일 후
3	15	12	페노바르비탈	12일 후
4	6	25	알렉티닙 염산염	9일 후
5	6	49	카르바마제핀	9일 후

참고문헌

1) J Eur Acad Dermatol Venereol.2017; 31:169-71.
2) 일약리지(日藥理誌) 2015;146:106-14.
3) 일피회지(日皮会誌) 2018;128:2109-16.

이런 복약지도를

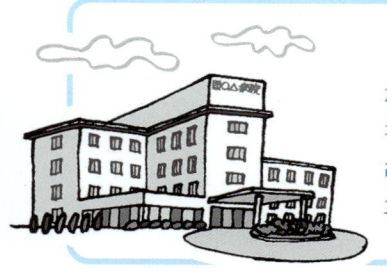

이야기를 들어보니 발열과 발진은 지금까지 치료에 사용한 약의 영향이라고 생각할 수 있습니다. 그냥 두면 중증화될 우려가 있으므로 지금 다니는 병원의 피부과 혹은 구급외래를 수진하십시오. 저도 병원에 연락하여 지금의 상태를 알려 두겠습니다.

걱정되실 거라 생각하지만, 발진 치료는 확립되어 있으므로 신속하게 치료를 받도록 하십시오.

오피오이드 구제약과 NSAIDs 사용법의 차이

전립선암 때문에 병원의 비뇨기과에 통원하고 있는 60세 남성 S씨가
진찰 후 약국에 왔습니다. S씨는 처방전과 약수첩을
내주면서 다음과 같이 질문했습니다.

뼈에 전이가 있는 것 같아서 허리가 아픕니다.
진통제가 듣지 않아서
마약을 처방받게 되었습니다.
보통 진통제와
먹는 방법은 다른가요?

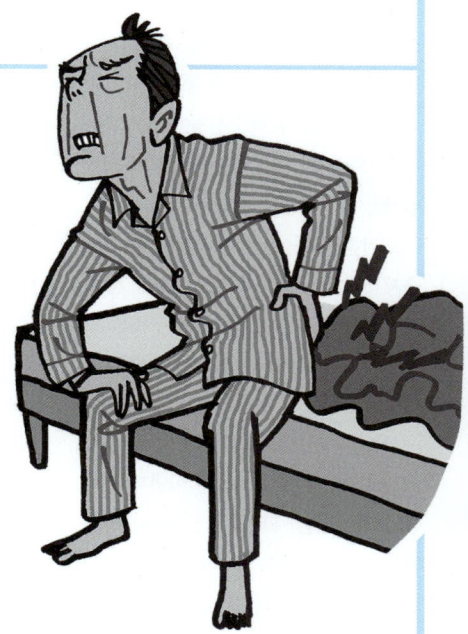

처방전

① 엑스탄디정 80mg 1회 2정 (1일 2정)
　　1일 1회 조식 후 7일분
②【일반】록소프로펜 Na정 60mg 1회 1정(1일 3정)
　　1일 3회 아침 · 점심 · 저녁식사 후 7일분
③ 옥시넘산 2.5mg 1회 1포
　　동통 시 10회분
④【일반】산화 마그네슘정 250mg 1회 1정
　　변비 시 10회분
⑤ 노바민정 5mg 1회 1정
　　구역질 시 10회분

※약력과 약수첩에 따르면, S씨는 3개월 전부터
　엑스탄디(일반명 엔잘루타미드)에 의한 치료를
　받고 있다. 이번부터 옥시넘(옥시코돈 염산염
　수화물)이 추가되었다.

Q 옥시넘(일반명 옥시코돈 염산염 수화물)의 특
징으로 맞는 것을 고르라.

1 효과 발현은 약 2시간 후이다

2 하루 복용 횟수의 상한은 4회까지이다

3 록소프로펜 나트륨 수화물(상품명 록소닌 등)과
옥시넘은 같은 작용 기전을 가지기 때문에 병용
할 수 없다

4 부작용으로 졸음이 있다

A ❹ 부작용으로 졸음이 있다

암 환자에게 발생하는 동통은 체성통, 내장통, 신경장애성 동통이 있는데, 이러한 것들의 병태는 종종 혼재되어 있다. 체성통은 골 전이에 의한 골파괴, 피부와 관절의 창상(創傷) 등에 의한 것이며, 내장통은 암 침윤에 의한 소화관의 통과 장애나 염증 등에 의해 일어난다. 신경장애성 동통은 종양 증대로 말초신경과 척수신경이 압박받는 것과, 화학 요법 및 방사선 치료에 의한 신경장애가 원인이 된다[1].

이러한 통증에는 비스테로이드 항염증제(NSAIDs)와 오피오이드가 많이 사용되는데, 오피오이드에서는 특히 복용 타이밍과 부작용 지도가 중요하다. 이번에 S씨에게 처방된 옥시넘(일반명 옥시코돈 염산염 수화물)은 첨부 문서에 따르면, 투여 후 15분 이내부터 진통 효과 발현이 확인된다. 그러나 작용 발현 시간은 개인에 따라 다소 다르기 때문에 효과가 나타나기 시작하는 정확한 시간은 복용 후에 환자가 확인하게 한다.

일어날 때나 외출 시 등 특정 타이밍에 통증이 증강되는 것을 알고 있다면 통증이 나타나기 전에 복용할 수 있다. 첫회 복약지도 때는 항상 통증이 출현하는 타이밍 15~30분 전에 옥시넘을 복용해 보도록 전한다. 또한 통증이 개선되지 않는 경우에는 1시간 간격을 두고 다시 내복할 수 있다[1]. 복약지도 시에는 환자가 복용방법을 정확하게 이해할 수 있도록 약봉투에 내복시간과 그 간격을 기입하거나 제약회사의 자재(資材)를 사용하는 등의 궁리가 필요하다고 생각한다. 복용 후 1시간이 지나도 효과가 없는 경우에는 용량 부족을 생각할 수 있기 때문에 필요에 따라 처방의에게 상담한다.

통증 평가에는 일반적으로 NRS(Numerical Rating Scale)가 권장된다. NRS는 통증을 0(통증이 전혀 없는)에서 10(생각할 수 있는 최악의 통증)의 11단계로 나누어 통증 점수를 묻는 것이다. 옥시넘 복용 전후의 NRS와 1일 복용 횟수를 기록해 두면 의료자가 효과를 판단하기 쉬워 진통제 용량 조정에 도움이 된다. 예를 들어, 옥시넘 2.5mg을 1일 4회 이상, 거의 등간격으로 내복하는 경우에는 옥시코돈 서방정 10mg(5mg정을 1회 1정, 1일 2회)의 개시를 의사에게 제안한다.

오피오이드의 주요 부작용은 졸음, 구역질, 변비이다. 구역질, 변비는 진토제나 완하제로 대응 가능하며, 지지요법약의 사용법에 대해서도 설명한다. 졸음과 구역질은 오피오이드 복용 개시 시나 증량 시에 발현하기 쉬운데, 며칠에서 1주일에 내성이 생겨 경감, 소실하는 경우가 많다[1]. 막연히 진통제를 계속 복용하지 않도록 약국에서 정기적으로 증상을 팔로업하고, 불필요한 지지요법약이 처방되고 있는 경우는 처방의에게 중지를 제안한다. 또한 오피오이드 증량 시나 신장 기능 저하 등의 대사 배설 기능 악화 시에는 과량 투여가 되기 쉽다. 과량인 경우에는 졸음이 나타나기 때문에, 얘기하는 중에도 졸음이 오는 경우에는 오피오이드 감량이나 중지를 의사에게 상담한다.

오피오이드의 작용 기전은 NSAIDs와는 달리 말초신경이나 뇌, 척수에 존재하는 μ오피오이드 수용체에 작용하여 진통작용을 발현하기 때문에 비오피오이드와 병용할 수 있다. 록소프로펜 나트륨 수화물(록소닌 등)과 같은 타이밍에 복용할 수 있다는 점도 전해 둔다. 세계보건기구(WHO) 가이드라인에서는 임상평가 및 통증 정도에 따라 오피오이드 단독 또는 NSAIDs 및 아세트아미노펜(카로날 등)과의 병용을 고려할 수 있다고 되어 있다[2].

참고문헌

1) 일본완화의료학회 「암 동통 약물 요법에 관한 가이드라인 2020년」 (카네하라출판)
2) World Health Organization 「WHO Guidelines for the pharmacological and radiotherapeutic management of cancer pain in adults and adolescents」(2019年)

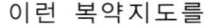

이런 복약지도를

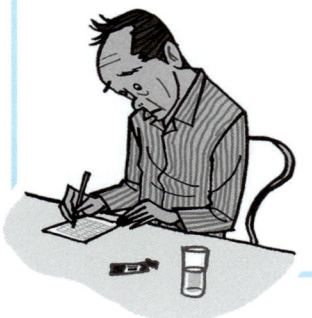

옥시넘은 먹고 나서 약 15분 후에 진통 효과가 나기 시작하므로 통증이 나타나는 타이밍을 알고 있다면 그 15~30분 전에 드셔 보세요. 1시간이 지나도 효과가 없으면 추가로 1포 더 먹을 수 있습니다. 약의 효과를 병원 스태프가 확인하기 쉽도록 복용 시간과 복용 전후 통증이 얼마나 완화되었는지 메모해 두면 좋을 것입니다. 록소프로펜과는 작용 방식이 다르기 때문에 같은 타이밍에 먹어도 괜찮습니다.

암 동통에 처방된 NSAIDs 첩부약

유방암 때문에 병원의 종양내과에 통원하고 있는 49세 여성 F씨가 진찰 후 약국을 방문했습니다. F씨는 처방전을 제출하고 나서 다음과 같이 말했습니다.

최근에는 진통제를 먹고 있어도
통증이 가라앉지 않습니다. 변비도 계속되고 있습니다.
이번에 의사 선생님에게 진통제를 증량해 달라고
부탁했더니, 첩부약을 추가한다고
설명하셨습니다. 먹는 약이 아니더라도
충분한 효과가 있나요?

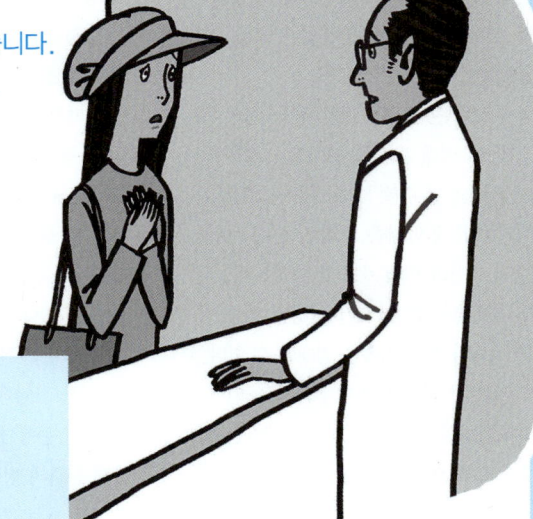

처방전

① 【일반】 옥시콘틴정 20mg 1회 1정(1일 2정)
　　　　 1일 2회 8시, 20시, 14일분
② 【일반】 산화 마그네슘정 500mg 1회 2정(1일 4정)
　　　　 1일 2회 아침·저녁식사 후　14일분
③ 직토루 테이프 75mg 28장
　　　　 1회 2장 1일 1회 목욕 후
　　　　 흉부, 복부, 상완부, 배부, 요부 또는 대퇴부에
　　　　 매회 장소를 바꾸어 첩부
④ 옥시넘산 2.5mg 1회 0.5g
　　　　 동통 시　30회분
⑤ 【일반】 피코설페이트 Na 경구액 0.75% 20mL
　　　　 1회 15~20방울 변비 시

※약력에 따르면, 이번부터 직토루(일반명 디클로
페낙 나트륨)가 새롭게 처방되었다.

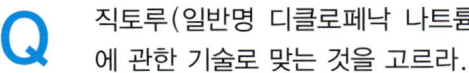

Q 직토루(일반명 디클로페낙 나트륨)에 관한 기술로 맞는 것을 고르라.

❶ 부착 부위에 따른 흡수율은 동일하기 때문에 전신의 어디에 붙여도 된다.

❷ 1일 2장 첩부로 같은 성분의 경구약 최대 용량과 같은 정도의 혈중 약물 농도가 된다.

❸ 다른 경구 비스테로이드 항염증제(NSAIDs)와의 병용은 금기이다.

❹ 혈중 농도의 정상(定常) 상태에 도달하기까지 7일 걸린다.

A **4** 혈중 농도의 정상(定常) 상태에 도달하기까지 7일 걸린다.

직토루(일반명 디클로페낙 나트륨)는 비스테로이드 항염증제(NSAIDs) 첨부제 중 최초의 암 동통 치료제이다. 암 동통에 대한 NSAIDs의 유용성은 분명하지만, 지금까지 일본에서 암 동통에 사용할 수 있는 NSAIDs는 주사제인 로피온(플루르비프로펜 악세틸)과 아셀리오(아세트아미노펜), 경구약인 아세트아미노펜(상품명 카로날 등) 등이었다.

직토루는 TDDS(경피 약물 전달 시스템)에 의해 흡수성 향상을 도모한 전신성 경피 흡수형 제제이다. 경피 투여이기 때문에 약물은 소화관을 경유하지 않고 전신의 혈액 속으로 이행하며, 하루 1회 첨부로 24시간 안정된 혈중 약물 농도와 효과 지속을 기대할 수 있다.

기존의 국소작용형 NSAIDs인 디클로페낙의 테이프제(볼탈렌 등)는 혈중으로의 이행은 소량에 불과한데 비해 직토루는 혈중으로의 이행성이 좋아 전신효과를 기대할 수 있다. 1장당 함유량도 75mg로 국소작용형의 15mg, 30mg에 비해 많다.

용법 용량으로서 보통, 성인에 대하여 하루 1회 2장(디클로페낙으로서 150mg)을 흉부, 복부, 상완부, 배부, 요부 또는 대퇴부에 첨부하고, 피부 자극을 피하기 위해 매번 부위를 바꾸어 붙인다. 앞서 언급한 첨부 부위별 약물 흡수율에 큰 차이는 없기 때문에 [1] F씨에게는 지정된 부위에 한해 어디에 붙여도 문제없다고 전하는 것이 좋다.

직토루는 최대 1일 3장(225mg)으로 증량할 수 있고, 1일 3장 부착 시의 전신 노출량은 디클로페낙 나트륨정(볼탈렌 등) 25mg 4정분과 같은 정도가 되도록 제제 설계되어 있다.

암 동통 약물 요법에 관한 국내외 가이드라인에서는, 비(非)오피오이드 진통제는 통증의 강도에 따라 단독 또는 오피오이드 진통제와 함께 병용하는 것으로 되어 있다[2].

그중에서도 직토루는 경도의 암 통증에 대한 도입약으로서, 또는 중등도 및 고도의 동통에 대해서는 오피오이드 진통제 등과의 병용이 권장되고 있다[2]. 또한 직토루는 혈중 약물 농도의 정상 상태에 도달하기까지 7일 걸리기 때문에 효과가 안정될 때까지 아세트아미노펜, 또한 부득이한 경우에는 필요 최소한의 다른 경구 NSAIDs의 병용(소량 혹은 돈복)도 가능하다[1].

직토루의 부작용으로서 소화관 장애 발현률은 3.8%(659례 중 25례)라고 되어 있는데[3], 같은 성분의 경구약인 나보알의 7.14%(1121례 중 80례)와 비교하여 낮은 경향이 있다. 직토루는 첨부약이기 때문에 위 점막에 대한 직접적인 작용을 회피할 수 있다는 것, COX-2 선택성이 높다는 것[4]이 발현율의 차이에 나타나고 있다고 생각된다. 단, 소화성 궤양 기왕력이나 저용량 아스피린을 병용하고 있는 경우에는 경구 NSAIDs와 마찬가지로 프로톤펌프 억제제 등의 병용을 고려할 필요가 있다.

이상으로부터 직토루는 오피오이드 진통약으로는 효과가 불충분한 환자에 있어 진통약을 추가하고 싶은 경우, 또는 F씨와 같이 오피오이드 진통약에 의한 변비와 구역질, 구토 등의 부작용에 의해 증량하기 어려운 경우 혹은 연하 곤란이나 소화관 폐색이 있는 경우의 동통 관리에 유용하다고 생각된다.

참고문헌 ────

1) 직토루 테이프 인터뷰폼
2) 일본완화의료학회 「암 동통 약물요법에 관한 가이드라인 2020년판」 (카네하라 출판)
3) 직토루 테이프 심의 결과 보고서
4) CMAJ 2002:167:1131~7.

이런 복약지도를

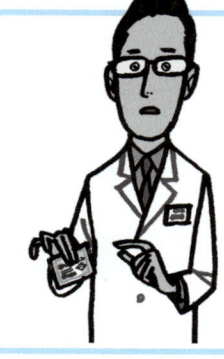

이번에 추가로 처방된 진통제인 직토루 테이프는 붙이는 약인데, 붙인 장소에서 성분이 혈류를 타고 전신을 순환함으로써 효과를 발휘합니다. 그 때문에 F씨가 느끼는 통증에 대해 보통 처방되는 먹는 약과 같은 정도의 효과를 기대할 수 있습니다. 또한 지정된 부위라면 붙이는 장소에 따라 효과는 변하지 않으므로 피부가 붓지 않도록 1회 2장을 매일 장소를 바꾸어 붙이도록 하십시오. 직토루에는 변비에 영향을 주는 성분은 배합되어 있지 않습니다만, 걱정되는 증상이 있으면 의사 선생님이나 저희에게 언제라도 연락해 주세요.

오피오이드 복용자에게 처방된 심프로익

암 동통이 있어 병원에서 완화 치료를 받고 있는 68세 남성 Y씨가
진찰 후에 처방전을 가지고 약국을 방문했습니다.
Y씨는 새롭게 처방된 약에 대해 다음과 같이 말했습니다.

최근, 변이 나오지 않게 되었습니다.
의사 선생님에게 상담했더니 "진통제 때문일지도 모른다"
고 얘기하고, 새로운 변비약이 추가되었습니다.
지금까지의 약과 어떻게 다른가요?

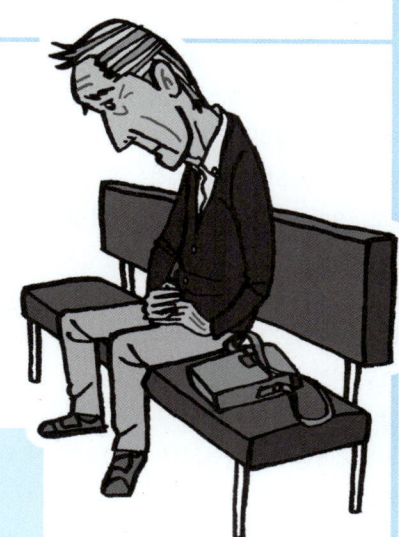

처방전

① 【일반】 옥시코돈 서방정 5mg(남용 방지 제제) 1회 1정(1일 2정)
　　 1일 2회 8시, 20시　14일분
②옥시넘산 2.5mg 1회 2.5mg
　　 동통 시　30회분
③ 【일반】 산화 마그네슘정 250mg 1회 2정(1일 6정)
　　 1일 3회 아침·점심·저녁식사 후　14일분
④심프로익정 0.2mg 1회 1정(1일 1정)
　　 1일 1회 조식 후　14일분

※ 약력에 따르면, Y씨는 4주일 전부
터 옥시코돈 서방정을 복용하고 있
는데, 통증은 컨트롤되고 있다. 그
외, 아세트아미노펜(상품명 카로날
등) 500mg 8정 4분할 처방도 있
다.

Q1 날데메딘 토실산염(상품명 심프로익)의 작용 기전으로 맞는 것을 고르라.

❶ 장관(腸管) 내에서 염화이온통로를 활성화하여 장액 분비와 소장 수송능을 촉진한다.

❷ 구아닐산 시클라아제 C 수용체를 활성화하여 장액 분비와 소장 수송능을 촉진한다.

❸ 담즙산 트랜스포터를 저해하여 담즙산의 재흡수를 저해함으로써 수분 분비와 연동운동을 항진한다.

❹ 오피오이드 수용체에 대해 길항제 활성을 나타내어 소화관 운동 억제를 회복시킨다.

Q2 날데메딘의 설명으로 잘못된 것을 모두 고르라.

❶ 효과 발현에는 시간이 걸리므로 변비가 개선될 때까지 계속 먹을 필요가 있다.

❷ 가장 많은 부작용은 설사이다.

❸ 오피오이드 중지 시에는 날데메딘도 중지할 필요가 있다.

❹ 항암제 치료에 동반하는 변비에 대해서도 효과를 발휘한다.

A₁ ❹ 오피오이드 수용체에 대해 길항제 활성을 나타내어 소화관 운동 억제를 회복시킨다.

A₂ ❶ ❹

오피오이드 복용 중에 발생하는 대표적인 부작용으로 구역질, 졸음, 변비를 들 수 있다. 그 중에서도 변비는 오피오이드 유발성 변비증(OIC)이라고 불리며, 그 빈도는 약 20~80%이다[1].

오피오이드는 중추의 μ오피오이드 수용체에 작용하여 진통 효과를 발휘하는 한편, 소화관에 존재하는 말초의 μ오피오이드 수용체에도 작용하여 소화관 운동을 억제함으로써 변비를 일으킨다[2]. 변비는 내성이 형성되기 어렵기 때문에 오피오이드 복용 중에는 지속적으로 완하제를 사용하는 등 대책을 취할 필요가 있다[3].

날데메딘 토실산염(상품명 심프로익)은 말초성 μ오피오이드 수용체 길항제(PAMORA)로 분류되는 완하제로 OIC를 적응증으로 하고 있다. 혈액뇌관문 투과성이 낮아 중추 μ오피오이드 수용체에는 작용하지 않기 때문에 오피오이드에 의한 진통 효과에 영향을 주지 않고 장관의 μ 수용체 특이적으로 길항제 활성을 나타내어 변비를 개선한다. 일본 국내에서는 예방 투여가 인정되지 않기 때문에 다른 완하제를 사용해도 OIC가 개선되지 않는 경우에 사용되는 경우가 많다.

날데메딘의 부작용으로 가장 빈도가 높은 것은 설사이다. 첨부문서에 따르면, OIC의 암 환자를 대상으로 한 일본 국내 임상시험에서는 설사가 21.9%에서 인정되고 있어, 이 약 교부 시에는 설사에 관한 복약 지도가 중요해진다.

첫 번째 포인트는 설사 증상이 나타나는 타이밍이다. 인터뷰폼에 따르면, 날데메딘의 최고 혈중 농도 도달 시간(Tmax)은 0.5시간이며, 또한 비경쟁적인 억제 방식으로 작용을 발현시키기 때문에 오피오이드의 투여량에 관계없이 단시간에 효과가 발현된다고 생각된다. 날데메딘 최초 투여 후 자발 배변까지의 시간의 중간값은 4.67시간인데, 내복 당일에 설사가 일어날 가능성이 있는 것을 전해 두어야 한다.

또 하나 중요한 것은 설사가 발생했을 때의 대응이다. 날데메딘에 의한 설사 발현 빈도는 높지만, 입원 관리 등이 필요해지는 심한 설사는 1% 미만이며, 이 약 중지에 의해 회복한다고 되어 있다. 또한 이 약에 의한 설사는 오피오이드에 의해 억제되었던 소화관 운동이 날데메딘에 의해 해제되어 일시적으로 활동적으로 됨으로써 일어난다고 생각되는데, 복통을 수반하지 않고 배변 횟수가 3~4회 증가하는 정도의 설사라면 내복을 계속해도 자연스럽게 개선된다고 생각된다.

우리 병원에서는 기본적인 대응으로서, 병용하는 완하제가 있으면 그것을 먼저 중지하는 것을 권하고 있으며, 날데메딘은 자기 판단으로 중단하지 않도록 전하고 있다. 오피오이드 투여를 중지하는 경우는 날데메딘 투여도 중지한다. 암 환자의 변비의 원인은 오피오이드 이외의 약제, 소화관 협착, 방광 직장 장애 등 다양하며, 모두 OIC라고는 할 수 없다[4]. 날데메딘의 OIC 개선에 대한 효과 판정은 내복 개시 3~7일 후에 실시하는 것이 권장되고 있기 때문에 1주일 내복해도 배변 상황이 충분히 개선되지 않는 경우는 다른 완하제를 병용할 필요가 있다.

참고문헌

1) Pain Med,2017;18:1837-63.
2) J Clin Oncol,2017;35:3859-66.
3) 일본완화의료학회 「암 동통 약물 요법에 관한 가이드라인 2020년판」 (카네하라출판)
4) 일본완화의료학회 「암 환자의 소화기 증상 완화에 관한 가이드라인 2017년판」 (카네하라출판)

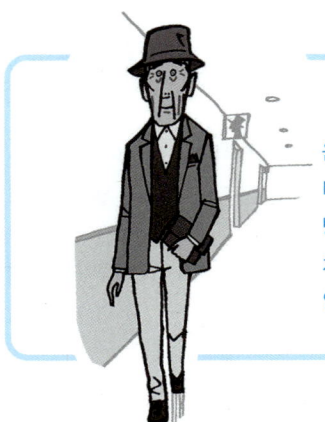

이런 복약지도를

Y씨가 복용하고 있는 진통제에는 장의 움직임과 수분을 줄이는 작용도 있어 변비가 생기는 경우가 있습니다. 이번에 처방된 심프로익은 변비를 일으키는 작용을 차단하고 자연스러운 배변을 유도하는 약입니다. 단, 복용 개시 후, 일시적으로 설사가 생기는 경우가 있습니다. 복용 첫날에 일어나는 경우가 많은데, 2~3일 지나면 장이 익숙해져서 증상은 자연스럽게 낫는다고 생각합니다. 설사가 발생한 경우에는 약을 중단하지 말고, 증상이 강하면 저희 약국이나 병원으로 연락하십시오.

옥시코돈 복용 중 발생한 졸음

위암 때문에 병원 소화기 내과에 통원하고 있는 50세 남성 B씨가
외래 화학요법을 받은 뒤 처방전을 가지고 약국에 와서 다음과 같이 말했습니다.

의사 선생님이 항암제가 효과가 있어 치료 경과는 순조롭다고
해서 돈복 옥시넘은 먹지 않고 있습니다.
하지만 2주 정도 전부터 하루 종일 졸리고 멍해서
진통제의 양을 줄이게 되었습니다.
통증이 심해지지 않을까 걱정입니다.

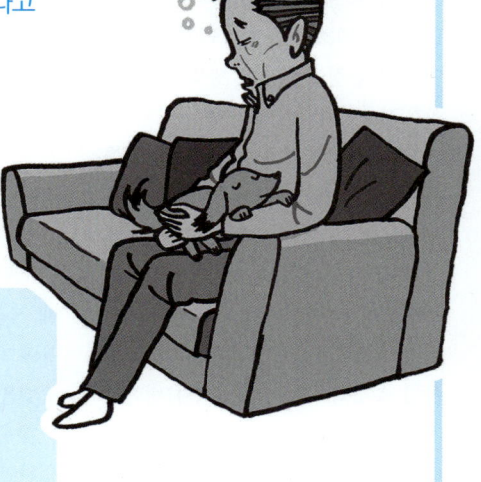

처방전

① 【일반】 록소프로펜 Na정 60mg 1회 1정(1일 3정)
　【일반】 산화 마그네슘정 250mg 1회 2정(1일 6정)
　　　　하루 3회 아침 · 점심 · 저녁식사 후　7일분
② 옥시콘틴정 20mg 1회 1정(1일 2정)
　　옥시콘틴정 10mg 1회 1정(1일 2정)
　　하루 2회 8시, 20시　7일분
③ 옥시넘산 10mg 1회 1포
　　동통 시, 퇴약증상 발현 시 10회분
④ 【일반】 란소프라졸 구강내 붕괴정 15mg 1회 1정(1일 1정)
　　1일 1회 조식 후　7일분
⑤ 【일반】 센노사이드정 12mg 1회 2정
　　변비 시　10회분
⑥ 【일반】 브로티졸람정 0.25mg 1회 1정
　　불면 시　5회분

※약력에 따르면, B씨는 위암 다발 폐 전이,
림프절 전이(우쇄골상, 종격, 분문 ~ 위
주위) 있음. 2개월 전부터 지금의 항암제
치료를 받고 있다. 8개월 전부터 암 동통
에 대해 옥시콘틴정(일반명 옥시코돈 염
산염 수화물)을 복용하고, 지난번에는 이
약 80mg/일 외에 옥시넘산(일반명 옥시
코돈 염산염 수화물) 15mg/회가 처방되
었다. B씨에 따르면, 이전에는 우쇄골부
(전이 부위)에 욱신욱신한 통증이 있었지
만, 2주일 정도 전부터 통증은 없어 옥시
넘산은 복용하고 있지 않다.

Q 오피오이드에 의한 졸음과 대처 방법
에 대한 기술로 <u>잘못된 것</u>을 골라라.

1 졸음은 투여 개시 초기, 증량 시, 과량 투여 시에 발현
되는 경우가 많다.

2 졸음의 원인으로 오피오이드 과량 투여가 의심되는 경
우, 갑자기 중지하지 말고 서서히 감량하는 것이 권장된
다.

3 오피오이드 감량에 의한 금단증상(퇴약증상) 중 하나로
변비가 있다.

4 옥시코돈 염산염 수화물은 약물 대사 효소 시토크롬
P450(CYP)3A4 억제제와의 병용으로 혈중 농도가 상
승하여 졸음이 유발되는 경우가 있다.

A ❸

암 동통에 사용되는 오피오이드인 옥시코돈 염산염 수화물(상품명 옥시콘틴, 옥시넘 등)은 대부분 간에서 대사되기 때문에 신장 기능 장애 환자에게도 사용하기 쉽다. 한편, 간에서의 대사는 주로 약물 대사 효소 시토크롬 P450(CYP)3A4를 매개로 하기 때문에 간 기능 장애 환자 및 병용 약물과의 상호 작용에 주의가 필요하다.

오피오이드의 주요 부작용으로는 졸음, 구역질, 변비가 있다. 이 중 졸음은 오피오이드 투여 개시 초기와 증량 시에 발현되는 경우가 많은데, 내성이 신속하게 생겨 1주일 이내에 거의 사라진다. 한편, 화학요법과 방사선치료에 의해 종양이 축소되어 동통의 역치가 변화한 경우에는 상대적으로 오피오이드가 과량이 되어 졸음이 유발되는 경우가 있다. 복약 지도에 있어서는 먼저 B씨의 졸음과 통증 상태를 확실히 평가한 후 적절한 설명을 해야 한다.

B씨는 외래 화학요법에 의하여 경과는 순조롭지만 2주 전부터 졸음이 하루 종일 계속되고 있다고 호소하고 있다. 통증에 관해서는, 이전에는 우쇄골부에 욱신욱신하는 통증을 확인했지만, 2주 전부터 통증이 없어 돌출통 출현 시에 사용하는 옥시넘도 사용하고 있지 않다. 동통이 사라진 시기와 졸음이 발생한 시기가 합치하고 있다는 것으로부터, B씨는 치료 효과에 따라 통증의 역치가 변화하여 오피오이드가 과량이 되었다고 추측된다.

또한 확인 가능한 정보로부터 오피오이드 이외의 영향을 제외한 후, 처방약의 타당성을 평가하는 것도 중요하다. 브로티졸람(렌돌민 등)에 관해서는, 작용 지속시간이 7~8시간으로, 졸음과의 시간 관계로부터 생각하면 의심되는 약에서 제외된다. 또한 CYP3A4 억제 작용을 가진 병용약은 없어 상호작용에 의해 옥시코돈의 혈중 농도가 상승했을 가능성은 부정된다.

통증 역치가 바뀌면 금단증상에 주의하면서 오피오이드 투여량을 조정한다. 금단증상에는 정신 증상(권태감, 불안감, 짜증, 흥분, 불면)과 신체 증상(하품, 재채기, 빈맥, 고혈압, 발한, 구역질·구토, 설사)이 있으며, 발현 시기는 감량부터 6~12시간 후, 피크는 1~3일 후라고 되어 있다. 신체 증상은 1주일 정도로 가벼워지지만 정신 증상은 그 이상 이어질 수도 있다.

금단증상의 발현을 피하기 위해서는 오피오이드를 갑자기 중지하지 말고 동통과 금단증상을 평가하면서 계획적이고 점진적으로 줄이는 것이 포인트다. 동통이 제어되는 경우의 대략적 기준으로는 총투여량의 10~20% 감량이 권장된다[1]. 단, 가이드라인에서 권장되는 감량의 비율은 어디까지나 대략적 기준이며, 특히 오피오이드를 고용량 또는 장기간 지속한 환자의 경우에는 금단증상 발현에 주의한다. 또한 금단증상 발현 시에는 오피오이드의 속방 제제 복용으로 대응한다.

B씨는 이번에 옥시콘틴이 80mg/일에서 60mg/일로 감량되었는데, 1주일 후 진찰 시에 재평가할 것으로 보인다. B씨는 옥시콘틴정 감량으로 통증이 강해지지 않을까 불안을 안고 있는데, 처방대로 복용할 것, 금단증상이 발현한 경우에는 옥시넘산을 복용하고 증상이 가라앉지 않을 때에는 처방 의사에게 연락하도록 지도해 주어야 한다.

참고문헌

1) 일본완화의료학회 「암 동통 약물 요법에 관한 가이드라인 2020년판」, (카네하라출판)

이런 복약지도를

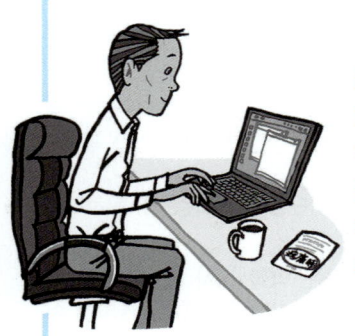

치료 효과가 나타나서 다행입니다. 졸음은 항암제의 효과가 얻어져 통증이 경감된 결과, 상대적으로 옥시콘틴이 과량이 되어 부작용인 졸음이 나타나기 쉬워졌기 때문이라고 생각됩니다. 통증의 상태가 바뀌면 필요한 진통제의 양도 바뀌므로 감량된 것은 걱정하지 마십시오.

우선은, 처방대로 옥시콘틴을 복용하고, 통증이 나타나면 옥시넘을 복용하십시오. 진통제를 줄인 것에 의하여 일시적으로 발한, 구역질, 설사, 불안 등의 증상이 나타날지도 모릅니다. 그때에도 옥시넘을 복용하고 증상이 가라앉지 않는 경우에는 의사 선생님에게 연락하십시오.

오피오이드가 경구약에서 첩부약으로 변경되면

식도암 때문에 병원의 종양내과에 통원하고 있는 67세 남성 K씨가 진찰 후에 약국에 왔습니다. K씨는 처방전과 약수첩을 내주고 나서 다음과 같이 말했습니다.

옥시콘틴이 최근 삼키기 어려워졌기 때문에
첩부약으로 바꾸었습니다.
오늘밤 약은 옥시콘틴이 아니라
첩부약을 사용하면 되나요?

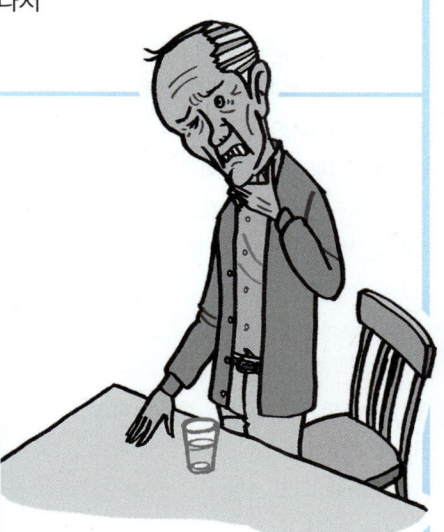

처방전

① 【일반】 펜타닐 구연산염 테이프 2mg(1일용) 14장
　　　　1회 1장 흉부, 복부, 상완부, 대퇴부 중 한 곳에 첩부
　　　　하루 1회, 20시

② 옥시넘산 5mg 1회 1g
　　동통 시 20회분

③ 【일반】 아세트아미노펜 과립 50% 1회 2g (1일 8g)
　　　　1일 4회 아침·점심·저녁식사 후, 취침 전 14일분

④ 【일반】 산화 마그네슘 과립 83% 1회 0.5g (1일 1.5g)
　　　　1일 3회 아침·점심·저녁식사 후 14일분

※약력과 약수첩에 따르면, K씨는 지난번까지 옥시콘틴 TR정(일반명 옥시코돈 염산염 수화물) 20mg이 1회 1정, 1일 2회(8, 20시)로 처방되고 있었는데, ①의 펜타닐 구연산염 테이프(상품명 펜토스 테이프 등)로 변경되었다. 복약 순응도는 양호하며, 수중에 옥시콘틴 TR정이 2정 있다.

Q1 모르핀 염산염 수화물(경구 투여), 옥시코돈 염산염 수화물(경구 투여), 펜타닐 구연산염(경피 투여)에서 등역가 환산 비율로 맞는 것은 무엇인가?

1 150 : 100 : 1~1.5

2 150 : 75 : 1~1.5

3 30 : 20 : 1~1.5

4 30 : 15 : 1~1.5

Q2 K씨가 옥시콘틴 TR정(일반명 옥시코돈 염산염 수화물)에서 펜타닐 구연산염 테이프(상품명 펜토스 테이프 등)로 전환할 때의 설명으로 적절한 것을 고르라.

1 20시에 먹을 옥시콘틴은 복용하지 않고, 20시부터 펜타닐을 첩부한다.

2 20시에 먹을 옥시콘틴을 복용한 후, 20시부터 펜타닐을 첩부한다.

3 20시에 먹을 옥시콘틴을 복용, 20시부터 펜타닐을 부착하고, 다음날 8시에 먹을 옥시콘틴까지 복용한다.

4 옥시코돈에서 펜타닐로의 전환은 권장되지 않으므로 의문조회가 필요하다.

A₁ **1** 150 : 100 : 1~1.5

A₂ **2** 20시에 먹을 옥시콘틴을 복용한 후, 20시부터 펜타닐을 첩부한다.

암 동통 치료의 최근 기본적인 사고 방식은 개인의 통증 강도에 따라 진통제를 선택하는 것으로 되어 있다. 필요에 따라 어느 오피오이드를 사용해도 좋다고 여겨지고 있으며[1], 환자 배경에 맞추어 모르핀 염산염 수화물이나 하이드로모르폰 염산염, 옥시코돈 염산염 수화물, 펜타닐 구연산염 등의 강한 오피오이드가 선택되고 있다.

강한 오피오이드는 (1)부작용이 강하여 계속·증량이 곤란, (2)효과가 불충분 – 등의 경우에 다른 강한 오피오이드로 변경하는 일이 있는데, 오피오이드 스위칭이라고 불린다[1]. 이번과 같이 내복 곤란으로 투여 경로를 변경하는 경우, 엄밀하게는 오피오이드 스위칭이라고는 하지 않지만, 전환 시의 기본적인 사고방식은 동일하다. 중요한 점은 변경되는 오피오이드의 환산량을 계산하는 것, 그리고 약물동태를 고려하여 전환 타이밍을 검토하는 것이다.

우선, 오피오이드 표준 변환의 대략적 기준으로 모르핀(경구 투여) 30mg을 기준으로 한 경우, 계산상 등역가가 되는 환산량은 옥시코돈(경구 투여) 20mg, 펜타닐(경피 투여)

0.2~0.3mg로 되어 있다[1]. 각 오피오이드의 역가를 계산할 경우에는 모르핀(경구 투여) : 옥시코돈 (경구 투여) : 펜타닐(경피 투여) = 150 : 100 : 1~1.5의 비율을 기억해 두어야 한다. 단, 이 환산은 어디까지나 계산상의 대략적 기준으로, 실제로는 환자의 통증 상태와 부작용 등을 고려하여 조절한다

펜타닐 첩부약의 경우, 약제가 모두 흡수되는 것은 아니어서 펜토스 테이프의 첨부문서에서는 1mg 첩부약의 1일 평균 흡수량(정상 상태의 추정 평균 흡수량)은 0.3mg이라고 되어 있다. 그 때문에 실제 임상에서는 경구 모르핀 60mg, 경구 옥시코돈 40mg의 제제에서 전환하는 경우의 권장 첩부 용량이 2mg로 되어 있어 이 비율을 기억해 두면 도움이 된다. K씨는 이번에 이 표준적인 등역가로의 전환임을 확인할 수 있다.

다음으로, 펜타닐 부착 약물의 약물동태에 대해 생각한다. 펜타닐 구연산염 테이프의 최고 혈중 농도 도달 시간(Tmax)은 20시간 이상 필요하여 충분한 진통 효과가 발휘될 때까지 시간을 필요로 한다. 그 때문에 1일 2회 내

복의 강한 오피오이드에서 전환하는 경우에는 첩부약 첩부와 동시에 지금까지 사용하던 오피오이드 1회량을 내복하도록 첨부문서에 기재되어 있다. 또한 충분한 진통 효과를 얻지 못하는 경우에는 혈중 농도가 안정될 때까지 적극적으로 구제약을 사용한다. K씨의 수중에는 옥시콘틴 TR정이 1정 남기 때문에 약국에서 회수한다.

펜타닐 첩부제는 온도 상승에 따라 흡수량이 증가한다. 오피오이드가 과량 투여됨으로써 호흡 억제 등의 심각한 부작용이 발현되는 위험이 있기 때문에 부착한 채 뜨거운 온도로 목욕하는 것은 피하도록 전해야 한다. 필자가 지도를 할 때에는 이 약의 반감기는 길다는 것을 고려하여, 장시간 목욕이 아니라면 목욕 전에 첩부약을 떼고 목욕 후에 새로운 첩부약을 붙이도록 설명하는 경우가 많다.

참고문헌
1) 일본완화의료학회 「암 동통 약물요법에 관한 가이드라인 2020년판」 (카네하라출판)

이런 복약지도를

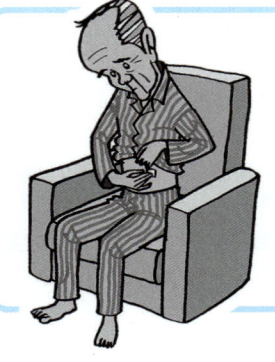

이번부터 변경된 첩부약은 효과가 나타날 때까지 시간이 걸리기 때문에 오늘 밤 20시에 먹을 옥시콘틴은 복용한 다음에 첩부약도 같은 시간부터 사용하십시오. 다음날부터는 옥시콘틴은 복용하지 말고 첩부약을 하루 1장 사용합니다. 통증이

있는 경우에는 돈복으로 옥시넘을 드십시오.

첩부약은 온도가 높아지면 흡수가 너무 좋아질 가능성이 있습니다. 붙인 상태에서 뜨거운 목욕 등은 피하십시오.

오피오이드 전환에 동반하는 처방 제안

담낭암 때문에 자택에서 요양 중인 71세 남성 J씨에 대해서
방문 진료 중인 의사로부터 전화로 상담을 받았습니다.

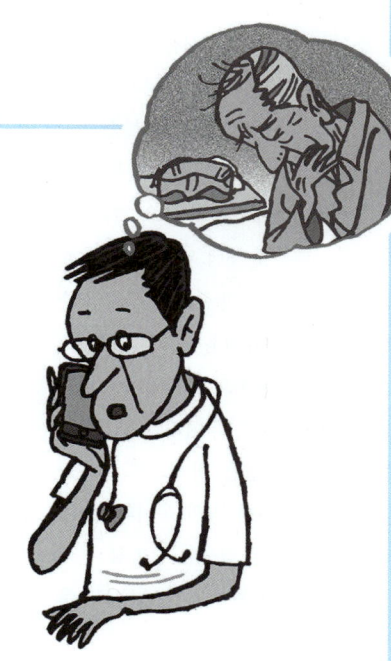

 통증은 컨트롤할 수 있지만,
구역질은 나우젤린으로는 완벽히 대응할 수 없습니다.
오피오이드를 펜토스 테이프와 이펜버컬정으로,
제토약은 프림페란으로 변경하려고 합니다.
옥시패스트는 언제 중단하면 되나요?

처방전

① 옥시패스트주 50mg 4관
    생리식염액 PL「후소」20mL 3관
    0.3mL/hr (추가 투여량 0.3mL/회),
    24시간 지속 피하 주사(4배 희석)
    CADD- Legacy PCA 펌프 사용
② 나우젤린 OD정 10 1회 1정
    구역질 시 20회분

Q 옥시패스트(일반명 옥시코돈 염산염 수화
물)를 중지하는 타이밍으로 적절한 것을
고르라.

1 펜토스 테이프 부착 6시간 전

2 펜토스 테이프 부착 시

3 펜토스 테이프 부착 6시간 후

4 펜토스 테이프 부착 12시간 후

A ❸ 펜토스 테이프 부착 6시간 후

오피오이드 지속 투여에서 펜토스 테이프(일반명 펜타닐 구연산염)로 전환하는 경우, 지금까지 투여하던 오피오이드를 "첩부 개시 후 6시간까지 계속하여 지속 투여한다"고 첩부문서에 기재되어 있다. 이것은 펜타닐의 혈중 농도가 서서히 높아지기 때문에 진통 효과가 얻어지기까지 시간이 필요하기 때문이다. 그 때문에 재택 의료의 경우, 발침(拔針)을 하는 방문 간호사와의 스케줄 조정이 필요하다.

전환 시의 오피오이드 투여량에 대해서는, 그때까지 투여되던 오피오이드의 1일 투여량을 바탕으로 검토한다. J씨가 투여를 받던 옥시패스트주 50mg(옥시코돈 염산염 수화물)은 1관(5mL) 중에 무수물(無水物)인 옥시코돈 염산염이 50mg 포함되어 있다. 즉, 농도는 10mg/mL인데, 이것을 4배 희석하면 2.5mg/mL가 된다. 투여 속도가 0.3mL/시(時)이므로, 옥시코돈 1일 투여량은 2.5mg/mL×0.3mL/시×24시간=18mg이 된다.

옥시패스트의 첩부문서에 기재되어 있는 옥시코돈 경구약과의 환산비는 3대 4이므로 옥시패스트 18mg/일

표 ● 암 동통에서 옥시코돈 경구약에서 펜토스 테이프로의 전환 환산표
(펜토스 테이프 첨부 문서에서)

옥시코돈 경구약	≤10mg/일	≤19mg/일	20~59 mg/일	60~99 mg/일	100~139 mg/일
펜토스 테이프 1일 첩부 용량	0.5mg	1mg	2mg	4mg	6mg

은 옥시코돈 경구약 24mg/일에 상당한다. 펜토스 테이프의 첩부문서에 따르면, 전환 전의 옥시코돈 경구약이 20~59mg/일인 경우에는 2mg이 권장된다(표). 단, 오피오이드의 교차 내성은 개인차가 있으며 환자의 전신 상태도 영향을 미치므로 이러한 환산비는 만능이 아니라는 점에 유의해야 한다. 특히 재택 의료에서는 부작용 회피의 관점에서 등역가보다 적은 양으로 투여를 시작하는 일은 드물지 않다. J씨에 대해서도 1mg을 제안해도 좋을 것이다.

또한 전환에 동반하여 통증이 악화할 가능성도 있으므로 돌출통에 대한 구제 약물을 전달해 두는 것은 중요하다. 이번에는 이펜(펜타닐 구연산염)이 처방되었다. J씨의 1일 투여량은 모르핀 경구약으로 환산하면 36mg에 상당한다(옥시코돈 경구약과 모르핀 경구

약의 환산비는 2대 3이라고 옥시콘틴정의 첨부문서에 기재되어 있음). 이펜의 첨부 문서에 따르면, 모르핀 경구약 30μg/일 이상 60mg/일 미만인 경우에는 50μg부터 투여를 개시하는 것이 바람직하다고 한다. 이펜의 최소 용량은 50μg이므로 이 용량을 제안하면 좋을 것이다.

반복해서 말하지만, 환산비는 어디까지나 대략적 기준이기 때문에 전환 후 잠시 동안은 관찰이 중요하며, 상황에 따라서는 약제나 투여량 등의 변경을 제안하는 것도 검토한다. 오피오이드의 환산비에 대해서는 첨부문서 외에 일본완화의료학회의「암 동통 약물요법에 관한 가이드라인 2020년판」이나 후생노동성의「의료용 마약 적정 사용 가이드라인」 등에도 기재되어 있다.

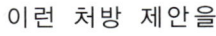
이 런 처 방 제 안 을

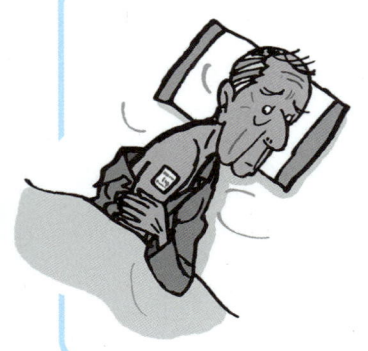

옥시패스트의 중지 시기이지만, 펜토스 테이프의 경우, 오피오이드 지속 투여에서 전환할 때는 테이프를 첩부하고 6시간 후까지 계속해서 점적하게 됩니다.

투여량에 관해서는, 옥시패스트주(注) 1일 투여량은 옥시코돈 경구약으로 환산하면 24mg/일이 됩니다. 첨부문서에서 펜토스 테이프의 1일 첩부 용량으로 2mg

이 권장되고 있는데, 재택이기 때문에 부작용 위험을 줄이기 위해 1mg부터 시작하는 것이 어떨까요?

또한, 이펜버컬정은 첨부문서에서 권장되고 있는 것처럼 최소 용량인 50μg를 권장합니다.

항암제 치료 중 처방받은 릭시아나

폐암 치료를 위해 병원의 호흡기내과에 통원하고 있는 70세 남성 H씨가
진찰 후 약국에 왔습니다. H씨는 처방전과 약수첩을 내주면서
다음과 같이 말했습니다.

> 왼쪽발이 부어서 오늘 병원에서 검사했더니
> 혈전이 있다고 합니다.
> 항암제 점적이 1종류 중지되고
> 혈전을 녹이는 약이 처방된 것 같습니다.

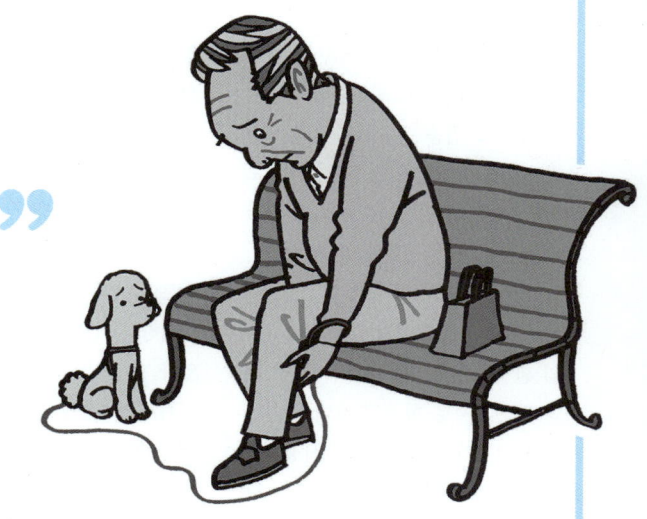

처방전

릭시아나 OD정 60mg 1회 1정(1일 1정)
1일 1회 아침식사 후 14일분

※약력과 약수첩에 따르면, H씨는 도세탁셀(상품명 탁소텔 등)과
람실맙(유전자 재조합)(사이람자) 병용요법을 받고 있는데, 오늘
받은 4코스째의 치료는 도세탁셀 점적뿐이었다. H씨의 신장은
165cm, 체중은 70kg, 크레아티닌 클리어런스는 55mL/분. 병용
약 없음.

Q₁ 정맥 혈전 색전증 위험을 높이는 요
인으로 H씨가 가지고 있다고 생각되
는 것을 모두 고르라.

1 악성종양

2 약년(若年)

3 비만

4 혈관 신생 억제제

Q₂ 릭시아나(일반명 에독사반 토실산염 수화
물)의 용법용량에 관하여 적절한 것을 고르
라.

1 연령이 65세 이상인 경우, 1일 1회 30mg을
투여한다.

2 체중이 60kg 이하인 경우, 1일 1회 30mg을
투여한다.

3 크레아티닌 클리어런스가 50mL/분 이하인 경
우, 1일 1회 60mg을 투여한다.

4 P당단백 억제제를 병용하는 경우, 1일 1회
60mg을 투여한다.

A₁ ❶ 악성 종양 ❸ 비만 ❹ 혈관 신생 억제제

A₂ ❷ 체중이 60kg 이하인 경우 1일 1회 30mg을 투여한다.

암 환자에 있어서 정맥 혈전 색전증(VTE)으로 인한 사망은 암 진행으로 인한 사망에 이어 두 번째로 많다고 한다[1]. 암 환자의 경우에는 (1) 종양에 의한 정맥 압박과 와상(臥床) 상태 등에 의한 혈류 정체, (2) 혈관 신생 억제제 등의 약물 요법이나 중심 정맥 카테터 유치 등에 의한 내피 장애, (3) 암 자체에 의한 직접적인 혈소판-혈액 응고계의 활성화 및 염증 반응에 수반되는 선용계의 억제가 생길 가능성이 있어, 모두 VTE 발증의 리스크 인자라고 간주되고 있다[2]. 또한 심혈관 장애의 합병, 연령(고령), 비만 등도 혈전증의 발현에 관여하는 것으로 알려져 있다[3,4].

암 환자의 VTE 치료는 비(非)암 환자와 마찬가지로 항응고 요법에 의한 치료가 주체가 된다. 기존에 사용되어 온 미분화 헤파린이나 와파린 칼륨(상품명 와파린 등)뿐만 아니라 최근에는 고도의 신장 기능 장애를 병존하지 않는 증례에서 직접 저해형 경구 항응고제(DOAC)가 사용된다.

미분화 헤파린과 와파린은 활성화된 부분 트롬보플라스틴 시간(APTT) 및 프로트롬빈 시간 국제 표준 비율(PT-INR) 모니터링에 의한 용량 조절이 필요하지만, DOAC는 혈중 모니터링을 필요로 하지 않아 복약 순응도의 관점에서 사용하기 쉬운 약제이다. 그러나 DOAC의 체내 흡수에는 P당단백질(P-gp), 대사에는 약물 대사 효소 시토크롬 P450(CYP) 3A4가 주로 관여하고 있는데, P-gp와 CYP의 발현·활성에 영향을 미치는 암 치료제에 있어서는 DOAC의 작용에 영향을 미칠 가능성이 있다. 그 중 에독사반 토실산염수화물(릭시아나)은 아픽사반(엘리퀴스)이나 리바록사반(자렐토)에 비해 CYP3A4에 대한 영향이 적기 때문에 CYP3A4에 영향을 주는 암 치료제와 병용하기 쉬운 경향이 있다고 생각되고 있다.

H씨는 암인 것에 더하여 노인(70세), 비만(BMI25.7kg/m2), 혈관 신생 억제제인 람실맙(유전자 재조합)(사이람자)으로의 치료 등 여러 VTE 발증 위험 인자를 가지고 있어 혈전이 발생하기 쉬운 상황이었다고 생각된다. 또한 이번에 실시한 암 치료에서는 VTE를 악화시킬 우려가 있는 람실맙이 중지되고 CYP3A4에서 주로 대사되는 도세탁셀(탁소텔 등)의 점적이 계속되고 있기 때문에 항응고 요법으로 CYP3A4에 대한 영향이 적은 에독사반이 선택되었다고 생각된다.

에독사반은 체중, 크레아티닌 클리어런스(CCr), 병용약에 따라 용량 조절을 필요로 하는 약제이다. H씨는 체중 70kg, CCr 55mL/분, 감량을 필요로 하는 병용약은 없기 때문에 투여량은 60mg/일이 되어 이번 처방이 적절하다고 판단할 수 있다.

또한 암 환자는 출혈하기 쉬운 상태라는 것도 알려져 있다[5]. 항응고요법 개시에 의해 출혈 경향이 높아지기 때문에 부드러운 칫솔을 사용하고, 살살 코를 푸는 등의 예방책에 더해, DOAC 투여량에 영향을 주는 체중 변동이나 출혈이 확인되었을 경우에는 이른 단계에서 주치의와 상담하도록 지도하는 것이 좋다.

참고문헌 ———

1) Thromb Res.2010;125:490-3.
2) Hematology.2013;2013:684-91.
3) 일본순환기학회 외 『폐혈전 색전증 및 심부 정맥 혈전증의 진단, 치료, 예방에 관한 가이드라인(2017년 개정판)
4) J Cardiol.2020;75:110-4.
5) Blood.2002;100:3484-8.

이런 복약지도를

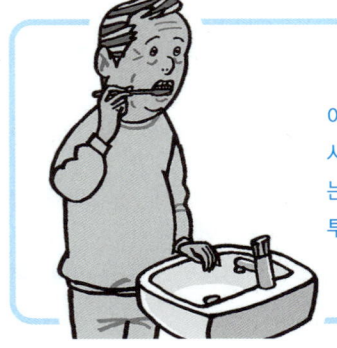

말씀하신대로, 릭시아나는 혈전을 녹이기 위한 약입니다. 병원에서 점적되던 사이람자라는 약에 혈전이 생기기 쉬워지는 부작용이 있기 때문에 의사 선생님은 투여를 중단하셨을 겁니다.

릭시아나를 먹기 시작하면 출혈하기 쉬워지는 우려가 있으므로 부드러운 칫솔을 사용하고, 살살 코를 푸는 등의 대책을 취합시다. 체중이 크게 줄어들거나 출혈이 보이면 빨리 저희나 의사와 상담하십시오.

부록 1

약사 외래 현장에서

닛케이 드럭 인포메이션 Online(https:// nkbp.jp/ dionline)의 호평 연재, 암연구회 아리아케 병원 약제 부의 카와카미 카즈요시 씨에 의한 「환자와 마주한다! 암 약사 외래」로부터 복약 순응도 평가와 부작용 매니지먼트를 위한 대응 포인트를 4가지 케이스로 소개합니다.

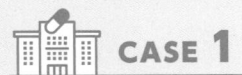

항암제에 의한 설사, 중증도를 어떻게 평가하는가?

65세 남성, A씨

· 직업 : 회사원, 동거 가족 : 아내
· 현재 병력 : 결장암 수술 후

A씨는 3주 전에 수술 후 보조화학요법으로 첫회 CapeOX요법(카페시타빈[상품명 젤로다 등], 옥살리플라틴[엘플랫 등]의 병용치료)※을 받고 있는데, 이번 2코스째의 CapeOX 요법을 받기 위해 수진했다. 의사의 진찰 전에 약사 외래에서 카페시타빈의 순응도와 부작용 확인을 실시했다.

※ CapeOX 요법은 1코스 3주간. 치료 스케줄은 치료 첫날에 옥살리플라틴 등의 점적 치료를 하고 2주간 카페시타빈을 복용. 그 후 1주일 휴약.

* * *

카와카미 　이번 항암제 치료는 처음이었는데, 컨디션은 어떠셨습니까?

A씨 　젤로다를 다 먹을 무렵에 설사가 나서 힘들었습니다.
처음에는 전혀 괜찮았는데, 마지막에 설사가 났어요.
젤로다도 몇 번인가 못 먹었습니다.

카와카미 　그거 힘드셨겠네요. 설사는 언제부터 시작되었습니까?
하루에 몇 번 정도 설사가 있었는지 기억하십니까?

A씨 　음～. 설사가 나기 시작한 것은 젤로다를 1주일 이상 먹었을 무렵이었을까요. 수첩에 기록해 두었습니다.

카와카미 　감사합니다.
자택에서의 상황을 알 수 있어서 매우 도움이 됩니다.

최근, 외래 통원에 의한 항암제 치료가 많아지고 있습니다. 입원하지 않아 QOL도 유지하고 환자에게 좋지만, 치료 개시 후 의료자가 환자의 상태를 빈번하게 확인할 수 없는 만큼, 부작용 발현 상황 등을 적절히 평가하지 않으면 환자의 안전을 담보할 수 없습니다. 일상생활에 지장이 생기는 부작용이 출현한 경우에는 약제의 감량이나 중지를 검토해야 하는 케이스도 있습니다.

그런 가운데 환자의 자택에서의 상황을 적확하게 파악하는 데 도움이 되는 것이 치료일지입니다. 여기에서는 치료일지의 효과적인 사용법에 대해 소개합니다.

자신이 환자의 입장이 되어 생각해보면 알 수 있는데, "CapeOX요법을 받은 3주 전에 구역질이나 설사의 증상이 어떠했는가"라는 질문을 받고 곧바로 대답할 수 있을까요? "설사가 심해서 매우 힘들었다" 같이 아주 인상에 남는 사건이 있으면 기억하고 있을지도 모르지만, 보통은 몇 주 전의 일은 확실히 기억하지 못하지 않을까 생각합니다.

그렇기 때문에 평소에 자택에서 부작용이나 컨디션에 대해 치료일지에 기록하게 하고 그 기록을 바탕으로 부작용을 평가하는 것이 중요해지는 것입니다.

카페시타빈의 설사 발현률과 시기의 특징은

그럼, A씨의 치료일지 내용을 바탕으로 이번 설사를 어떻게 평가하면 좋을까요?

항암제 치료의 부작용을 평가할 때, 우선 빼놓을 수 없는 것이 「Grade(중증도) 평가」입니다. 이것은 미국 국립암연구소(NCI)가 작성한 세계적인 기준 「이상사례 공통 용어 표준(CTCAE: Common Terminology Criteria for Adverse Events)」으로, 누가 평가해도 대략 같은 결과가 되기 때문에 객관적인 평가가 가능합니다. 이상사례마다 Grade 1(경증)～5(사망)의 5단계 평가가 마련되어 있는데, Grade 2 이상에서 일상생활에 지장이 나타난다는 이미지입니다 **(250 페이지 참조)**.

이상사례 평가는 치료 계속 여부와도 관계되기 때문에 "설사가 심하다" 같은 대략적인 파악이 아니라 구체적으로 평가하는 것이 중요합니다. 참고로, 설사는 베이스라인(치료 개시 전의 배변 횟수)으로부터 얼마나 배변 횟수가 증가했는지로 평가합니다. Grade 1은 베이스라인에 비해 4회/일 배변 횟수 증가, Grade 2는 4～6회/일, Grade 3은 7회/일 이상입니다.

그림 1. A씨가 기재한 Cape OX 요법의 치료일지

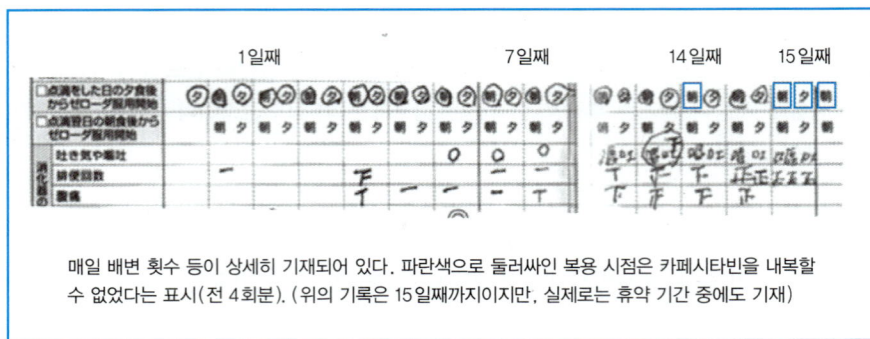

매일 배변 횟수 등이 상세히 기재되어 있다. 파란색으로 둘러싸인 복용 시점은 카페시타빈을 내복할 수 없었다는 표시(전 4회분). (위의 기록은 15일째까지이지만, 실제로는 휴약 기간 중에도 기재)

이번에 A씨가 호소하던 설사의 발현 시기와 구체적인 횟수에 대해서도 치료일지를 바탕으로 파악하겠습니다. 치료 개시 전 평상시 배변 횟수를 확인하면 1∼2회/일이었는데, 치료 개시 13일째는 10회, 14일째는 15회라고 되어 있으므로 배변 횟수는 각각 8∼9회/일, 13∼14회/일 증가했습니다. 베이스라인과 비교하여 7회 이상/일이 되기 때문에 Grade 3이라고 평가합니다. 또한 그 영향으로 첫 코스의 마지막 4회분의 카페시타빈을 내복할 수 없었던 것도 일지로부터 확인할 수 있습니다.

카페시타빈에 의한 설사는 유명한 부작용 중 하나입니다. 이번에 A씨가 받고 있는 대장암에 대한 CapeOX 요법에서의 설사 발현률은 약 50%, Grade 3 이상의 심각한 설사(베이스라인의 배변 회수와 비교해 7회 이상 횟수 증가)는 약 3%라고 보고되고 있습니다. 현장의 감각으로 말하면, '가끔 설사가 심한 환자를 만난다'는 인상입니다.

카페시타빈에 의한 설사는 약제 용량 의존적이 아니어서 임상 현장에 있어서는 '설사가 나는 사람은 나고, 나지 않는 사람은 나지 않는다'는 감각입니다. 즉, 설사가 심한 경우에는 치료의 1코스째에서 발현하는데, 그것은 카페시타빈을 내복하는 중에 계속해서 설사가 발현하고 있는 경우가 많습니다. 특징으로는, 카페시타빈을 다 먹을 무렵이나, 휴약 기간에 들어간 며칠 사이에 설사가 발현하는 패턴입니다. (※ CapeOX 요법의 치료 스케줄은 첫날에 옥살리플라틴 등의 점적 치료를 하고 2주간 카페시타빈을 복용. 그 후 1주일 휴약으로 1코스).

설사 발현 시기와 카페시타빈 복약 순응도는 치료일지에서 배변 패턴을 시간에 따라 주의 깊게 보는 것과 환자에게 카페시타빈의 내복 상황을 확인함으로써 잘 알 수 있습니다.

이번 A씨의 케이스에서 설사는 Grade 3으로, 카페시타빈을 먹지 못하게 될 정도로 무거운 부작용이었다는 것이 됩니다. A씨의 이야기를 들어보니, 1코스째의 1주일 휴약기간

중에 설사는 Grade 1에 해당할 정도까지 개선했기 때문에 휴약은 하지 않고 2코스째는 카페시타빈을 1단계 감량하여 치료를 개시하는 것으로 되었습니다.

한편, 휴약 기간 동안 설사가 Grade 1 이하까지 개선되지 않으면, 설사가 개선될 때까지 CapeOX 요법의 휴약을 의사에게 제안합니다. CapeOX 요법을 재개할 때는 로페라미드 염산염(로페민 등)의 처방을 사전에 제안하고, 하루 2회의 정시 내복이나 돈용 사용을 환자에게 설명합니다.

치료일지를 계속 쓰는 것은 어렵다! 환자에게 감사의 말을

이번에 소개한 바와 같이, 약사로서 부작용을 적절히 평가하기 위해 치료일지는 빼놓을 수 없는 아이템입니다. 다만, 실제로 환자가 매일 그것을 기입하는 것은 힘들기 때문에 잊어버리는 환자도 적지 않습니다. 그럴 때 제가 평소에 유의하고 있는 것은 환자의 행동에 경의를 표하고 감사의 말을 전하는 것입니다.

환자가 힘든데도 의료 종사자에게 자신의 상태를 전하기 위해 기입해 준다는 것을 이해한 후, "매일 기재해 주셨기 때문에 자택에서의 상황을 잘 알 수 있습니다" "배변 횟수를 자세하게 써 주신 덕분에 상태를 잘 알수 있었습니다" 등과 같이 환자에게 얘기하면, 환자는 다음 번에도 기꺼이 치료일지를 기재하고 보여줍니다. 그 결과, 우리는 부작용을 적절하게 평가할 수 있는 것입니다.

이번 케이스의 포인트

- ◆ 카페시타빈에 의한 설사는 이 약을 내복 중이거나 내복 종료 직후에 발현하는 경우가 많다.
- ◆ 치료일지의 기입 내용으로부터 설사의 Grade 평가를 실시한다.
- ◆ 치료일지를 쓰는 것은 힘들기 때문에, 우선은 기록해 준 환자에게 감사의 말을 전하자.

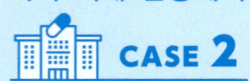
아프레피탄트로 낫지 않는
강한 구역질이라고 생각했는데...

50세 여성, B씨

· 현재 병력 : 위암(스테이지 IIIC) 수술 후

위암 수술을 받은 후, 수술 후 보조화학요법으로 CapeOX요법※(카페시타빈[상품명 젤로다 등] 옥살리플라틴[엘플랫 등]의 병용 요법)을 개시하게 된 B씨. 이번에 2회째 점적 치료를 위해 수진하는데, 의사의 진찰 전에 약사 외래에서 복약 순응도와 부작용을 확인했다.

※CapeOX 요법은 1코스 3주간. 치료 스케줄은 치료 첫날에 옥살리플라틴 등의 점적 치료를 실시하고 2주간 카페시타빈을 복용. 그 후 1주일 휴약.

<B씨에게 전회 처방되었던 경구 지지요법약>

(1)【일반】아프레피탄트 캡슐 125mg 1회 1캡슐 (1일 1캡슐)
　　　　　1일 1회 아침식사 후 1일분(투여 실일수)
　　　　　※점적 개시 전에 내복

(2)【일반】아프레피탄트 캡슐 80mg 1회 1 캡슐 (1일 1 캡슐)
　　　　데카드론정 4mg 1회 2정 (1일 2정)
　　　　　1일 1회 아침식사 후 2일분(투여 실일수)
　　　　　※치료 2일째부터 내복 개시

(3)【일반】메토클로프라미드정 5mg 1회 1정
　　　　　구역질 시 1일 3회까지 10회분

*　*　*

B씨　　이번이 첫 항암제 치료였는데, 몸상태가 나빠서 이틀 정도 약을 먹을 수 없었습니다.

카와카미　그렇습니까? 몸상태가 나쁘다는 것은 구체적으로 무엇이 원인이었습니까? 치료일지를 쓰고 계시면 보여 주실 수 있습니까?

B씨　　구역질이 심해서……. 점적을 한 2일째 저녁 정도부터 구역질이 났는데, 토하는 일은 없었습니다. 젤로다를 중지했더니 진정되었습니다.

카와카미　치료일지를 봐도 그렇네요. 젤로다를 재개하고 그 후 구역질은 없었습니까? 구역질이 있을 때 사용하는 돈용 메토클로프라미드는 몇 번 정도 사용했습니까?

B씨 젤로다를 한번 중지한 후에는 괜찮았습니다. 메토클로프라미드라는 게 무슨 약이었죠? 구역질 멈추는 약?

카와카미 예!? (조심스럽게) 점적 치료 후 2, 3일째에 먹기 위해 처방된 아프레피탄트와 데카드론은 드셨나요?

B씨 그게 무슨 약인지 잘 몰라서. 약은 집에 남아 있습니다. 먹지 않으면 안되는 것이었나요……?

이번에는 경구 항암제의 복약 순응도를 평가함으로써 부작용 관리에 있어서의 문제점이 밝혀져 개입할 수 있었던 증례에 대해 소개하고 싶습니다.

카페시타빈을 먹을 수 없었던 이유를 밝혀낸다

우선, B씨가 수진 시에 지참한 치료일지가 234페이지 **그림1**입니다. 확인해보니, CapeOX 요법을 시작한 2일째 저녁 식사 후의 카페시타빈을 내복하지 못했다는 것을 알 수 있습니다.

서두에서 소개한 B씨와의 대화처럼, 복약 순응도를 확인하면 "몸상태가 나빠서 먹을 수 없었다"고 말하는 환자는 적지 않습니다. 고지식한 약사는 그대로 환자의 말대로 "몸상태가 나쁘다……"라고 받아들이는 경향이 있는데, "몸상태가 나쁘다"라는 정보만으로는 구체적인 증상을 알 수 없습니다. 항암약에 의한 부작용인지, 다른 질환의 병상이 악화되었는지, 우연히 감염증에 걸렸는지 등 몸상태 불량의 원인이 명확하지 않아 대처 방법을 알 수 없습니다.

환자가 "몸상태가 나쁘다"고 말하면 우선 그 말을 상냥하게 받아들이고 "구체적으로는 어떤 증상이었습니까?"라고 의식적으로 묻는 것이 포인트입니다. 그냥 묻는 것이 아니라, 증상을 밝히고 그 원인을 생각해 대응하기 위해 묻는 것이 중요합니다.

그림 1. B 씨가 기입한 CapeOX 요법의 치료 다이어리

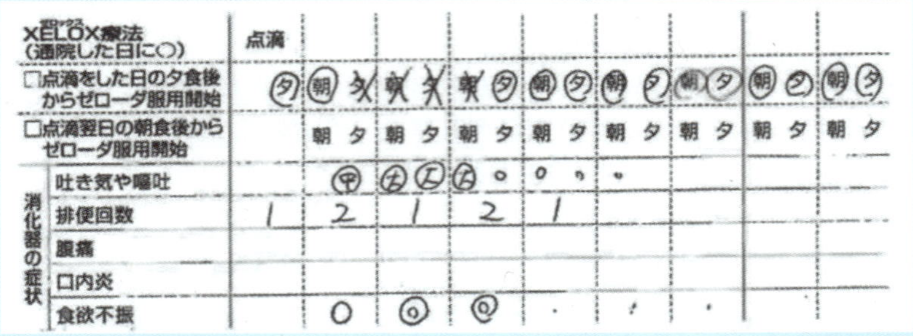

B씨의 경우, '몸상태 나쁨'의 요인에 대해서 구체적으로 물어보니, 구역질이 있었기 때문에 카페시타빈을 먹을 수 없었다는 것을 알 수 있었습니다. 실제로 B씨가 기입해 준 치료일지를 봐도 그러한 정보를 읽을 수 있었습니다(**그림 1**).

참고로, 이번의 순응도 평가 방법으로는 주관적인 평가 방법인 '환자의 기록: 치료일지에 의한 순응도 자기 보고'를 바탕으로 평가하고 있습니다. 다음 수진 시에는 집에 있는 잔약을 모두 약사 외래에 지참하라고 설명했으니, 객관적인 평가 방법인 '필 카운트' 평가도 할 수 있습니다. 몇 회분 카페시타빈을 내복할 수 없었는지 파악할 수도 있어 보다 정확하게 평가할 수 있다고 생각합니다.

진토제의 순응도도 잊지 말고

다음으로 "심했다"는 구역질에 대해 조금 더 알아봅시다.

항암제 투여 후 2, 3일째에 발현되는 구역질은 항암제의 부작용으로 일반적입니다. "구역질이 힘들었다"고 하면, 많은 의사와 간호사는 '이 환자는 아프레피탄트(상품명 이멘드)나 덱사메타손(데카드론)으로는 대응할 수 없을 정도로 구역질이 강했다'고 생각하여 다음 단계로 올란자핀(디플렉사 등)의 추가가 머리에 떠오를 것이라고 생각합니다.

그러나 B씨의 경우, 경구 항암제와 함께 처방된 진토제의 순응도에 대해 확인했더니, 애초에 아프레피탄트와 덱사메타손을 내복하지 않은 것을 알았습니다.

B씨는 전회 수진한 첫회 치료 시, 약사로부터 약에 관한 설명도 받았지만, 그래도 이해

할 수 없었던 것입니다. 실제로 이런 경우는 자주 발견됩니다. 환자의 입장에 서면, 치료 전에 의사로부터 항암제의 치료 의의, 간호사로부터 생활상의 주의, 약사로부터 지지요법약의 설명 등을 듣습니다. 그리고 긴장하면서 항암약 점적 치료를 받고 겨우 수납까지 끝나면, 돌아오는 전차 안에서는 '무사히 집에 돌아갈 수 있을 것 같아 다행이다'라고 일단 안심할 것입니다. 카페시타빈은 항암제이므로 '반드시 먹어야 한다'고 생각해서 잊어버리지 않겠지만, 거기까지가 한계인 상황일 것입니다.

최근에는 많은 시설에서 첫회 치료 시에 약사에 의한 약 설명이 이루어지고 있어 환자는 치료에 대한 지식이 늘어나고, 많은 경우, 외래에서도 적절한 치료가 수행되고 있다고 생각합니다. 그러나 약사와 다른 의료직 관계자가 아무리 정성껏 설명했다고 해도, 어느 일정 수의 환자는, B씨처럼, 약을 먹지 못한다는 사실이 있습니다.

거기서 빠뜨릴 수 없는 것이 계속적인 팔로업입니다. 항암제나 지지요법을 위한 약을 먹고 있는지 여부를 환자에게 자택에서 치료일지에 기재하게 하거나 잔약을 지참하도록 해서 확인하는 것입니다. 2회째 치료 시의 복약 상황 등의 확인은 첫회 치료 시에 설명한 결과이며, 첫회의 설명 이상으로 중요합니다.

B씨의 경우, 아프레피탄트와 덱사메타손을 내복하지 않았기 때문에 구역질이 강하게 나타나서 카페시타빈을 복용할 수 없었습니다. B씨에게는 이번 2코스째는 치료 후에 집에서 아프레피탄트, 덱사메타손을 확실히 복용할 것, 또 그 내복 의의를 설명했습니다. 카페시타빈에 대해서는 다음번에는 잔약을 지참하도록 하고 남은 약의 수를 확인하여 그만큼을 빼고 처방 제안하기로 했습니다.

그 후, B씨는 2코스째의 항암약 투여에서는 점적 후 2, 3일째에 아프레피탄트, 덱사메타손을 내복하고 구역질은 개선되어 카페시타빈을 14일간 복용할 수 있었습니다. B씨로부터는 "처음부터 확실히 구역질 멈춤약을 먹었으면 좋았을텐데……"라는 말을 들었습니다.

이번 포인트

- ◆ 경구 항암제의 순응도를 평가하여 먹지 못했던 경우는 그 구체적인 이유를 밝혀낸다.
- ◆ 부작용이 강하게 발현되면 지지요법약의 순응도도 확인한다.
- ◆ 항암제의 첫회 치료 시에 설명하고 나서 만족하지 말고, 2회째 이후 계속 팔로우하는 것이 중요

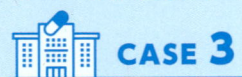
무시할 수 없는, 지지 요법 약물에서 발생하는 변비

48세 여성, L씨

· 현재 병력 : 유방암 수술 후

　초기 왼쪽 유방암이라고 진단받고 2개월 전에 유방 부분 절제술을 받은 L씨. 수술 후 보조화학 요법으로 dose-dense EC(에피루비신 염산염[상품명 파모루비신 외]와 시클로 포스파미드 수화물[엔독산]의 점적 치료) 요법※을 실시하게 되었습니다. 외래에서 치료 방침이 정해진 후, 향후의 투여 스케줄 등에 대해 설명하기 위해 약사 외래에서 면담을 실시했습니다.

※ dose-dense EC 요법은 일반적으로 3주마다 1회 투여되는 EC 요법에 대해 '재발 위험이 높고 충분한 골수 기능을 갖는 사례'에 지속성 G-CSF 제제인 페그필그라스팀(유전자 재조합)(상품명 지-라스타)을 병용하여 2주간마다 실시하는 치료. 이번에 진토제로 팔로노세트론 염산염(알록시 등)을 병용할 예정이다.

＜L씨에게 처방된 약＞

(1)【일반】아프레피탄트 캡슐 125mg 1회 1캡슐(1일 1캡슐)
　　　　1일 1회 아침식사 후　1일분(투여 실일수)
　　　　※점적 개시 전에 내복

(2)【일반】아프레피탄트 캡슐 80mg 1회 1캡슐 (1일 1캡슐)
　　　데카드론정 4mg 1회 2정(1일 2정)
　　　　1일 1회 아침 식사 후　2일분(투여 실일수)
　　　　※치료 2일째부터 내복 개시

(3)【일반】메토클로프라미드 정제 5mg 1회 1정
　　　　구역질 시 1일 3회까지　10회분

(4)【일반】산화 마그네슘정 250mg 1회 2정
　　　　변비 시 1일 3회까지　20회분

(5)【일반】센노사이드 정제 12mg 1회 2정
　　　　변비 시 1일 1회　5회분

＊　＊　＊

카와카미　이번부터 항암제 치료를 개시하게 됩니다. 이 병원 외에 처방된 약이나 보충제는 없습니까?

L씨　없습니다. 변비 경향이 있어서 요구르트나 우유를 적극적으로 섭취하도록 하고 있습니다. 이건 문제 없습니까?

카와카미 가르쳐 주셔서 감사합니다. 특별히 문제 없습니다. 원래 변비 경향이신가요?

L씨 그렇습니다. 변비약을 먹을 정도는 아니므로 먹지 않습니다.

카와카미 이번 항암제 점적 전에 실시하는 구역질 멈춤 점적으로 변비가 될 가능성이 있습니다. 변비 시에 돈용으로 나오는 약이 있으므로 점적 치료를 하는 당일 밤부터 산화 마그네슘 250mg을 1회 2정 먹도록 할까요?

L씨 변비가 되고 나서 먹는 것이 아니라, 점적한 날부터 먹는 게 좋은가요?

카와카미 그렇습니다. 변비가 되고 나서 복용하면 괴로운 시기가 생기니까 예방적으로 내복할 것을 권장합니다. 설사나 무른 변이 나오면 산화 마그네슘을 중단하십시오.

L씨 알겠습니다.

이번에는 항암제의 부작용이 아니라 지지요법약의 부작용으로 출현하는 변비의 대처법에 대해 소개합니다.

약사와 의사는 항암제 치료를 하는 환자에게 주로 항암제의 부작용에 초점을 맞추고 설명하는 경향이 있습니다. 하지만 임상 현장에서는 지지요법약의 부작용으로 곤란을 겪는 경우가 있습니다. 특히, 구토 유발 위험이 높은 항암제 치료 시에 사용되는 5-HT3 수용체 길항형 진토제인 팔로노세트론 염산염(알록시 등)은 급성기 · 지발기의 구역질 · 구토를 억제하는 효과가 있다는 것이 알려져 있지만, 한편, 고빈도로 변비 부작용이 일어납니다.

팔로노세트론은 그 약물동학의 특징으로 70% 이상의 5-HT3 수용체 결합 점유율이 약 5일간 지속된다고 추측되고 있습니다 [1]. 따라서 이 약의 부작용인 변비도 5일간 정도 지속될 것으로 생각됩니다.

물론, 지지요법약 사용법에 대해서 의사는 설명하고 있습니다만, 환자 입장에서는 많은 정보를 진찰실에서 듣게 되므로 약의 세세한 사용방법까지 정확하게 이해할 수 있는 사람은 적다고 생각합니다. 그럴 때, 병원이나 약국에 근무하는 약사의 역할이 중요합니다. 약사의 작은 개입으로 환자의 QOL을 높일 수 있으므로 한 발짝 다가가 적극적으로 관여해 갑시다.

환자의 변비 위험을 고려하여 대응

이번 L씨와 같은 케이스에서는 우선 사전에 변비 위험을 파악합시다. 변비는 특히 성인 이후의 여성에게 많고 L씨 같은 유방암 환자는 치료 전부터 변비로 곤란을 느끼는 사람이 적지 않습니다. 원래 변비가 있는 사람은 많은 경우, 팔로노세트론 투여 후 변비로 고생하게 되기 때문에 미리 부작용 관리를 실시하는 것이 중요합니다.

구체적으로는, 평소부터 변비 대책으로 다른 병원에서 처방된 약을 먹거나 건강식품 등을 사용하고 있지 않은지 약사가 적극적으로 묻는 것이 좋을 것입니다.

환자가 원래 변비 경향이 있다고 청취한 경우, 완하제 설명을 하게 됩니다. 보통 자주 돈복 등으로 처방되는 약제로 산화 마그네슘(마그미트 등)과 센노사이드(프르세니드 등)가 있다고 생각합니다. 둘 다 변비제이지만, 산화 마그네슘은 비(非)자극성 완하제이고 센노사이드는 자극성 완하제입니다. 여기에서는 상세한 작용 기전은 생략하는데, 단순한 이미지로서 산화 마그네슘은 '변을 부드럽게 하는 약', 센노사이드는 '장을 움직여서 배변을 촉진하는 약'입니다. 산화 마그네슘은 효과가 지나치면 설사나 무른 변이 됩니다. 센노사이드는 장 연동운동을 촉진하므로 사람에 따라서는 복통을 동반하는 경우가 있습니다.

따라서 항암약 치료 전부터 변비 경향인 사람에게는, 저는 우선 산화 마그네슘을 항암약 투여일 저녁 식사 후부터 하루 3회 내복하도록 설명하고, 배변이 있다, 무른 변이 된다 등의 증상이 있으면 산화 마그네슘을 감량·중지하도록 설명하고 있습니다. 변비와 설사의 증상은 몸상태나 식사 내용·식사량 등에 따라 달라지므로 환자 스스로 약물을 조정할 수 있도록 지원합니다.

2코스째 치료 전 약사 면담 때

카와카미 지난 번, 항암제를 처음 투여했는데 몸상태는 어떻습니까.

L씨 구역질은 생각보다 없어서 편안했습니다. 식사도 먹을 수 있었습니다.

카와카미 변비는 괜찮았습니까?

L씨 걱정이었기 때문에 가르쳐 주신 대로 점적 치료를 받은 당일 저녁식사 후부터 산화 마그네슘을 먹기 시작하고, 그 후 4일간은 1일 3회 먹었습니다. 그 때문인지, 하루에 한 번 배변이 있어서 좋았습니다. 이번에도 마찬가지로 산화 마그네슘을 먹어 보겠습니다.

이번에는 산화 마그네슘으로 원만하게 배변 컨트롤을 할 수 있었던 사례를 소개하고 있는데, 물론 모두가 원만하게 컨트롤할 수 있는 것은 아닙니다. 산화 마그네슘을 복용해도 배변 컨트롤을 할 수 없는 경우에는 센노사이드 병용에 대해 설명합니다. 원래, 시판약인 센나 혹은 달이는 타입의 한약을 먹고 있는 사람 등은 자극성 완하제가 아니면 배변 컨트롤을 할 수 없는 경우가 많은 것 같습니다.

【참고문헌】
1) 일본 약리학 잡지 2010;136:113-20.

이번 포인트

◆ 지지요법약의 부작용 케어에도 신경을 쓴다.
◆ 팔로노세트론은 지발성 구역질에 효과. 동시에 변비도 5일 정도 지속될 가능성이 있다.
◆ 변비약을 설명하기 전에 환자의 변비 위험을 평가한다.
◆ 변비 위험이 높은 경우에는 예방적으로 비자극성 완하제를 사용하도록 설명. 중지할 타이밍 설명도

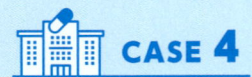
치료 후에도 계속되는
말초신경 장애에 대한 대처법

56세 남성, J씨

· 현재 병력: 췌미부암 간 전이(임상 병기 스테이지 IV)

췌장암 스테이지 IV로 진단되어 modified FOLFIRINOX 요법(옥살리플라틴[상품명 엘플랫 등], 플루오로우라실[5-FU 외], 이리노테칸 염산염 수화물[캠푸토, 토포테신 등]의 3종류의 항암제에 5-FU의 증강제인 레보폴리네이트 칼슘[아이소보린 등]을 더한 다제 병용 요법)※을 받고 있는 J씨가 3코스째의 점적 치료 예정으로 내원. 의사의 진찰 전에 약사 외래로 면담하게 되었습니다.

※modified FOLFIRINOX 요법의 1코스는 14일간[1]. 투여 스케줄은 1일째에 옥살리플라틴, 이리노테칸의 점적 치료를 하고, 2, 3일째에 플루오로우라실을 투여한다. 진행 재발 췌장암을 대상으로 하고 있기 때문에 코스수의 제한은 없고, 치료 효과가 인정되어 있는 한 치료를 계속한다. 플루오로우라실을 지속적으로 투여하기 때문에 중심정맥포트가 필요.

<J씨에게 지난번 처방된 경구 지지요법약>

(1) 【일반】아프레피탄트 캡슐 125mg 1회 1캡슐 (1일 1캡슐)
　　　　　1일 1회 아침식사 후 1일분 (투여 실일수)
　　　　　※점적 개시 전에 내복

(2) 【일반】아프레피탄트 캡슐 80mg 1회 1 캡슐 (1일 1캡슐)

　　 데카드론정 4mg 1회 2정(1일 2정)
　　　　　1일 1회 아침 식사 후 2일분(투여 실일수)
　　　　　※치료 2일째부터 내복 개시

(3) 【일반】메토클로프라미드정 5mg 1회 1정
　　　　　구역질 시 1일 3회까지 10회분

(4) 【일반】로페라미드 염산염 캡슐 1mg 1회 1정
　　　　　설사 시 10회분

* * *

카와카미　이번은 3코스째 치료인데, 컨디션은 어떻습니까?

J씨　저림이 심해진 느낌입니다.

카와카미　그러시죠. 손끝과 발끝인가요?

J씨　그렇습니다. 손가락 끝과 발가락 끝이 모두 저립니다.

카와카미   단추는 혼자서 채우실 수 있습니까? 다리가 저려서 계단이나 높 낮이 차이 때문에 넘어진 경우는 없을까요?

J씨   작은 단추는 채우기 힘들지만, 어떻게든 혼자서 할 수 있습니다. 넘어지거나 하지는 않지만, 오래 걸으면 다리 저림이 심해지는 것 같습니다. 이게, 치료를 계속하면 심해지나요?

카와카미   저림은 옥살리플라틴이라는 항암제가 원인이라고 생각합니다. 누적 투여량이 많아지면 증상이 심해지는 것이 알려져 있으므로 치료를 계속하면 증상은 심해지는 경우가 많습니다. 단추를 채 울 수 없는 등 일상생활에 영향이 나타난 경우에는 일단 항암제 를 감량하거나 휴약해서 대응하므로 상담해 주십시오.

이번에는 약국에서도 조우 빈도가 높은 항암제 치료에 의한 이상사례의 하나인 말초신 경 장애 증상과 대처법에 대해 소개합니다.

J씨가 받고 있는 modified FOLFIRINOX 요법은 치유 절제 불능 췌장암에 대해 권장도가 높은 치료입니다. 하지만 3제의 항암제를 투여하는 치료로, 유사한 췌장암 표준치료인 GEM + nabPTX요법(젬시타빈 염산염[상품명 젬자 등] + nab−파클리탁셀[아브락산]) 등과 비교하면 부작용 발현률이 높기 때문에 임상 현장에서는 전신 상태가 좋은 환자가 대 상이라고 되어 있습니다. 비교적 젊은 환자가 많다고 생각합니다.

modified FOLFIRINOX 요법의 부작용 중에서도 특히 주의해야 할 것 중 하나가 말초신 경 장애입니다. 자각 증상에는 저림, 감각 둔마, 통증 등이 있으며, 발현 부위는 손, 발, 점적 천자 부위와 목에 발현합니다. 점적 치료를 하면 그날부터 증상이 강해지고, 시간 경 과와 함께 증상은 경감된다고 합니다.

말초신경 장애는 탁산계열약인 파클리탁셀(탁솔 등), 백금 제제인 시스플라틴(란다 등), 옥살리플라틴 등의 약제에 의해 발생하며, 그 증상의 특징은 장애를 받는 신경 부위와 원인 약제 등에 따라 다릅니다. 임상 현장에서는 표준 요법으로 많은 레지멘에 이용되고 있는 핵심 약제인 옥살리플라틴이나 파클리탁셀에 의한 말초신경 장애에 대응할 기회가 많다고 생각합니다.

이번에는 J씨에게도 투여되고 있는 옥살리플라틴에 의한 말초신경 장애에 대해서 주로 소개합니다.

저림뿐 아니라
목의 교액감(絞扼感)도

옥살리플라틴에 의한 말초신경 장애는 신경세포체가 직접 장애를 받는 신경세포체 장애로, 축삭(軸索)과 수초(髓鞘)도 2차적으로 상처를 받습니다. 사지 말단에 더해, 몸통이나 안면에도 감각 장애가 일어나는 경우가 있으며, 특히 차가운 것에 민감해지는 냉감 자극이 특징적입니다.

매회 약물 투여 후 1~2일 이내에는 차가운 것을 만지는 등 한랭 자극에 의해 손가락끝과 발가락끝의 저림 생깁니다. '차가운 것'에 민감해지기 때문에 냉장고 안에 손을 넣거나 에어컨의 차가운 바람을 맞으면 그 부위가 저리는 경우가 있습니다. 겨울에 점적 치료 후 귀가하는 도중에 찬바람을 맞으면 "얼굴 전체가 따끔거린다"라는 말을 들은 적도 있었습니다.

또한 차가운 음료를 마셨을 때 목이 조여지는 느낌(교액감(絞扼感))이나 식사 시 한입 먹으려고 입을 벌렸을 때의 턱 통증도 말초신경 장애 증상 중 하나입니다.

이러한 증상은 일반적으로 잘 알려져 있는 '저림'과는 다르기 때문에 환자 자신도 신경 쓰는 경우가 많고, 약국에서 질문받는 케이스도 있을 것입니다. 질문을 받았을 때는 이러한 냉감 자극과 교액감은 일과성으로, 장기간 지속되지 않는다는 것을 환자에게 설명하면 안심할 것입니다. 아울러, 옥살리플라틴 점적 투여 후 1주일 정도는 차가운 음료 등을 피하도록 조언하면 좋을 것입니다.

옥살리플라틴 투여 직후의 저림 증상은 1주일 정도로 낫지만, 그 후 옥살리플라틴 투여가 반복되면 증상이 악화되어 만성 증상이 되고, 사지의 저림, 감각 이상, 걷기 어려움 등이 발생합니다. 많은 환자들이 걱정되어 질문하는 것이 "치료를 계속하면 저림은 심해지는가"라는 점입니다.

서두의 J씨와의 대화에서도 소개했습니다만, 치료를 계속하면 말초신경 장애 증상은 중증화해 간다는 것이 밝혀졌습니다. 우선, 환자의 호소를 받아들이면서도 사실을 전달하고, 일상생활에 영향이 나타난다면 의사와 협의하여 옥살리플라틴의 감량·휴약을 검토해 나가는 것이 필요합니다.

그림 1. FOLFOX 요법※를 받은 환자의 말초신경 장애 지속 기간

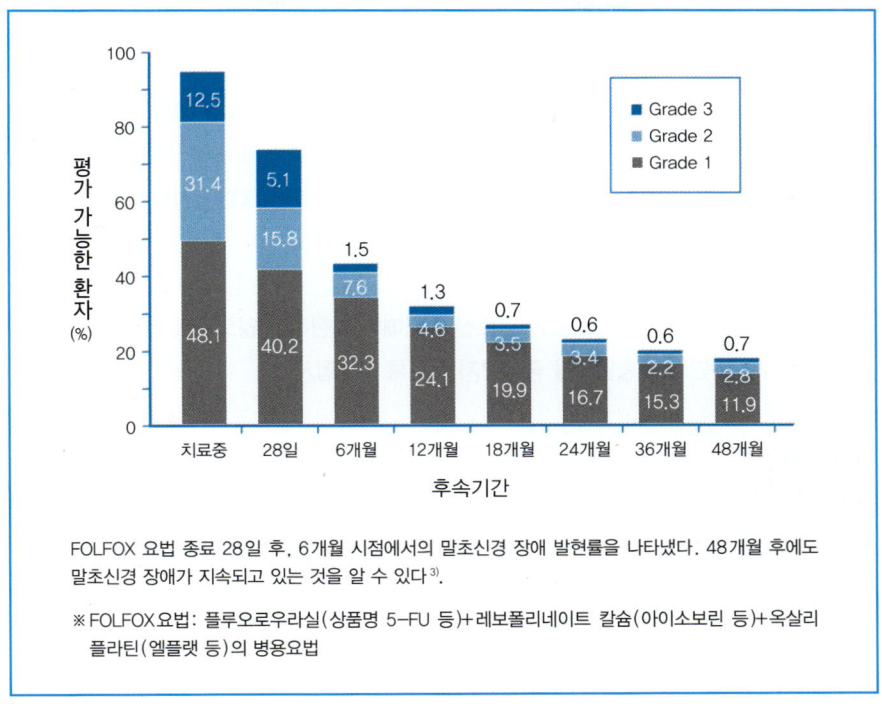

FOLFOX 요법 종료 28일 후, 6개월 시점에서의 말초신경 장애 발현률을 나타냈다. 48개월 후에도 말초신경 장애가 지속되고 있는 것을 알 수 있다[3].

※ FOLFOX요법: 플루오로우라실(상품명 5–FU 등)＋레보폴리네이트 칼슘(아이소보린 등)＋옥살리플라틴(엘플랫 등)의 병용요법

옥살리플라틴 종료 후 증상이 악화할 수도

또한 말초신경 장애가 골치 아픈 것은 옥살리플라틴 등의 백금 제제 투여를 중지, 종료한 후에도 말초신경 장애의 저림이 악화되는 Coasting이라는 증상이 있다는 점입니다[2]. 말초신경 장애의 Grade 3(일상생활을 할 수 없는, 구체적으로는 손이 저려서 단추를 채울 수 없는 등의 증상)의 증상은 옥살리플라틴 중지 후 2년간 계속되는 환자도 있다는 것이 보고되었습니다[3] (**그림 1**).

항암제에 의한 말초신경 장애 대책약으로는 프레가발린(리리카 등)이나 둘록세틴 염산염(심발타 등), 비타민B12 제제 등이 있는데,「암 약물요법에 동반하는 말초신경 장애 매니지먼트 안내서 2017년판」(일본암서포티브케어학회)에서는 투여를 강력히 권장하는 약제는 존재하지 않는다고 기재되어 있습니다. 둘록세틴의 권장도는, 투여는 "약한 제안", 효과는 "중등도"라고 기재되어 있는데, 이것은 주로 말초신경 장애에 의한 동통을 감소시켰다는 과학적 근거에 의한 것입니다. 따라서 현재 유효한 대응법은, 원인이 되는 항암제

의 감량이나 휴약 밖에 없습니다.

현장에서는 "옥살리플라틴을 중지했는데 저림 증상이 강해졌다"라는 호소를 자주 듣습니다. 그 경우, 환자가 '함께 먹고 있는 항암제에 의한 영향이다'라고 생각하여 경구 항암제를 자기 판단으로 중지해 버리는 경우가 있습니다. 특히 중지해 버리기 쉬운 것이, 대장암이라면 CapeOX요법의 카페시타빈(젤로다 등), 위암이라면 SOX요법의 테가푸르·기메라실·오테라실칼륨(S-1, 상품명 티에스원 등) 등입니다.

카페시타빈이나 S-의 복용으로는 말초신경 장애가 발현하지 않으므로 환자에게는 미리 설명하여 자기 판단으로 항암약을 중지하지 않도록 설명합시다.

암 약물요법에 의한 말초신경 장애는 임상 현장에서 큰 문제가 되고 있습니다. 그것은 명확한 대응책이 없기 때문입니다. 약사는 말초신경 장애 증상에 대해 환자에게 정확한 정보를 전달함과 동시에 일상생활에 영향이 나타나고 있는지 확인합시다. 환자에게 곤란한 증상이 있으면 의사에게 전달하는 것도 중요합니다.

【참고문헌】
1) Cancer Chemother Pharmacol.2018;81:1017-23.
2) Neurology.1988;38:488-90.
3) J Clin Oncol.2009;273109-16.

이번 포인트

- 차가운 것을 마셨을 때 목의 교액감, 턱의 통증은 일시적인 증상이다.
- 옥살리플라틴 중단 후에도 말초신경 장애 증상이 악화되는 경우(Coasting)가 있다.
- 말초신경 장애에 대한 지지요법약의 효과는 한정적이며, 항암약 중지 후에도 증상이 남는 경우가 있다.
- 일상생활에 영향을 미치는 증상의 유무를 확인하고, 증상이 있는 경우에는 의사와 상담한다.

부록 2

▶ **이 책에서 다루고 있는 주요 부작용의
이상사례 공통 용어 표준**
(Common Terminology Criteria for
Adverse Events : CTCAE)

색인

▶ **일반명, 약제명**

이 책에서 다루고 있는 주요 부작용의 이상사례 공통 용어 표준

(Common Terminology Criteria for Adverse Events: 이하 CTCAE)

Grade는 이상사례의 중증도를 의미합니다. CTCAE에서는 Grade 1~5를 다음의 원칙에 따라 정의하고 있다.

Grade 1	경증; 증상이 없거나 경도의 증상이 있음; 임상 소견 또는 검사 소견뿐; 치료 필요 없음
Grade 2	중등증; 최소한/국소적/비침습적 치료 필요; 연령에 맞는 신변잡사 이외의 일상생활 동작[1]의 제한
Grade 3	중증 또는 의학적으로 심각하지만 생명을 즉시 위협하지는 않음; 입원 또는 입원기간 연장 필요; 신변잡사 등 일상생활 동작[2]의 제한
Grade 4	생명을 위협; 긴급 처치 필요
Grade 5	이상사례에 의한 사망

* Grade 설명문의 세미콜론(;)은 "또는"을 의미한다.
※1 신변잡사 이외의 일상생활 동작이란, 식사 준비, 일용품이나 의류 구매, 전화 사용, 금전 관리 등을 가리킨다
※2 신변잡사 등 일상생활 동작이란, 목욕, 착의·탈의, 식사 섭취, 화장실 사용, 약 내복이 가능하고, 거동불능이 아닌 상태를 가리킨다.

이상사례	Grade 1	Grade 2	Grade 3	Grade 4
백혈구 감소	<LLN~3,000/mm³ ; <LLN~3.0 × 10e9/L	<3,000~2,000/mm³ ; <3.0~2.0 × 10e9/L	<2,000~1,000/mm³ ; <2.0~1.0 × 10e9/L	<1,000/mm³ ; <1.0 × 10e9/L
호중구수 감소	<LLN~1,500/mm³ ; <LLN~1.5 × 10e9/L	<1,500~1,000/mm³ ; <1.5~1.0 × 10e9/L	<1,000~500/mm³ ; <1.0~0.5 × 10e9 /L	<500/mm³ ; <0.5 × 10e9/L
혈소판수 감소	<LLN~75,000/mm³ ; <LLN~75.0 × 10e9/L	<75,000~50,000/mm³ ; <75.0~50.0 × 10e9/L	<50,000~25,000/mm³ ; <50.0~25.0 × 10e9/L	<25,000/mm³ ; <25.0 × 10e9/L
AST 증가[1]	>ULN~3.0 × ULN	>3.0~5.0 × ULN	>5.0~20.0 × ULN	>20.0 × ULN
ALT 증가[1]	>ULN~3.0 × ULN	>3.0~5.0 × ULN	>5.0~20.0 × ULN	>20.0 × ULN
혈중 빌리루빈 증가[1]	>ULN~1.5 × ULN	>1.5~3.0 × ULN	>3.0~10.0 × ULN	>10.0 × ULN
크레아티닌 증가	>ULN~1.5 × ULN	>1.5~3.0 × ULN	>3.0~6.0 × ULN	>6.0 × ULN
고칼륨혈증	>ULN~5.5mmol/L	>5.5~6.0mmol/L ; 치료 필요	>6.0~7.0mmol/L ; 입원 필요	>7.0mmol/L ; 생명 위협
저칼슘혈증	보정 혈청 칼슘 <LLN~8.0mg/dL ; <LLN~2.0mmol/L ; 이온화 칼슘 <LLN~1.0mmol/L	보정 혈청 칼슘 <8.0~7.0mg/dL ; <2.0~1.75mmol/L ; 이온화 칼슘 <1.0~0.9mmol/L ; 증상 있음	보정 혈청 칼슘 <7.0~6.0mg/dL ; <1.75~1.5mmol/L ; 이온화 칼슘 <0.9~0.8mmol/L ; 입원 필요	보정 혈청 칼슘 <6.0mg/dL ; <1.5mmol/L ; 이온화 칼슘 <0.8mmol/L ; 생명 위협
저마그네슘혈증	<LLN~1.2mg/dL ; <LLN~0.5mmol/L	<1.2~0.9mg/dL ; <0.5~0.4mmol/L	<0.9~0.7mg/dL ; <0.4~0.3mmol/L	<0.7mg/dL ; <0.3mmol/L ; 생명 위협
빈혈	헤모글로빈 <LLN~10.0g/dL ; <LLN~6.2mmol/L ; <LLN~100g/L	헤모글로빈 <10.0~8.0g/dL ; <6.2~4.9mmol/L ; <100~80g/L	헤모글로빈 <8.0g/dL ; <4.9mmol/L ; <80g/L ; 수혈 필요	생명 위협; 긴급 처치 필요

* LLN: (시설) 기준범위 하한, ULN (시설) 기준범위 상한 ※1: 베이스라인이 이상치인 경우는 생략

이상사례	Grade 1	Grade 2	Grade 3	Grade 4
발열성 호중구 감소증	–	–	ANC < 1,000/mm³이며, 또한 1회라도 38.3℃ (101°F)를 초과하거나 또는 1시간을 넘어 지속되는 38℃ 이상(100.4°F)의 발열	생명 위협; 긴급 처치 필요
구역질	섭식 습관에 영향을 미치지 않는 식욕 저하	현저한 체중 감소, 탈수 또는 영양실조를 동반하지 않는 경구 섭취량 감소	칼로리와 수분의 경구 섭취가 불충분; 경관 영양/TPN/입원 필요	–
구토	치료 필요 없음	외래에서 정맥 내 수액 필요; 내과적 치료 필요	경관 영양/TPN/입원 필요	생명 위협
식욕 부진	섭식 습관 변화를 동반하지 않는 식욕 저하	현저한 체중 감소나 영양실조를 동반하지 않는 섭식량 변화; 경구 영양제에 의한 보충 필요	현저한 체중 감소 또는 영양실조 동반(예: 칼로리 및 수분의 경구 섭취 불충분); 정맥 내 수액/경관 영양/TPN 필요	생명 위협; 긴급 처치 필요
변비	부정기 또는 간헐적인 증상; 대변 연화제/완하제/식사 개선/관장을 부정기적으로 사용	완하제 또는 관장의 정기적 사용을 필요로 하는 지속적 증상; 신변잡사 이외의 일상생활 동작 제한	적변(摘便)을 필요로 하는 완고한 변비; 신변잡사 등 일상생활 동작 제한	생명 위협; 긴급 처치 필요
설사	베이스라인에 비해 〈4회/일 배변 횟수 증가; 베이스라인에 비해 인공항문에서의 배설량이 경도 증가	베이스라인에 비해 4~6회/일 배변 횟수 증가; 베이스라인과 비교하여 인공항문에서의 배설량 중등도 증가; 신변잡사 이외의 일상생활 동작 제한	베이스라인에 비해 7회 이상/일 배변 횟수 증가; 입원 필요; 베이스라인에 비해 인공항문으로부터의 배설량 고도 증가; 신변잡사 등 일상생활 동작제한	생명 위협; 긴급 처치 필요
구강점막염	증상이 없거나 경도의 증상; 치료 필요 없음	경구 섭취에 지장이 없는 중등도의 동통 또는 궤양; 식사 변경 필요	고도의 동통; 경구 섭취에 지장 있음	생명 위협; 긴급 처치 필요
말초성 운동신경 장애[2]	증상 없음; 임상 소견 또는 검사 소견뿐	중등도 증상; 신변잡사 이외의 일상생활 동작 제한	고도의 증상; 신변잡사 등 일상생활 동작 제한	생명 위협; 긴급 처치 필요
말초성 감각신경 장애[3]	증상 없음	중등도 증상; 신변잡사 이외의 일상생활 동작 제한	고도의 증상: 신변잡사 등 일상생활 활동 제한	생명 위협; 긴급 처치 필요
손바닥·발바닥 발적 지각 부전 증후군	동통을 동반하지 않는 경미한 피부 변화 또는 피부염 (예: 홍반, 부종, 각질 증식증)	동통을 동반하는 피부 변화(예: 각층 박리, 물집, 출혈, 균열, 부종, 각질 증식증); 신변잡사 이외의 일상생활 동작 제한	동통을 동반하는 고도의 피부 변화(예: 각층 박리, 물집, 출혈, 균열, 부종, 각질 증식증); 신변잡사 등 일상생활 동작 제한	–
소양증	경도 또는 국소성; 국소 치료 필요	광범위하고 간헐성; 소파(搔破)로 인한 피부 변화(예: 부종, 구진 형성, 찰과상, 태선화, 삼출/가피); 내복 치료 필요; 신변잡사 이외의 일상생활 동작 제한	광범위하고 상시적; 신변잡사 등 일상생활 및 수면 제한; 부신피질 스테로이드의 전신 투여 또는 면역억제요법 필요	
여드름 유사 피진	체표면적의 〈10%를 차지하는 홍색 구진 및/또는 농포로, 소양이나 압통 유무는 불문	체표면적의 10~30%를 차지하는 홍색 구진 및/또는 농포로, 소양이나 압통 유무는 불문; 사회심리학적 영향 수반; 신변잡사 이외의 일상생활 동작 제한; 체표면적의 〉30%를 차지하는 홍색 구진 및/또는 농포로, 경도의 증상 유무는 불문	체표면적의 〉30%를 차지하는 홍색 구진 및/또는 농포로, 중등도 또는 고도의 증상 동반; 신변잡사 등 일상생활 동작 제한; 경구 항균제가 필요한 국소 중복 감염	체표면적의 〉30%를 차지하는 홍색 구진 및/또는 농포로, 중등도 또는 고도의 증상 동반; 신변잡사 등 일상생활 동작 제한; 경구 항균제가 필요한 국소 중복 감염
손발톱 주위염	손발톱 부종과 홍반; 각질 박탈	국소적 치료 필요; 내복 치료 필요(예: 항균제/항진균제/항바이러스제); 동통을 동반하는 손발톱 부종과 홍반; 삼출액과 손발톱 분리 수반; 신변잡사 이외의 일상생활 동작 제한	외과적 처치 필요; 항균제의 정맥 내 투여 필요; 신변잡사 등 일상생활 동작 제한	–

※ 2 : 말초운동신경의 손상 또는 기능 장애 ※ 3: 말초지각신경의 손상 또는 기능 장애

이상사례	Grade 1	Grade 2	Grade 3	Grade 4
고혈압(성인)	수축기 혈압 120~139mmHg 또는 이완기 혈압 80~89mmHg	수축기 혈압 140~159mmHg 또는 이완기 혈압 90~99mmHg; 베이스라인에서 하던 내과적 치료의 변경 필요; 재발성 또는 지속성(≥24시간); 증상을 동반하는 >20mmHg (이완기 혈압) 상승 또는 >140/90mmHg로 상승(이전 정상이었던 경우); 단제 약물 치료 필요	수축기 혈압 ≥160mmHg 또는 이완기 혈압 ≥100mmHg; 내과적 치료 필요; 2종류 이상의 약물 치료 또는 이전보다 강한 치료 필요	생명 위협(예: 악성 고혈압, 일과성 또는 항구적 신경 장애, 고혈압 크리제); 긴급 처치 필요
유루(流淚)	치료 필요 없음	증상이 있으며 중등도 시력 저하 동반(최고 교정시력 0.5 이상 또는 기존에 알고 있던 베이스라인에서 3단계 이하의 시력 저하)	현저한 시력 저하(최고 교정시력 0.5 미만, 0.1을 초과하거나 기존에 알고 있던 베이스라인에서 3단계가 넘는 시력 저하)	이환(罹患) 중인 눈의 최고 교정시력 0.1 이하
권태감	나른함이 있거나 기운이 없음	신변잡사 이외의 일상생활 동작을 제한하는 나른함이 있거나 기운이 없는 상태	신변잡사 등 일상생활 동작을 제한하는 나른함이 있거나 기운이 없는 상태	–
관절통	경도의 동통	중등도의 동통; 신변잡사 이외의 일상생활 동작 제한	고도의 동통; 신변잡사 등 일상생활 동작 제한	–
근육통	경도의 동통	중등도의 동통; 신변잡사 이외의 일상생활 동작 제한	고도의 동통; 신변잡사 등 일상생활 동작 제한	–
단백뇨(성인)	단백뇨 1+; 요단백 ≥ ULN ~ <1.0g/24시간	단백뇨 2+~3+; 요단백 1.0~ <3.5g/24시간	요단백≥ 3.5g/24시간; 단백뇨 4+	–
탈모증	멀리서는 모르지만 가까이에서 보면 알 수 있는 50% 미만의 탈모; 탈모를 숨기기 위해 가발이나 부분가발은 필요하지 않지만 평소와 다른 헤어스타일 필요	타인도 쉽게 알 수 있는 50% 이상의 탈모; 환자가 탈모를 완전히 숨기고 싶다면 가발이나 부분가발이 필요; 사회심리학적 영향 수반	–	–
주입에 동반하는 반응	경도에 일과성 반응; 점적 중단 필요 없음; 치료 필요 없음	치료 또는 점적의 중단이 필요, 단, 증상에 대한 치료(예: 항히스타민제, NSAIDs, 마약성 약제, 정맥 내 수액)에는 신속하게 반응; ≤24시간의 예방적 투약 필요	천연(遷延)(예: 증상에 대한 치료 및/또는 단시간의 점적 중단에 신속하게 반응하지 않음); 한 번 개선돼도 재발; 속발증에 따라 입원 필요	생명 위협; 긴급 처치 필요
알레르기 반응	전신적 치료 필요 없음	내복 치료 필요	기관지 경련; 속발증에 따라 입원 필요; 정맥 내 투여에 의한 치료 필요	생명 위협; 긴급 처치 필요

※ Grade 5는 생략

「이상사례 공통 용어 표준 v5.0 일본어 번역 JCOG판(CTCAE v5.0–JCOG)」에서 인용, 수정

일반 색인

기타

1단계 감량 ···································· 27, 130, 235
2차 감염 ······································· 180
B형 간염 바이러스 ········ 61, 133, 137, 139
P당 단백질(P-gp) ························· 230

ㄱ

가정혈압 ····························· 47, 129, 185
각막상피 장애 ································ 169
각화 ···························· 48, 123, 128, 216
간 전이 ·························· 32, 40, 51, 89
간경변 ··································· 114, 122
간기능 이상 ······················· 42, 60, 61
간동맥 화학 색전 요법(TACE) ····· 114, 122, 204
간보호제 ··· 52
간세포암 ········ 114, 115, 119, 122, 127, 203
간예비능 ····················· 114, 115, 122, 124
간질성 폐암 ········ 52, 56, 73, 87, 150, 192
간질성 폐질환 ···················· 58, 60, 70, 78
감각 장애 ····················· 45, 107, 178, 246
감각신경 장애 ······························· 178
감량·휴약 ············ 19, 44, 128, 132, 141
감염 대책 ····························· 81, 90, 210
갑상선 기능 저하증 ···················· 125, 127
갑상선 호르몬 제제 ··························· 125
갑상선암 ·································205, 206
강압제 ········· 47, 126, 129, 130, 183, 185
갱년기 증상 ···················· 73, 79, 199, 200
건강식품 ································· 61, 242
경구 섭취 불량 ································· 105
경구 스테로이드 ···················· 57, 62, 216
경련 발작 ····························· 155, 157, 161
경피 흡수형 제제 ····························· 220
고도 구토 유발 리스크 ····· 17, 80, 139, 198

고빈도 미세부수체 불안정성 ···· 14, 16, 35, 87, 151
고액 요양비 제도 ······························ 109
고에스트로겐 상태 ····························· 64
고전적 호지킨 림프종(cHL) ········ 132, 134, 136, 139
고칼륨혈증 ······························145, 250
고칼슘혈증 ·······································147
고혈압 ····· 38, 42, 46, 109, 123, 127, 129, 130, 160, 183, 252
골 전이 ······· 55, 147, 151, 153, 155, 218
골다공증 ···························· 157, 159, 199
골밀도 저하 ························· 79, 147, 159
골수 억제 ·········· 27, 28, 42, 77, 89, 95, 97, 143, 166, 172, 210
골절 ···································147, 158, 161
골통(骨痛) ······························· 74, 153
과립구 집락 자극 인자 ·········· 21, 27, 40, 67, 80, 97, 144, 151, 210
관절통 ················· 79, 105, 111, 200, 252
구갈 ·· 49, 78
구강 내 감염 ······································· 26
구강 케어 ·······································133
구내염 ····················· 23, 26, 46, 75, 187
구역질·구토 ··············· 24, 27, 79, 112
구제 ··························· 41, 217, 226, 228
권태감 ····················· 42, 53, 78, 97, 109, 111, 140, 196, 252
궤양 ························· 25, 26, 45, 251
균열 ················· 37, 45, 48, 129, 182, 251
극증 간암 ·····························60, 139
극증형 1형 당뇨병 ··························60
근력 저하 ······························ 156, 196
근육통 ······················· 79, 105, 111, 252
근치·23, 28, 64, 65, 76, 80, 94, 110, 114
글루쿠론산 전이 효소(UGT) 1A1 ········208
글리슨 점수 ····························146, 153
금단 증상(퇴약 증상) ························223

급성 골수성 백혈병 ···················· 209, 210
급성 신전성 신부전 ····························40
급속 정주 ································· 17, 41
기침 ···················· 52, 56, 73, 75, 78
기회감염증 ·······································61

ㄴ

낙산 배합 제제 ································· 26
낙상 ·····························97, 161, 176
낙설 ·································· 45, 182
난소암 ··············· 100, 102, 103, 105, 110
내분비 요법약 ···················· 76, 79, 199
내분비 장애 ···············53, 58, 61, 202
내분비(호르몬) 요법 ···················· 65, 66
내장통 ·······································218
뇌 전이 ··································51, 55, 56
뇌경색 ·······································122, 170
눈물길 장애 ···························· 167, 168

ㄷ

다수용체 작용 항정신병약 ····················· 25
다중(에이디피-리보스) 당중합효소 (PARP) 억제제 ···················· 68, 92
단백뇨 ··················20, 47, 131, 205, 252
담관염 ····················60, 91, 92, 94
담낭암 ·······································227
담도 폐색 ··································91, 94
당뇨병 ·· 26, 39, 74, 85, 89, 112, 159, 198
당뇨병성 신경 장애 ··························38
당질 코르티코이드 과잉 ··············· 150, 154
대장 협착 ·······································91
대장암 ··········30, 32, 34, 37, 43, 175, 177, 179, 181, 183, 185, 187
대장염 ································· 53, 57, 58, 202

대응 가이드·······················64, 65, 74
도파민 D2 수용체 길항제···········112, 139
돌봄 제공자·······························16
돌출통····························224, 228
동계(動悸)························49, 184
동통··········17, 41, 180, 218, 220, 224
두드러기································144
두통·······················108, 109, 184
드라이버 유전자 변이·········50, 52, 194
딸꾹질····························173, 174

ㄹ

라디오파 소작 요법(RFA)·················115
림프구 감소·····························145
림프절 곽청·····················10, 12, 32
림프절 전이········10, 11, 19, 64, 115

ㅁ

마크롤라이드계 항균약··············191, 192
말초성 μ오피오이드 수용체 길항약
    (PAMORA)····························222
말초신경 장애·······18, 37, 39, 44, 90, 95,
    107, 132, 138, 143, 175, 178, 244
멀티키나아제 억제제·········45, 119, 124,
    127, 184, 186, 204, 206, 208
면역 관련 이상사례(irAE)·······18, 53, 56,
    58, 61
면역 도피 기구····················53, 61
면역 억제제························57, 61
면역 저하·························26, 80
면역 조직화 요법(IHC법)················66
면역 체크포인트 억제제··········13, 18, 35,
    53, 58, 69, 87, 151, 202, 216
면역요법··························10, 35
무른 변·························56, 241

무백금 기간(PFA)························101
무재발 생존기간(RFS)····················11
무증악 생존기간(PFS)············103, 117
물리적 자극··········46, 123, 128, 180
물집··········45, 75, 128, 180, 182
미각 장애··········26, 108, 109, 141
미란····························26, 75, 180
미만성 거대 B세포 림프종(DLBCL)····134,
    137, 142
미소 전이··························32, 65
미소관 억제제 결합 항CD79b 단클론
항체································142

ㅂ

바이러스성 간염·······················114
바이오 마커··················34, 58, 103
반응률···················17, 53, 56, 117
발열··········27, 40, 53, 60, 73, 76, 94
발열성 호중구 감소증·········81, 95, 132
    144, 209, 251
발적·종창························59, 60
발한···············49, 134, 200, 224
방사선 동위원소························148
방사선 치료··········64, 72, 147
백금 제제 감수성 재발··········102, 103
백금 제제 저항성 재발··········101, 103
백금 제제··········10, 18, 86, 93, 96,
    101, 143
백혈구 감소·····················67, 150, 250
변비·············7, 26, 40, 79, 89, 95,
    107, 138, 219, 221, 240, 251
병리 분류·····················10, 11, 12
병리 진단·············10, 32, 66, 89
병리학적 완전 반응(pCR)·················68
병세 진행(PD)·············21, 41, 155
병적 변이·············68, 92, 93
보습제·······46, 56, 75, 123, 128, 179, 181

보조화학요법·······23, 32, 43, 85, 94, 110
보충제·················61, 193, 240
보행 곤란·····················75, 179
복막 자극 증상························202
복막 전이·························17, 19
복부 팽만·················105, 107
복수·················20, 22, 115
복약 순응도·············79, 234, 237
복통·········49, 78, 103, 144, 202
부분 반응(PR)·················19, 117
부신피질 자극 호르몬(ACTH)···········150
분자표적약·············34, 43, 52, 58, 64
불면·························138, 224
불화 피리미딘·········10, 18, 34, 45
    129, 170, 172
브리스톨 대변 형태 척도·················78
비만·················203, 229
비소세포 폐암·········50, 52, 58
    192, 193, 216
비스테로이드 항염증약(NSAIDs)···········111
    215, 218, 219
비스포스포네이트 제제··············147, 159
비타민 제제···········107, 178, 193, 247
비타민 B12·············28, 109, 194
빈뇨·································159
빈맥·························156, 224
빈카 알카로이드계·············44, 176
빈혈·······28, 93, 97, 108, 112, 156, 250
뼈 변형제(BMA)··············147, 151

ㅅ

사이클린 의존성 인산화효소(CDK) 4/6 억
    제제·························64, 66, 72
사전 투약·················39, 134, 137
삼중 음성 유방암·············66, 69, 74
상동 재조합 결핍(HRD)·········96, 100, 104
상피 성장인자 수용체 티로신 키나아제 억

제제 ···································· 52

상피 성장인자 수용체(EGFR) ········· 35, 52
127, 190

색소 침착 ······················· 45, 75, 129, 180

생활 지도 ·························· 109, 123, 210

선택적 세로토닌 재흡수 억제제(SSRI) ······
····································· 200

설사 ························ 26, 27, 77, 187, 232

섬유아세포 증식인자 수용체(FGFR) ····· 119

성선 자극 호르몬 방출 호르몬(GnRH) ·147

세계보건기구(WHO) ··············· 185, 218

세균 감염증 ·······················48, 210

세펨계 항균제 ························· 192

세포 상해성 T 림프구 항원 4(CTLA–4) ·53

소변검사 ······················ 126, 131, 205

소세포폐암 ·························· 50, 51

소양 ································· 48, 52

소화관 점막 장애 ····················· 202

소화관 폐색 ·························· 220

소화기 독성 ·················22, 27, 108, 166

속쓰림 ··························· 138, 139

손가락마디 단위(FTU) ··················· 180

손발 저림 ··············· 90, 159, 178, 246

손발톱 주위염 ······· 38, 48, 52, 56, 59, 60
190, 191, 251

수면제 ································ 112

수족 증후군 ·········37, 42, 45, 75, 123, 128
179, 181

수초 장애 ···························· 176

스킨 케어 ··············· 48, 124, 128, 191

식도암 ······················201, 202, 225

식사 섭취량 ··························· 26

식욕 부진 ············· 17, 25, 81, 91, 196, 251

식욕 항진 작용 ·················· 187, 195

신 배설형 약물 ······················166

신경 독성 ··························· 151

신경 장애성 동통 ········45, 138, 177, 218

신경세포체 장애 ···········176, 178, 246

신기능 장애 ·········· 58, 60, 160, 210, 224

신변잡사 등 일상생활 동작 제한 ··········· 25
180, 250

신변잡사 이외의 일상생활 동작 제한 ···· 25
60, 180, 250

신세포암 ·······················206, 207, 216

신장애 ·····················13, 53, 109, 131

신종 코로나 바이러스 감염증 ··············133

신증후군 ·························· 206

심근경색 ························122, 123

심근염 ······························60

심독성 ······················68, 71, 196

심방세동 ··························· 170

심부정맥 혈전증 ···········73, 77, 230

심와부통 ·························91, 93

심혈관 장애 ·························· 230

약제성 과민 증후군 ··················145

약진 ···········61, 141, 145, 161, 216

에스트로겐 수용체(ER) ··········66, 71, 200

여드름 유사 피진············· 38, 48, 52, 58
190, 191, 251

연명 ····················23, 28, 32, 68, 110

연하 곤란 ························ 220

열 자극 ······················· 46, 180

열감 ·················· 73, 79, 157, 200

엽산 대사 길항약 ···········172, 194

엽산 ·························193, 194

영양 지도 ························ 141

예후 불량인자 ·················· 16, 135

예후 예측 ·················· 16, 66, 67

오피오이드 스위칭 ··················226

오피오이드 유발성 변비증(OIC) ··········222

오피오이드 진통제 ··················220

오한 ·························68, 143

완전 반응(CR) ···············103, 117, 138

완하제 ···············17, 39, 42, 78, 89, 90
107, 218, 242

완화 케어 ··········· 10, 15, 42, 104

외용 스테로이드 ············46, 48, 56, 59, 72
91, 96, 128, 182, 192

요단백/크레아티닌비(UPCR) ······ 131, 206

요단백 ·················125, 131, 206

요로 감염증 ·························206

요산 분해 효소 제제 ··················137

요소 제제 ··············· 123, 124, 128

요중 미변화체 배설률 ··················165

요폐 ····························153

운동신경장애 ··························178

월경 곤란증 ························ 105

월경 이상 ·························· 73

위 더부룩 ·················17, 18, 82

위산 분비 억제약 ···················208

위암 ······ 10, 17, 23, 165, 169, 171 173, 223

유기 음이온 수송체(OATP) 1B1 ·········208

유루(流涙) ·················49, 168, 252

○

아나필락시스 ····················· 103, 144

아로마타제 억제제 ·········66, 68, 79, 200

악골 괴사 ·························159

악성 림프종 ······················ 132, 137, 142

악성 흑색종 ······················ 215, 216

안드로겐 제거 요법(ADT) ···········147, 149

안드로겐(남성호르몬) ·················147, 200

안지오텐신 변환 효소(ACE) 억제제 ····· 47

안지오텐신 Ⅱ 수용체 차단제(ARB) ········· 47
123, 130, 184

안트라사이클린계············· 64, 67, 68, 69
75, 80

알레르기 ··········103, 111, 143, 144, 252

알부민치 ··························196

알코올 ·················61, 150, 151

알코올성 간염 ·····················114

암 동통 ············· 41, 91, 219, 221
224, 226, 228

암 악액질 ··························196

약제 내성균 ·····················210

유방 촬영술·····································65

유방암 ·····················64, 66, 68, 71, 73, 76
  197, 199, 219

유전성 유방암 난소암 증후군(HBOC)··68,
  100

유전자 카운슬링·····························93

의료용 마약 적정 사용 가이던스·········228

의문 조회·····················166, 168, 170, 208

이뇨제·····························47, 130, 145

이상사례 공통 용어 표준(CTCAE)······233,
  250

이차암 ·····························109, 136

인공 눈물 ·····························167, 168

인두 위화감·····················141, 143, 144

인슐린·····································85

인후두 교액감·····························44

일상생활에 대한 지장·················44, 107

임상 분류 ·····························10, 11

ᄌ

자궁내막증·····································73

자궁체암·············35, 73, 100, 111, 156, 206

자기면역질환 ·····························53, 57

장관 점막 장애성 설사·····················188

장기 기능 장애 ·····························104

장폐색 ·····························40, 104

재발 리스크·····32, 67, 75, 103, 105, 200

저림·····························37, 44, 90, 139
  159, 175, 177, 244

저마그네슘혈증·····················42, 250

저분자 화합물·····················69, 208

저영양 ·····························104

저용량 아스피린·····························220

저칼륨혈증 ·················77, 154, 160, 213

저칼슘혈증·····················56, 159, 250

전립선 비대증·····························49

전립선 특이 항원(PSA)치 ·····211, 212, 214

전립선암·········146, 153, 157, 211, 213, 217

전생존기간(OS)·····························117

전신 상태 ·············14, 17, 34, 65, 86, 91
  104, 119, 190

전신수행상태(PS)·············14, 17, 89, 119
  135, 194, 210

전환 수술 ·····························85, 87

점안약 ·····························167, 168

점액변 ·····························202

정맥 혈전 색전증(VTE)·····················230

정신신경 안정제·····························174

정장제 ·····················26, 56, 73, 190

조발성 설사·····················49, 188

조직학적 등급 ·····················66, 72

졸음·····················38, 40, 45, 107
  174, 177, 198, 217, 223

종양 마커·····················17, 73, 90, 212, 214

종양 붕괴 증후군·····················137, 141

종양 유전자 변이량(TMB)·············87, 151

종양 축소 효과 ·············52, 53, 117, 119

주입물 반응·············68, 134, 137, 141, 143

주폐포자충 폐렴 61, 75, 80, 134, 138, 145

중독성 표피 괴사 융해(TEN)·············155

중등도 구토 유발 리스크·············17, 24, 27

지사제·············42, 52, 56, 73, 77, 82, 188

직사광선·····················46, 193

직접 저해형 경구 항응고약(DOAC)····170,
  230

진찰실 혈압·····················47, 185

진토요법·····················24, 28, 80

진토제·····················17, 24, 39, 80, 89
  105, 112, 137, 173, 197, 238, 240

진통제·············17, 107, 111, 218, 220, 226

집학적 치료·····················64, 100

ᄎ

첫회 종양 감량 수술·················101, 104

첫회 투여 기준량·····················166, 172

체성통·····························218

체중 감소·········25, 26, 39, 132, 185, 196

최고 혈중 농도(Cmax)·······172, 208, 214

최적 지지 요법(BSC)·····················14, 20

구토 유발 리스크·····24, 107, 112, 134, 197

축삭 장애·····························176

췌외 분비 기능 부전·····················92, 93

췌장암·····················84, 86, 88, 89, 94

췌효소 보충 요법·····················92, 93

치료일지·········26, 49, 77, 129, 234, 237

치핵·····························140, 141

ᄏ

카보플라틴 알레르기·····················103

칼슘 길항제·····················47, 123, 130

콜린 유사 증 ·····························43, 49

콜린 작동성 설사·····················188

크레아티닌 클리어런스(CCr)·············16,
  166, 230

ᄐ

탁산계 ·····················14, 44, 67, 69, 71
  143, 150, 176, 245

탈력감·····················60, 154

탈모·····················90, 95, 150, 252

탈수·····················25, 56, 77, 80, 251

테스토스테론 반짝 현상·············150, 152

테스토스테론 ·············149, 153, 212, 214

테트라사이클린계 항균약·············48, 192

트레이싱 리포트·············49, 159, 160, 206

티로신 키나아제 억제제·············125, 126

ㅍ

파종성 장폐색······································21

폐 전이····································41, 223

폐색우각녹내장·····························49

폐수종···150

폐암·····························50, 52, 55, 58
　189, 191, 193, 195, 229

프로스타글란딘(PG) E2·················188

프로톤 펌프 저해제··············82, 139, 220

프로트롬빈 시간 국제 표준비(PT-INR)·····
　170, 230

플루오로우라실계····························182

플루오로퀴놀론계 항균약···········95, 210

피로······························60, 158, 161, 196

피부 장애······················38, 43, 48, 52, 59
　154, 179, 191, 216

피부염··························53, 58, 61, 202, 251

피진···························56, 89, 90, 96, 145
　154, 161, 201, 215

ㅎ

하부 소화관 내시경 검사········39, 57, 202

하위 유형································64, 65, 68

하이드로겔 창상 피복ㆍ보호재············27

하지 부종································45, 73

하지통··73

한랭 자극································176, 246

항CD20 단클론 항체·····················142

항EGFR항체·····················35, 41, 43, 47

항HER2 요법····························36, 68, 70

항HER2 항체·····················14, 64, 66, 68

항PD-1 항체·····················18, 35, 53, 216

항PD-L1 항체····························53, 120

항RANKL 항체·····················148, 156, 159

항VEGF 항체·····························35, 43

항안드로겐약···············147, 150, 154, 157

212, 214

항알레르기약····························96, 215

항에스트로겐약·····················67, 73, 200

항응고 요법································230

항진균약····································172, 251

항체약물복합체(ADC)·············68, 69, 135

항콜린약····································49, 188

항히스타민약···········48, 91, 134, 161, 252

해열진통제··········27, 28, 89, 91, 92, 95
　134, 138, 140

핵산 아날로그 제제·················138, 139

항정신약····································196

헤모글로빈···········28, 97, 108, 156, 196

현기증···············45, 48, 97, 177, 184, 185

혈관내피 증식 인자 수용체(VEGFR)···119,
　127, 184

혈관내피 증식 인자(VEGF)·······35, 46, 51
　117, 183, 206

혈관통································71, 74, 140

혈당치 상승································28

혈변····································78, 202

혈소판 감소··············18, 27, 28, 95, 109

혈소판 유래 증식 인자 수용체β(PDGFR-
　β)··119

혈소판 유래 증식 인자(PDGF) 수용체 208

혈압 상승·················41, 47, 126, 183, 186

혈압 저하·················40, 81, 184, 186

혈액 독성····················109, 145, 150

혈액 신생 억제제·········14, 35, 46, 51, 69
　120, 230

혈전증··················73, 122, 199, 230

혈중 농도 도달 시간(Tmax)···············190
　222, 226

혈중 농도 시간 곡선하 면적(AUC)·····189,
　203

혈청 PSA치···············153, 154, 155

혈청 알칼리 포스파타제치(ALP)·········16

혈청 테스토스테론치··············153, 154

호르몬 보충 요법(HRT)·················200

호르몬 수용체············65, 66, 69, 71, 150

호르몬 요법·············146, 149, 157, 158

호르몬제·················157, 160, 214

호중구 감소·············80, 132, 142, 144

호흡 곤란·············52, 56, 76, 108, 156

홍반·············45, 129, 155, 180, 182

화농··59

황달·································69, 86, 91

황체 호르몬 수용체(PgR)···········66, 71

황체호르몬(LH)····························152

휘청거림·····················38, 107, 174

휴약 기간··············26, 110, 184, 186, 234

흉선암··206

※굵은 글자는 치료법

5-FU+l-LV요법 ···················· 32, 33
5-HT3 수용체 길항약 ··········· 24, 26, 80, 112, 198

A

ABVD요법 ····················· 134, 135, 136
ACE 억제제 ································ 47, 131
AC-weeklyPTX요법 ····················· 71
AC요법 ······························ 67, 197, 198
ADC(항체약물 복합체) ··········· 68, 135
ALK 억제제 ···························· 53, 208
ARB ·················· 47, 123, 126, 130, 131
ASCO(미국임상종양학회) ··· 13, 109, 210
AXL ··· 121

B

BCLC 스테이징 시스템 ··· 115, 116, 117, 122
BCR/ABL 억제제 ·························· 208
BRACAnalysis 진단 시스템 ········· 93, 102, 108, 151, 155
BRAF ················· 35, 39, 52, 120, 208
BRCA ··············· 68, 74, 87, 93, 96, 103, 108, 155
BTK 억제제 ································· 208
BV-ATD요법 ···················· 135, 136, 139
B형 간염 ···················· 61, 114, 133, 137

C

CA19-9 ································ 91, 93
CapeOX요법 ·········· 11, 13, 21, 34, 39, 44, 176, 178, 182, 232, 236
CAPIRI요법 ································· 34

CBDCA+PEM요법 ························ 193
CCr ······················ 16, 160, 166, 230
CD30항원 ································· 136
CDK4/6 억제제 ···························· 68
Child-Pugh분류 ············· 115, 122, 124
CIPN(말초신경 장애) ················ 44, 45
coasting ······················· 45, 247, 248
CPS(PD-L1 발현률) ············ 13, 16, 17
CR(완전 반응) ················ 117, 207, 208
CTCAE(Common Terminology Criteria for Adverse Events) ················ 233, 250
CTLA-4 ··························· 35, 53, 120
CYP17 억제제 ······· 147, 150, 153, 159, 160
C형 간염 ······························· 114, 139

D

DOAC ································ 170, 230
dose-dense TC요법 ···················· 102
dose-dense화학요법 ····················· 67
down regulation ················· 150, 152
DS요법 ··································· 11

E

ECOG ································ 14, 15
EC요법 ···················· 67, 76, 79, 240
EGFR유전자 ··············· 52, 54, 55, 190
EGFR억제제 ··········· 48, 52, 55, 59, 87, 190, 191
ERCP(내시경적 역행성 담관 췌관 조영) ·· 91, 123

F

FGFR(섬유아세포 증식인자 수용체) ··· 119, 120
FN(발열성 호중구 감소증) ··········· 71, 81, 144, 209
FOLFIRINOX요법 ······· 84, 86, 87, 91, 244
FOLFIRI요법 ···················· 34, 35, 185
FOFOXIRI요법 ······················ 34, 35
FOLFOX요법 ············ 13, 15, 32, 34, 247

G

G-CSF제제 ················ 21, 27, 41, 67, 75, 80, 97, 144, 151
GEM+nab-PTX병용요법 ······· 84, 86, 89, 95, 98
Grade 평가 ············· 17, 25, 45, 235, 250

H

HBOC(유전성 유방암 난소암 증후군) ··· 68, 100
HBV-DNA ······················ 138, 139
HER2 ·············· 13, 17, 36, 66, 68, 69, 71

I

ICI(면역 체크포인트 억제제) ······ 18, 51, 53
IHC법(면역 조직화학법) ············ 66, 69
irAE(immune-related adverse events) 18, 19, 53, 57, 58, 61
ISH(in situ hybridization)법 ··············· 66

J

JCOG(일본임상종양연구그룹)·············16

K

Ki67···72, 74
KIT··119, 120
KRAS··35, 52, 87

L

LH(황체호르몬)····················147, 149, 150
LH−RH(GnRH) 작용제····················67, 79
　　147, 149, 150, 153, 158
LH−RH(GnRH) 길항제·················147, 150
　　153, 158

M

MARTA ··25
MASCC 점수···81
MEK 억제제··································35, 208
MET·······························52, 121, 208
MMAE(monomethyl auristatin E)·135, 136
modified Folfirinox 요법 ······91, 255, 245
MSI−high ··············14, 16, 35, 86, 87, 151
MSS(미세부수체 안정성)····16, 17, 35, 39

N

nab−파클리탁셀 ··············69, 89, 95, 98
NAFLD(nonalcoholic fatty liver disease)··
　　114
NAPOLI 레지멘 ··································· 87

NCCN(National Comprehensive Cancer
　　Network) ·················107, 108, 112, 210
NK1 수용체 길항약·························25, 80
NRAS ···35
NRS(Numerical Rating Scale) ·············218
NSAIDs·············111, 215, 217, 219
NTRK··52, 87

P

PARP 억제제·······················68, 92, 102
　　108, 109, 151, 155
PD(병세 진행)·························· 21, 41, 155
PD−1··································18, 35, 53, 216
PDGFR−β(혈소판 유래 증식인자 수용체
　　β)···119
PD−L1 ·······13, 16, 18, 51, 53, 56, 69, 120
PFS(무증악 생존기간)··········103, 117, 118
pola−R−CHP 요법 ·····················134, 135
　　137, 143, 144
PR(부분 반응)··························· 19, 117
PS(performance status)····················14, 15
PSA 감시 요법································146, 157

Q

QOL·····························23, 44, 65, 94, 110
　　158, 192, 242

R

RAS ··························35, 36, 39, 41
R−CHOP 요법 ····························· 135, 143
RET ······································52, 119, 125
RFS(무재발 생존기간)····························· 11

ROS1 ···52, 53

S

SOX 요법·······························13, 24, 248
Steroid sparing ·······································80
ST합제·······················61, 62, 138, 141, 145

T

TC 요법·················67, 100, 102, 105, 111
T−DM1···68
TMB−High ·······························87, 148
TSH(갑상선 자극 호르몬)··········· 125, 126

U

UGT1A1 유전자·····································92

V

VEGF(혈관내피 증식인자)·······34, 43, 46
　　51, 117, 122, 125, 183
VEGFR(혈관내피 증식인자 수용체)····119,
　　121, 127, 129
μ오피오이드 수용체 ·····················218, 222

영문

5-FU·············· 10, 17, 32, 34, 46, 87, 94
　166, 167, 172, 244
d-클로로페니라민 말레산염········137, 143
S-1 ················ 11, 17, 23, 24, 29, 34, 69
　84, 86, 94, 165, 167, 169, 173, 128

ㄱ

가미소요산······························· 199, 200
가스터 ··· 187
고낙스 ···························150, 153, 212, 214
고세렐린 초산염····· 67, 149, 155, 212, 214
그라니세트론 염산염······· 25, 28, 112, 186
글리벡 ··· 208

ㄴ

나보알 ··· 220
나제아 ··· 25
날데메딘 토실산염 ················41, 221, 222
넥사바 ································114, 182, 203
넥시움 ··································207, 208
노바민 ···································19, 217
노바스크 ·························· 122, 123, 169
놀바덱스 ·····················67, 73, 77, 199
누베카 ·································150, 159
니라파립 토실산염 수화물···········100, 108
　110, 203
니볼루맙··················· 13, 17, 21, 24, 35, 53
　56, 60, 201, 215
니페디핀 ·······························207, 208
닌라로 ··· 208
닐로티닙 염산염 수화물············208

ㄷ

다롤루타미드 ························· 150, 159, 161

다카바진··············· 135, 136, 139, 140
다코미티닙 수화물 ············· 52, 190, 192
대건중탕··································40, 41
더모베이트 ···················· 55, 56, 90
　128, 181, 182
더발루맙 ·········· 53, 54, 114, 118, 120
데가렐릭스 초산염 ········150, 153, 212, 214
데노수맙··················147, 151, 156, 159
데노타스··································156
데카드론···········17, 24, 39, 72, 92
　174, 197, 236, 244
데파킨 ··································169
덱사메타손 말레산염 에스테르 나트륨·139
덱사메타손 ··········24, 72, 80, 92
　174, 198, 238
덱사트 ··································139
도세탁셀···········11, 14, 44, 67, 70
　150, 155, 230
독소루비신 염산염 ·67, 103, 135, 136, 142
독시사이클린 염산염 수화물 ···············48
독실 ·················· 67, 103, 182
둘록세틴 염산염 ············37, 35, 91, 107
　138, 177, 247
디스티그민 브롬화물 ···············49
디클로페낙 나트륨 ·····················219, 220
디펜히드라민 ··························154
디플렉사··················24, 74, 80, 92
　107, 112, 140, 197
디플루프레드네이트 ····················· 38, 56

ㄹ

라로트렉티닙 황산염·····························87
라모세트론 염산염 ······················ 25
라무시루맙··················14, 19, 35, 46
　114, 121, 184, 205, 230
라스리테크································137
라스부리카제······························137
라파티닙 토실산염 수화물···········70, 208
란다····················13, 174, 176, 245

랜마크 ····························147, 148, 156, 159
레고라페닙 수화물 ··············· 35, 41, 114
　181, 183, 186, 203
레미케이드 ································· 57
레보티록신 나트륨 수화물··········125
레보폴리네이트 칼슘············· 34, 85, 244
레보플록사신 수화물 ··········· 72, 81
　144, 187, 210
레비티라세탐 ·····························169
레스타민코와 ···················· 154, 155
레트로졸 ································· 66
레티놀 · 칼시페롤 ·········· 193, 194
렌돌민 ································· 224
렌바티닙 메실산염 ············· 114, 122, 127
　203, 205
렌비마·········114, 122, 128, 203, 205
로라제팜································· 140
로라티닙································· 53
로브레나································· 53
로즐리트렉···················· 53, 87
로코이드···························38, 189
로페라미드 염산염 ············· 26, 39, 73, 77
　125, 188, 189, 202, 207, 235
로페민 ··········· 26, 39, 73, 77
　125, 190, 202, 207, 235
로피온 ··································220
록소닌 ············ 41, 107, 184, 217
록소프로펜 나트륨 수화물············41, 107
　184, 217
론서프 ··········· 14, 21, 27, 35, 171, 185
루프린 ············67, 149, 153, 199, 212, 214
류마트렉스 ································172
류프로렐린 초산염 ··········67, 149, 153
　199, 212, 214
리리카 ·········18, 37, 45, 90, 177, 247
리바록사반································230
리세드론산 나트륨 수화물··················159
리툭산 ············ 135, 137, 142
리툭시맙··········· 135, 137, 143, 144
릭시아나································17, 169, 229
린데론································· 42, 72, 74

린파자·····················68, 87, 92, 96
100, 108, 112, 151, 155

ㅁ

마그미트·············· 39, 72, 90, 197, 242
마이저·················38, 55, 56, 123, 125
맥시핌·····································140
메키니스트·······························208
메토클로프라미드·········· 28, 40, 72, 80
108, 140, 173, 186, 236
메토트렉세이트·························172
모르핀 염산염 수화물 ················225, 226
뮤코다인···································216
미노마이신·································38, 192
미노싸이클린 염산염·······38, 48, 191, 192
미로가발린 베실산염·················37, 45, 91

ㅂ

바이브라 마이신 ··························48
박타 배합정·················57, 138, 140, 201
반하사심탕·····························187, 188
발프로산 나트륨··························169
버제니오·················· 66, 68, 72, 77
베렉스브루·································208
베무라페닙·································215, 216
베바시주맙·············· 35, 38, 41, 46, 69
114, 120, 184, 186, 205
베타메타손 길초산 에스테르 ········· 96, 177
179, 191
베타메타손 낙산 프로피온산 에스테르·38,
192
베트네베이트 ·······························191
벡티빅스·································· 35, 47
보라자G ·····································141
보르테조밉·································44
보트리엔트·································207, 208
볼타렌·····································220

부스코판·····································49
부틸스코폴라민 브롬화물 ···············49
브렌툭시맙 베도틴 ·······132, 136, 139, 140
브로티졸람····························· 223, 224
브리가티닙·································53
블레오·····································136
블레오마이신 염산염·····················136
비니메티닙·································35
비오스리··················· 26, 55, 57, 72
비짐프로····························· 52, 190, 192
비칼루타미드 ········· 150, 154, 159, 211, 214
비트락비 ·································· 87
빈블라스틴 황산염 ·················136, 139
빈크리스틴 황산염 ······· 44, 135, 142, 175
빌라노아·····················90, 207, 208
빌라스틴·····················90, 207, 208

ㅅ

사이람자··· 14, 19, 46, 114, 184, 205, 230
사이타라빈····························· 129, 182
산도스타틴·································41
산화 마그네슘·············· 39, 40, 72, 90
107, 138, 197, 221, 240
삼티렐 ····························· 61, 145
설파메톡사졸 트리메토프림·········145, 202
세리티닙·································53, 208
세툭시맙·················· 35, 38, 40, 47
세페핌 염산염 수화물 ·····················140
센노사이드·········41, 90, 187, 223, 240
셀레니카·································169
소라페닙 토실산염 ·············114, 182, 203
소프트 산티아·························· 167, 168
솔루코테프·································144
수니티닙 말산염 ·····················182, 203
수텐트 ·····························182, 203
스티바가·········35, 41, 114, 181, 183, 206
스피로놀락톤·····························145
시스플라틴····· 13, 44, 174, 176, 188, 245
시클로 포스파미드 수화물······ 67, 76, 135,

142, 240
시프로플록사신·····························210
시프록산·····································210
실니디핀·····································130
심발타 ·············37, 45, 91, 107, 138, 247
심프로익·····················41, 42, 91, 221, 222

ㅇ

아나모렐린 염산염 ·······················195, 196
아나스트로졸 ·····················66, 199, 200
아달라트CR·····························207, 208
아드리아신········67, 71, 135, 136, 142, 197
아로마신·····································66
아로카리스·································25
아리미덱스 ·····················66, 199, 200
아바스틴····35, 46, 69, 101, 114, 124, 184,
186, 205
아베마시클립 ··················68, 71, 77, 82
아브락산·············69, 86, 89, 94, 95, 245
아비라테론 초산 에스테르········150, 153
160, 213
아세트아미노펜············ 19, 81, 91, 96
105, 111, 138, 143, 209, 220, 225
아셀리오·····································220
아이소보린 ·············· 13, 34, 85, 244, 247
아줄렌 설폰산 나트륨 수화물 ··············26
아질바·················38, 123, 183, 185, 205
아질사르탄·······38, 41, 123, 130, 184, 185
아테졸리주맙 ···· 53, 69, 114, 119, 120, 124
아토바쿠온·····················61, 145
아트로핀 황산염 수화물·············49, 92
아티스트·····································169
아파티닙 말레산염 ·······················52, 189
190, 192, 208
아팔루타미드 ·········· 146, 150, 154, 161
아프레피탄트 ·········17, 24, 40, 72, 80, 92
105, 197, 236
아피니토·································68
아픽사반·····································230

안코틸 ·· 172
안테베이트 ······························· 38, 192
알닥톤 A ··· 145
알레비아틴 ······························· 169, 170
알레센자 ·· 53
알렉티닙 염산염 ························· 53, 216
알렌드론산 나트륨 수화물 ·················159
알록시 ··············· 25, 39, 92, 137, 240, 241
알룬브릭 ·· 53
알림타 ·································· 172, 193, 194
알부민 현탁형 파클리탁셀 ········ 86, 89, 94
암로디핀 베실산염 ········· 41, 122, 123, 169
암로딘 ······················· 41, 122, 123, 169
애드루미즈 ······························· 195, 196
애드세트리스 ····························· 136, 139
애플리버셉트 베타 ··············· 35, 46, 206
얼리다 ····················· 148, 150, 154, 159, 160
얼비툭스 ····························· 35, 40, 43, 47
에독사반 토실산염 수화물 ·············17, 169
　　170, 229, 230
에를로티닙 염산염 ····················52, 56, 87
　　190, 192, 208
에리불린 메실산염 ·························· 69
에멘드 ··············· 17, 24, 72, 92, 105
　　137, 197, 238
에버롤리무스 ·································· 68
에소메프라졸 마그네슘 수화물 ···207, 208
에피루비신 염산염 ···· 67, 74, 76, 117, 240
엑살 ····································· 136, 139
엑스메스탄 ······························· 66, 68
엑스탄디 ···148, 150, 155, 160, 212, 214
엔독산 ·········67, 79, 135, 142, 197, 240
엔슈어 ··· 141
엔잘루타미드 ···············146, 148, 150
　　155, 159, 160, 212, 214
엔코라페닙 ······································ 35
엔트렉티닙 ····························· 53, 86, 87
엔허투 ······································· 14, 70
엘리퀴스 ··230
엘플랫 ·················· 11, 17, 24, 34, 44
　　172, 174, 175, 178, 236, 244

여보이 ··························· 35, 53, 56, 60
염화 라듐(223Ra) ····················148, 151
오다인 ····························148, 150, 214
오시머티닙 메실산염·52, 55, 58, 189, 191
옥살리플라틴 ········ 13, 17, 21, 24, 34, 37
　　44, 172, 174, 175, 178, 244
옥시넘 ··············41, 217, 219, 223, 225
옥시코돈 염산염 수화물·············41, 91
　　217, 223, 225, 227
옥시콘틴 ········· 42, 91, 219, 223, 225, 228
옥시패스트 ······························· 227, 228
옥트레오타이드 초산염 ····················41
온단세트론 염산염 수화물 ··············25, 112
온코빈 ······················ 135, 142, 175, 176
올라파립 ······················· 68, 87, 93, 96
　　102, 107, 109, 112, 151, 155
올란자핀 ············· 18, 21, 24, 74, 80, 92
　　107, 140, 173, 197
옵디보 ············ 13, 17, 24, 35, 51, 56, 60
　　201, 215
와이팍스 ·· 140
와파린 칼륨 ······················ 169, 170, 230
와파린 ································ 169, 170, 230
우브레티드 ······································ 49
유에프티 ··170
이 케프라 ··169
이레사 ···························· 52, 56, 190, 192
이리노테칸 염산염 수화물········· 14, 22, 34
　　49, 85, 172, 185, 187, 244
이마티닙 메실산염 ·······························208
이펜 ···208
이필리무맙········35, 53, 56, 58, 60, 216
익사조밉 시트레이트 에스테르 ···········208
인슐린 ··· 85
인터페론···176
인플릭시맙 ·· 57
임주도 ··· 114
임핀지 ·································· 53, 114
입랜스 ··· 68

ㅈ

자렐토 ··230
자이카디아 ······························· 53, 208
자이티가 ······ 150, 153, 157, 160, 212, 213
잘트랩 ····························· 35, 46, 206
잴코리 ··· 53
정제 히알루론산 나트륨 ··············67, 168
제브타나 ·································148, 151
제줄라 ···················· 100, 108, 110, 204
젤로다 ············· 11, 21, 34, 44, 69, 75
　　178, 179, 182, 232, 236
젤보라프 ······························· 215, 216
젬자 ··············69, 84, 89, 95, 103
조메타 ··148
조피고 ·································148, 151
졸라덱스 ··············· 67, 149, 155, 212, 214
졸레드론산 수화물 ····················148, 159
지－라스타 ············ 22, 81, 137, 151, 240
지오트립 ······························· 52, 189
직토루 ··································· 19, 220

ㅊ

침강탄산칼슘 콜레칼시페롤 탄산마그네슘
　　156

ㅋ

카로날 ········· 19, 81, 91, 105, 111, 137, 143
카르바마제핀 ······························· 169, 216
카바지탁셀 아세톤 부가물 ··············148, 151
카베딜롤 ·······································169
카보메틱스 ···················114, 124, 128, 206
카보잔티닙 말산염114, 124, 127, 206, 208
카보플라틴 ·····69, 100, 102, 105, 111, 194
카소덱스············· ·150, 154, 159, 211, 213
카이트릴·············21, 25, 28, 112, 185, 186
카페시타빈·············13, 21, 34, 37, 44, 75

175, 177, 179, 232, 236

캐사일라·······································68, 70

캠푸토·····················14, 34, 49, 85, 172, 188

콘토민·····································139, 173, 174

크라비트·····················72, 81, 144, 187, 210

크래리스···································192, 196

크리조티닙··53

클라리트로 마이신·······················92, 196

클래리시드···································192, 196

클로르프로마진 염산염·············69, 84, 89,
    94, 103, 245

클로베타솔 프로피오네이트···········56, 90,
    128, 179, 181

클로피도그렐 황산염·······················122

키트루다·······14, 35, 53, 68, 87, 151, 216

ㅌ

타그리소·····················52, 55, 59, 189, 191

타목시펜 구연산염·············67, 73, 76, 199

타세바·····················52, 56, 87, 190, 192

타이커브·································70, 208

탁소텔·····················11, 67, 150, 155, 230

탁솔·····················67, 101, 111, 176, 245

탈리제·································37, 45, 91

테가푸르 · 기메라실 · 오테라실칼륨······11,
    17, 23, 34, 69, 84, 165, 168, 169

테가푸르 · 우라실·················32, 170, 172

테그레톨···169

테포티닙 염산염 수화물·····················208

텝메코···208

토포테신············22, 34, 49, 85, 188, 244

트라마돌 염산염···································19

트라말···19

트라메티닙 다이메틸 설폭사이드 부가물··
    208

트라스투주맙 데룩스테칸··········13, 14, 70

트라스투주맙 엠탄신·····························68

트라스투주맙·········10, 13, 19, 36, 68, 70

트레멜리무맙·····································61

트리메소프림······················61, 145, 202

트리플루리딘 · 티피라실 염산염····14, 21,
    23, 35, 171, 185

티라딘···································124, 125

티라브루티닙 염산염···························208

티센트릭·····················53, 69, 114, 124

티에스원···········11, 17, 24, 34, 69, 84,
    165, 168, 169, 173

ㅍ

파니투무맙·····················35, 38, 41, 47

파라플라틴·················69, 101, 111, 194

파모루비신·················67, 79, 117, 240

파모티딘···187

파슬로덱스·····················68, 199, 200

파조파닙 염산염···························207, 208

파클리탁셀(알부민 현탁형)69, 86, 89, 94

파클리탁셀·14, 19, 21, 44, 67, 69, 89, 95,
    101, 105, 107, 111, 176

판비탄 분말···193

팔로노세트론 염산염········39, 92, 137, 241

팔보시클립···68

퍼제타·······································36, 68

퍼투주맙·····················36, 68, 70

페노바비탈···216

페노발···216

페니토인·····························169, 170

페마라···66

페메트렉시드 나트륨 수화물 172, 193, 194

페북소스타트·····································137

페브릭···137

펜타닐 구연산염·············225, 226, 228

펜토스·····················225, 226, 227, 228

펨브롤리주맙14, 35, 53, 68, 87, 151, 204

포사프레피탄트 메글루민·····················25

포스네투피탄트 염화물 염산염·············25

폴라라민···································137, 143

폴라이비·················135, 137, 142, 145

폴라투주맙 베도틴·······132, 135, 138, 142

풀베스트란트·····························68, 199

프랄리아···································147, 159

프레가발린·············18, 37, 40, 45, 90,
    139, 177, 247

프레도닌·················57, 138, 150, 153,
    157, 201, 213

프레드니솔론·····················57, 61, 135,
    138, 143, 150, 155, 157, 201, 213, 216

프로이멘드···25

프로클로르페라진 메신산염···················19

프르세니드·················41, 90, 187, 242

프림페란·················28, 39, 72, 108,
    112, 140, 173, 186

플라빅스···122

플루르비프로펜 악세틸·····················220

플루시토신···172

플루오로우라실·········10, 17, 34, 46, 85,
    87, 166, 167, 182, 244

플루타미드·················148, 150, 214

피그필그라스팀·················22, 81, 137,
    140, 151, 240

ㅎ

하치아줄레·····························26, 139

할라벤···69

허셉틴·····················14, 19, 36, 68

헤파린 유사물질·················37, 46, 56,
    124, 175, 179, 191

히드로몰폰 염산염·····························226

히드로코르티손 낙산 에스테르·····38, 189

히드로코르티손 숙시네이트 나트륨······144

히루도이드·················37, 46, 56, 189

히아레인·································167, 168

QUIZ로 배우는
약국약사를 위한

암 환자
약물요법

초판 1쇄 인쇄 2025년 12월 01일
초판 1쇄 발행 2025년 12월 08일

감　　　수 | 야마구치 마사카즈
편　　　집 | 카와카미 카즈노리, 시미즈 히사노리
　　　　　　닛케이 드럭인포메이션
퀴즈일러스트 | 야마모토 시게
번 역 자 | 김철용, 정동명
펴 낸 이 | 정동명
디 자 인 | 서재선
인 쇄 소 | (주) 재능인쇄

펴 낸 곳 | (주) 동명북미디어 도서출판 정다와
주　　　소 | 경기도 과천시 뒷골1로 6 용마라이프 B동 2층
전　　　화 | 02) 3481-6801
팩　　　스 | 02) 6499-2082
홈페이지 | www.dmbook.co.kr / www.kmpnews.co.kr

출판신고번호 | 2008-000161
ISBN | 978-89-6991-058-5(93510)
정 가 | 25000원